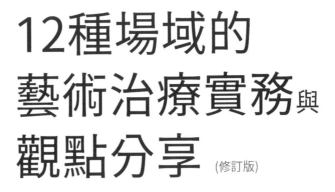

12種場域的
藝術治療實務與
觀點分享 (修訂版)

第一部集結臺灣藝術治療
各場域實務的重要指南

江學瀅 主編

王華雯、江芊玥、江學瀅、朱惠瓊、金傳珩、林曉蘋、
范維昕、黃暄文、黃凱嫈、楊舜如、廖學加、蔡汶芳 著 (依姓氏筆畫序)

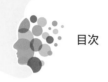目次

〈前言〉

12位藝術治療師的實務故事

國立臺灣師範大學美術學系副教授　江學瀅

　　好多年前，這裡有 12 位對藝術治療的學習帶著憧憬的學習者，分別帶著自己的夢想飛往異地，學習藝術治療這個相對年輕的領域。返回臺灣服務之後，各自在不同的工作領域耕耘，將所學的專業應用並累積經驗。數年之後，這 12 位藝術治療師，有的翻譯了重要理論書籍，有的持續在個人工作領域耕耘成為該領域資深藝術治療師，有的在專業培訓上成為優秀督導，有的繼續進修拿到博士學位在大專院校任教。

　　藝術治療這個領域在台灣發展有一段時間了，這 12 位藝術治療師時常主持各種演講與課程教學，時常被問起以文字書寫重要的理論與工作經驗。然而，獨立撰寫書籍耗時耗力，可能也難於忙碌的實務工作之餘抽出時間完成，使得書寫與出版時常是大家心中美妙的理想。

　　以藝術為助人工作的主體，聽起來是個浪漫的工作模式，實際上卻具有嚴謹的工作內涵。人們也許很難理解，不就創作和分享，看著、陪著心情就好了？藝術創作是治療情境中的涵容工具，涵容了創作者意識之下的想法，潛意識裡的感受，以及一些複雜心智運作之後的內容，需要透過探索才能明白的潛意識意識化之內容。

不少人以為畫圖後的分享，心裡有什麼都彷彿可以透過藝術解決了。故事沒有這麼簡單，當創作過程不強調技巧而強調內在感受的表達，又必須要能讓工作對象自在的「像藝術家一樣創作」，營造安全而能讓工作對象自發創作的情境，藝術治療師這個職業可以說隨時得要靠靈巧的創意，在理論架構之下靈活應變。

●●● 三大場域的經驗分享 ●●●

為了分享理論與經驗，12 位藝術治療師聚在一起討論，在合於倫理撰述的條件之下，將自己多年用藝術為方法的心理工作方式記錄下來，以出版的形式與讀者分享。本書將大家的工作場域分為三大部分，皆為目前臺灣執行藝術治療實務的機構中，最常加入藝術治療為工作方法的場域。

首先，**學校場域**的工作在服務對象的年齡上，以學習年齡為主，包括學齡前到大學階段。由於學校場域有別於其他醫療領域，為成長中個體學習之主要地點，因此學校工作處理的多半是一般認知、情緒、行為之表現的學習者以外的工作對象。

這個段落的內容由偏鄉工作的廖學加撰述學校系統工作的重要性，以一個縣市學生諮商中心外派的藝術治療師／諮商心理師的角色，進入學校工作時，除了跟小朋友建立治療聯盟的關係，同時得要能與整個學校完整的系統合作。江芊玥在動物醫學的領域學有專精，跨領域從事藝術治療專業時，聚焦於透過心理動力取向之客體關係與個案互動，文中她分享啟明學校與盲童工作的經驗，探討視覺受限的情境之下之各種合適的創作媒材應用。蔡汶芳與江學瀅為臺灣少數曾直接受教於「藝術即治療」倡導者 Edith Kramer 的藝術治療師，兩位皆為美術學習背景

進修藝術治療專業者，基於受訓學校為東岸之重要的心理分析取向藝術治療學校，長於潛意識意識化之治療性的創作引導。因此，蔡汶芳在大學諮商中心的接案工作很得學生喜愛，江學瀅則在高等教育與一般進修領域擁有豐富的經驗。

第二類的工作經驗分享以**社區中心**的工作為主，部分為使用者付費的制度，部分則接受公部門補助。社區場域的工作目前為臺灣的藝術治療專業服務之主要地點之一，在諮商心理師法的規範之下，社區工作的藝術治療師多半同時擁有諮商心理師證照。

楊舜如的溫暖特質，在投入幼兒工作時，能很快應用媒材與幼兒建立關係，和小小朋友們邊玩邊創作，同時協助情緒成長。**黃暄文**的阿德勒學派之訓練，幫助青少年透過藝術創作發展自我認同。**黃凱嫈**畢業之後在美國與大陸與創傷個案工作，返臺之後長期服務創傷女性，並進行多元文化之理論與實務的研究。**朱惠瓊**雖為臺灣教育體制培訓之諮商心理博士，但她多年間利用假期前往英國進修藝術治療，近年對於整合視覺媒材與諮商之應用很有心得，本文分享的是家庭治療實務的整合性應用。

醫療領域在歐美的藝術治療發展之初期，以精神科的日間留院病房為主要工作場域，因著這個原因，每一位國外訓練返臺服務的藝術治療師都曾經在這個領域學習。因著醫療進步與疾病治癒的生命延伸，病期間的情緒抒發便成為重要的事。因此歐美醫療體系當中，外科病房、腦外傷病房、癌症病房等，都為了協助處理患者生病期間的複雜心情，會應用藝術這個一點也不像治療的表達方式，協助患者處理病中心情。

林曉蘋受英國客體關係學派影響，以此為主要工作理論依據，返臺後於醫院癌症、早療領域工作多年，為臺灣開始執行這些領域的藝術治療師當中的資深專業者。**金傳珩**善於跨領域整合，除了投入專業書籍

翻譯，因從小就醫經驗，致力於醫療場域工作，於文中分享高週轉率病房、在治療結構與連續性被打破的限制下，短期治療如何工作以及其重要性。<u>王華雯</u>在安寧領域工作，體會健康有時，生命有時，進行末期病人與家屬的心理照顧工作是自然發生的事情，讓藝術引領著生命盡頭的創作充滿各種人生感受。<u>范維昕</u>近年投入賽斯取向的治療方法，整合過去所學：心理分析取向的藝術治療、阿德勒學派等，在精神醫療領域有良好的成效。

　　藝術治療，目前在台灣雖然已經有專業學會以及專業認證的法規，大家平時在自己的領域忙碌著，要聚在一起也不容易。這次成書來自於幾個人的聚會，輕鬆的聊著，興起聯合著作的想法。然而，成書也不容易，因為大家都知道藝術治療理論在實務應用上的重要性，並非快樂創作加上分享等同治療這麼簡單。轉換平常實務工作的思維，我們努力將自己的工作經驗與工作時的理論根基用讀者能明白的語言撰寫清楚，最後加上倫理概念以及自己的學習心得，期望能讓讀者真實的理解這個領域的工作。

　　最後，試著提筆畫畫，用藝術豐富您的人生吧！

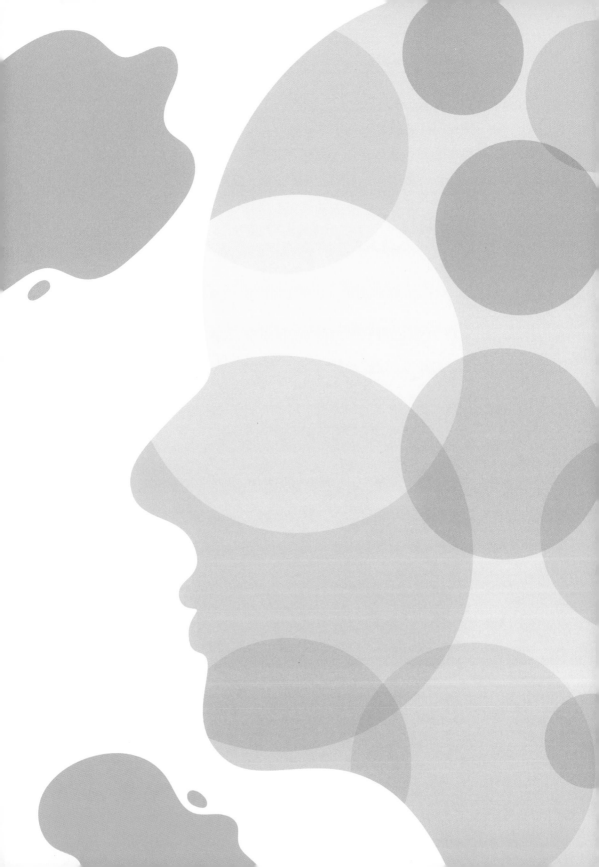

學校場域的
藝術治療工作

　　學校場域有別於其他領域，為成長中個體學習之主要地點，因此學校工作中處理的多半是一般認知、情緒、行為之表現的學習者以外的工作對象，本篇的工作對象包含了偏鄉國小學童、視障生、大學生以及普羅大眾的學習團體。

走出自信、自在，
與自由

靜宜大學　兼任諮商心理師

廖學加

●●● 兒童眼中的導師、輔導老師、藝術治療師 ●●●

　　走進工作的偏鄉校園，我看見山巒環繞著學校，建築物與大小樹木交錯，教室與學生時而隱現，時而被樹葉遮掩。我彷彿穿梭在森林間，在數十個師生中，尋找我的服務對象。

　　在這經驗分享的時刻，發現自己六年的偏鄉國小工作經驗，竟寫不出輔導室長什麼樣子。仔細想想，很多偏鄉學校並沒有輔導室這樣一個具體空間。然而，輔導室卻仍然需要執行學校輔導工作，協助兒童在學校各方面的發展，如認知、行為、情緒等。以下我將分享學校輔導工作

在輔導上的角色分工。

在學校輔導工作中，分為一級輔導、二級輔導，以及三級輔導。[1]一**級輔導**是學校各處室老師的責任，針對全體學生在各階段發展上的需要，提供一致性、整體性的輔導。**二級輔導**是針對一級輔導後，仍有困難適應學校生活的兒童，提供一對一個別輔導或一對多小團體輔導，也有可能因兒童的需要，與其他老師、單位聯繫，使問題得以解決，這稱之為**介入性輔導**。一、二級輔導著重在校內輔導。然而，**三級輔導**是學校外部單位進入學校場域內提供服務，原因在於校內的一級與二級輔導無法有效解決兒童問題。這種輔導屬於**處遇性輔導**，可能涉及多個網絡單位，如教育、社會、衛生等。各單位相互聯繫、協調、討論兒童問題，使他們獲得最大幫助，進一步回到一、二級輔導範圍內。

導師的角色在於一級輔導，協助班級學生在此年齡階段發展上的需要，如人際衝突、學習成就、情緒行為等，會由導師協助協調與解決。輔

廖學加

學歷

- 美國偉恩州立大學
  藝術治療／教育碩士
- 靜宜大學青少年兒童福利學系
  學士

現職

- 靜宜大學兼任諮商心理師

經歷

- 南投縣學生輔導諮商中心
  專業輔導人員
- 苗栗縣學生輔導諮商中心
  兼任諮商心理師
- 社團法人彰化縣愛鄰社會福利
  協會晨陽學園　諮商輔導員

證照

- 台灣藝術治療學會專業認證
  藝術治療師（TRAT 2014-005）
- 諮商心理師
  （諮心字第 002956 號）
- 諮商督導
  （台輔諮督證字第 109034 號）

導老師的角色在二級輔導，協助適應班級步調有困難的學生，以適合他們的方式，提供個別、團體、跨處室，或連結相關資源下，幫助學生緩和、適應與解決困擾，進而回到班級軌道上。藝術治療師的角色，屬於三級輔導，以一對一方式跟兒童互動，由學校系統外，進入學校場域，提供專業服務。若因學生需要，會與其他重要網絡專業人員進行討論，甚至召開會議，更深地思考如何協助個案。

導師、輔導老師、藝術治療師，三種角色看似截然不同，卻各司其職地緊密連結，為的是極盡所能地協助學校裡一部分困難、無法適應班級的兒童，經過一段時間介入後，讓他們漸漸回到身心穩定平衡狀態。這樣的輔導學生，讓他們被好好照顧，能與其他兒童一樣，在班上的課業學習、人際互動、情緒表達上，達到導師在班級經營上的有利狀態。這樣的分工模式，其實是相輔相成、趨近完整、互利互惠的。

在輔導兒童的工作運作上，這三種角色各司其職，會有很多優勢。例如：導師可以專注於班上全體學生，在生理及心理的發展需求任務上，一致性規劃課程，並且針對班級問題予以輔導與討論。然而，若在這個過程中，有無法調適完全的學生，就能由輔導老師加以輔導。輔導老師用心在少部分需要多一點時間、空間、人力的學生身上，聚焦在問題解決，提升他們在班級的適應與參與，滿足身心發展的需求。藝術治療師服務少數困難的學生，從其生理、心理、生活環境來量身訂做屬於他們個人的獨特課程，輔助學生脫離因自身因素所導致的班級適應問題。

導師與輔導老師的合作，可以讓兒童清楚知道界線，也可以讓導師與輔導老師，專心投入在一個角色上，避免模糊、失焦；藝術治療師屬於校外人員，對學校文化與校園人際關係涉入少，可以用另一個視角來觀看學生、理解他們，並與導師、輔導老師就合作來溝通討論，幫助有

困難的學生，多一個關照的來源。

　　以上是導師、輔導老師、藝術治療師的角色與著力點，若能使各角色專心做好責任內工作，再加上經驗與熟悉程度，提升遇見問題的敏銳力與解決力，這樣的分工與相互補足，能保持各角色的續航力，以及角色間的合作力量。合作最大的目的，是要協助學生解決問題，並讓他們在觀看各角色時，清楚知道各角色能提供的養分，以利尋找，獲得滿足。

　　看著各環節都扎實地為孩子努力付出，當我走出學校，回頭再看校園，不僅看到樹木與建築，更看到師生間活潑、有生氣的互動。我靜靜地微笑著，印入心中的，是輔導工作的希望感。我開著車，相信孩子的復原力，心中帶著盼望，祝福這裡的一切，離開。

●●● 偏鄉藝術治療現況 ●●●

　　「偏鄉」[2] 在教育部的界定中，指的是學校的地理位置，因為交通、文化、生活、經濟等因素，使資源不易進來。然而，當我進到負責的偏鄉學校後，看到的是偏鄉兒童的單純、渴望親近人；感受到的是輔導老師的忙碌、限制與用心。例如：在偏鄉國小，很多輔導老師是兼任的，再加上肩負行政業務，所以，在輔導學生的課堂節次上，常受到時數限制。可是，輔導老師關照孩子的心，卻是滿溢的。這樣的結果，讓藝術治療在偏鄉找到了一條出路。

　　藝術治療師對於藝術的觀點與使用，不同於學校的美術老師。美術老師著重在課程設計，教導學生如何使用媒材，引導他們在課程步驟中，完成作品。美術老師因學校評量的需要，會對學生作品打分數或評比。若一個班級的學生中，因為生理、心理、認知、社會發展的不同，

以致作品完整度展現也不同，自然而然，在分數上也會有高低。

　　至於藝術治療師，他們提供藝術媒材，常常先讓兒童自由探索與發揮，以兒童為中心的觀察、鼓勵、輔助。若有需要，會協助兒童使用媒材的技巧，使他們的創作能達到想要表達的狀態。在作品完成度上，藝術治療師的要求較美術老師低，是因目標為治療而非純然創作，也因治療的主題為心理狀態的呈現，並非全然追求創作成果。換句話說，藝術治療的作品不看美醜，也不一定要完成；藝術治療師著重過程的探索與互動。

　　在兒童工作的應用中，藝術治療常常能接受兒童的髒、亂、混合、不成形、多樣化。再者，多數兒童的天性喜歡探索、嘗試、玩耍、親近藝術與自然。這樣的一拍即合，使有困擾的兒童，能夠透過藝術來表達自己，不僅能增加溝通、互動與連結，更能幫助兒童與治療師建立關係。在口語表達上，兒童的不安、緊張、焦慮等感受，能透過藝術來涵容，使兒童的情緒及肢體表現較為平穩。漸漸地，兒童能在藝術治療療程進行時，透過藝術看見自己、接納自己、包容自己，找到自己，活出自信與活力。

　　藝術治療在偏鄉國小是具有渲染力的。一開始，藝術治療因著有困難的兒童被引進校園。然而，當兒童的行為漸漸能符合班規、情緒從不易控制到穩定，學習慢慢能跟上班級進度時，其他同學就會好奇：治療室裡面到底在做什麼？為何玩這些媒材就能改變一個人？因此，有些學生會主動來跟治療師打招呼，甚至詢問是否能來玩？導師及輔導老師也會受到影響，體會到藝術治療超乎於一般口語治療帶來的力量。

　　目前偏鄉國小大多使用限定的經費聘請藝術治療師。萬一在聘用上遇到困難，也會考慮使用表達性藝術治療師，如：舞蹈治療師、音樂治療師。這類的治療，與藝術治療相似之處，是以自我表達為出發點，

觀察、咀嚼、消化、互動、反思、回饋兒童，輔助兒童展現自我，協助他們在問題行為上有所突破。

● ●● 以藝術的眼光看兒童 ●● ●

在藝術表現上，國小階段的兒童比起學齡前或幼兒階段的創作，更讓他們自己滿意。學齡前或幼兒階段的孩子，常因身心發展，多在嘗試、探索、自由表現（陸雅青，2016）[3]。在藝術上，有困難的兒童相較於一般發展中的兒童，容易顯出自我尚未統整完全，表現得較為混亂、超出邊界。以下將從 Erikson 社會心理發展階段 [4] 看兒童與藝術。

Erikson 認為，人的一生受到社會環境及周圍人事物影響，不論在早期或較成熟階段，都是重要的經驗累積。也就是說，人的發展是一生之久。因此，Erikson 將人的一生分成八個發展任務階段。每一個階段有一個發展任務，並對應一個危機狀態。危機狀態只是個警訊，並非發展失敗。這意思是，當人在各階段處於危機中，並致力於解決危機，那麼他就越能在階段性任務上達到發展里程碑，讓個人的自我發展狀態得以完全。

在國小及以前，共有四個任務階段，說明如下：

第一階段是信任 vs. 不信任（0-1 歲）：嬰兒非常依賴主要照顧者，若主要照顧者能提供嬰兒生存需求，如食物、愛、安全感等，嬰兒獲得滿足，自然能發展出合適的信任關係。在藝術表現上，屬於前藝術期，嬰兒藉由與主要照顧者的互動，透過身體及感官探索周邊，漸漸對自我、環境、主要照顧者有所認識。嬰兒在遊戲中，能夠渡過一些在探索及互動中不舒服的感受。再者，有些不合宜的玩法是可以被理解的，如用顏料在牆壁上亂塗。

第二階段是自主 vs. 羞愧／懷疑（1-3 歲）：幼童較前一階段更大量、自由的探索周邊世界，開始能為他們想要的事情做決定，獲得一些獨立、自主、及掌控感。在生理上，訓練大小便過程，至他們能自己大小便，就是達到自主與掌控的重要經驗，也能生出自信。當然，其他的選擇，如吃什麼、穿什麼、玩什麼，也都是如此。在藝術發展中，因身體肌肉的發展，幼童能更多、更有力的重複、來回相同動作。在繪畫上，有線條、塗鴉、圓形的呈現；在陶土上，能搓、滾、擠、壓。由於幼童對外界連結更多，有時也會為作品命名。

　　第三階段是自動 vs. 罪惡（4-5 歲）：學齡前兒童很喜歡玩。他們應用先前習得的權力及掌控力，有目標及意願的選擇想要玩的遊戲與同伴。若他們在過程中有所滿足、受到尊敬，就能獲得自動發起的能力，甚至能領導其他人。在藝術表現上，學齡前兒童開始去思考要怎麼創作，如人、動物、周圍環境。在樣式呈現中，學齡前兒童透過已習得的圓形、線條來展現基本樣貌，像是用圓形及線條畫出人、動物、太陽、房子的樣子。此階段的創作，更多是展現社會互動的結果。成人較能一眼清楚知道創作的意涵。

　　第四階段是勤奮 vs. 自卑（6-11 歲）：學齡兒童透過老師所設計與營造的學習環境，帶著冒險、好奇的心，渴望去知道，更藉由老師的鼓勵、挑戰與表揚，發展與建立自我能力及成就感。上述培養的是勤奮的精神，讓學生對自己的潛力、認識、了解、描述、概念、自信等，慢慢地被形塑出來，建立自我概念與自信心。在藝術表現上，學齡兒童能將眼睛所看到的、心裡所想要的表達出來，作品具有邏輯、現實感，甚至能按外在的比例、內心的感受，放大或縮小。學齡兒童會改變原本現實的形體，創作出自己想像的樣貌。寫實與人物表現能力，會隨著年齡增長、技巧純熟以及對藝術的興趣，越來越精細，越來越有個人風格。然

年齡	發展階段	社會心理行為樣貌	兒童藝術表現
0-1 歲 （嬰兒）	信任 vs. 不信任	1.嬰兒非常依賴主要照顧者。 2.主要照顧者盡可能提供嬰兒生存需求，如食物、愛、安全感等。 3.嬰兒獲得滿足，發展合適的信任關係。	1.屬前藝術期。 2.嬰兒藉由與主要照顧者的互動，透過身體及感官探索周邊，漸漸對自我、環境、主要照顧者有所認識。 3.嬰兒在遊戲中，能夠渡過一些不舒服的感受。 4.有些不合宜的玩法是可以被理解的。
1-3 歲 （幼童）	自主 vs. 羞愧／懷疑	1.幼童更大量、自由的探索周邊世界。 2.幼童能做決定，獲得獨立、自主、掌控感及自信。如控制大小便、選擇吃什麼、穿什麼、玩什麼。	1.在繪畫上，有線條、塗鴉、圓形的呈現。 2.在陶土上，能搓、滾、擠、壓。 3.能為作品命名。
4-5 歲 （學齡前兒童）	自動 vs. 罪惡	1.學齡前兒童很喜歡玩。 2.有目標及意願的選擇想要玩的遊戲與同伴。 3.獲得滿足及尊敬後，能長出自動發起的能力，進而有領導力。	1.開始思考要怎麼創作。 2.透過已習得的圓形、線條，展現基本樣貌，如用圓形及線條畫出人的樣子。 3.展現更多社會互動的結果；成人較能清楚知道創作的意涵。
6-11 歲 （學齡兒童）	勤奮 vs. 自卑	1.學齡兒童透過老師的課程規劃，帶著冒險、好奇、求知的心，完成學習，發展與建立自我能力，培養勤奮與成就感。 2.學齡兒童慢慢被形塑出自我概念與自信心。	1.作品具有邏輯、現實感。 2.能按外在的比例、內心的感受，放大或縮小圖形。 3.會改變原本現實的形體，創作出自己想像的樣貌。 4.寫實與人物表現能力，會隨著年齡的增長、技巧的純熟、對藝術的興趣，越來越精細，越來越有個人風格。

而，也有兒童因著對作品的不滿意，產生自我批評或沮喪的心情。

Erikson 社會心理發展階段及兒童藝術表現，描繪出兒童自我身心平衡狀態。我們可以依據這樣的概念，在與兒童互動中，理解他們的內心世界。透過經驗與技巧，引導兒童滿足其階段任務。對於有困難的兒童，可以評估其目前的發展階段，針對他們的需求來設計目標，透過藝術治療療程，一起達成前階段與現階段的發展。

●●● 盡情創作，揮灑藝術 ●●●

身為小一新生的女孩雅婷，面對教室裡整齊劃一的課桌椅，以及需要遵守班規的環境，可能導致她對環境的焦慮與不安全感，無法遵從指引，上課無法專注坐好，甚至走來走去干擾其他小朋友。雅婷的不專心，使作業多半無法如期完成。雅婷的情緒調節，時而退化，時而攻擊。導師面對一班二十名學生，無法付出大量的關注在雅婷身上，因此求助於輔導室。輔導室評估雅婷的情形，認為她需要更專業的輔導人員協助。

初步資料蒐集發現：在幼兒園時期，雅婷有一些不適切的行為。然而，幼兒園有教師的包容與接納、有多元角落學習的緩和與調適。這段期間雅婷同時也面對父母離異的過程。雅婷曾住過寄養家庭，也曾轉介兒童心理治療。父母離婚後，雅婷住到祖父母家準備上學。

當我接到這個案後，基於信任藝術對於兒童的獨特效果，年資淺的我，雖然感覺挑戰大，依然勇敢選擇承接。這段旅程進行了兩年七個多月，每周一次，寒暑假暫停，是一段橫跨小一到小三的藝術治療歷程。

我的治療架構是時間、空間與媒材的恆定，讓雅婷在療程中，能探索環境與媒材，能感受到好玩與自在。這是建立信任與安全感的開始，

如同 Erikson 提出的第一個發展階段。再者，雅婷面對父母離異與搬遷的年齡，發展任務是自主與自動。雅婷在這兩個階段應該要大量探索，並與周邊人事物互動，增加掌控、獨立感，發展自己的想法與意願。但是，我推估雅婷因應環境能力不足，無法如期完成發展任務，以致在校的情緒、行為、課業學習，起起伏伏，出現落差。因此，我期待雅婷在療程中，能夠透過藝術媒材與治療師的輔助，完成 Erikson 的前三階段，使雅婷的自我能獲得調適與發展，進入勤奮學習課業與興趣的階段。

在媒材準備中，我提供乾性媒材，如鉛筆、色鉛筆、彩色筆、蠟筆、粉蠟筆；濕性媒材，如水彩、廣告顏料、手指膏、黏土；拼貼材料，如雜誌、圖片、安全剪刀、膠水、膠帶、布、毛根、圖畫紙、色紙；還有一桶水。媒材的準備與提供盡量完整，希望能讓雅婷在過程中感受到被尊重與可預期。

在每一次的療程中，上課鐘響時，我會到教室接雅婷，與她一同進治療室，下課前 10 分鐘開始整理，下課鐘響一同回教室。在時間的固定安排下，雅婷可以盡情使用媒材，自由創作。這樣的時間界限與創作自由，一方面能讓雅婷預先知道，心裡有所預備，增加掌控感，提升安全感與信任關係。另一方面，有限時間下的自由創作，表現出雅婷的自我狀態、問題困擾與因應方式，以及可能產生的負向情緒，如焦慮、不安、躁動、挫敗。時間與創作是相輔相成的，協助雅婷在自我發展上向前。

在治療空間的安排中，我會在木地板上鋪上全開壁報紙，使創作空間聚焦。媒材擺設的位置是乾性媒材、拼貼材料、濕性媒材、水。由於治療空間是多用途會談室，裡面還有遊戲治療物件、沙發椅、鐵櫃、電腦桌、課桌椅，空間設限聚焦在全開壁報紙上，不能到其他區域。若雅婷想要玩玩具，我則會跟她討論：是否先創作完，再玩遊戲。若她不想創作，我會先了解狀況，理解與再次邀請她創作；甚至我會對自己當下

的感受，進行創作。

　　記憶很深的是我們第一次見面，雅婷穿著洋裝，小心翼翼坐在木地板上，很安靜地用彩色筆、粉彩畫了一幅4開的作品：兩個人、兩隻動物、一個太陽，都掛著笑容，天空晴朗，有雨滴，有草地等，雅婷這節課的表現，跟我蒐集到的資料，很不一樣。我在思考：雅婷這麼投入創作，是因為第一次的不安與焦慮？還是希望獲得我的關注與認同？（圖一）

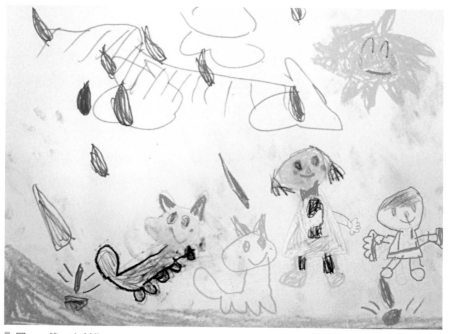

▌圖一　第一次創作。

　　接下來的療程中，雅婷一次的療程常會有數種不同媒材的創作，或是探索，或是嘗試，不常有完整的作品。有時把不同的乾濕媒材混在一起；有時混合沙箱裡的沙子。（圖二）雅婷玩得很開心，而我也以最小的限制讓她自由展現，所以，雅婷下課不想回去，少數幾次會帶小材料

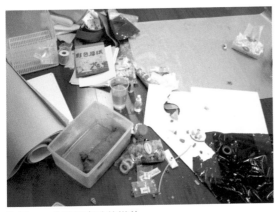

圖二　會談結束時的樣貌。

回去，非會談時間會想辦法進來玩。在框架下的自由藝術創作，我看見雅婷的困擾行為、混合黏著情緒，以及限制下的不安與擔憂。因此，每一次在會談前，我們兩人會與導師一同確認時間、空間、媒材的運用。

雅婷在藝術表現中的混合、嘗試、有時不妥當，在人際互動上很少說話、很少請求協助，大多是自己玩。我知道雅婷需要透過媒材以及我的觀看，對自我與環境產生認識，並需要時間建立信任關係與安全感。我看懂雅婷的訊息，對於她每一次的釋放，我給予最小的界限以及最大的彈性，結束後收拾乾淨，這些雅婷都看在眼裡。慢慢地，雅婷想要混東西、玩很多材料，會先看著我、或問我說：「可以嗎？你會幫我收拾對吧？」我通常都會答應。

雅婷升上小二後，每次療程玩的媒材也都很多元，也常混合，但比起小一，已經比較能在壁報紙內創作了，也能嘗試做完 A 活動，再做 B，偶爾也會收拾。若沒有準時下課離開、或是拿小東西回去，都能面對面的討論，甚至接受下次較慢進治療室的約定。

二下的期末，雅婷在 4 開圖畫紙上，用黃、紅、橘的粉彩顏色，畫出太陽，耐心地塗抹。接著，想臨摹粉彩筆盒上的圖畫，雖然試了後遇到困難，但能有禮貌的請求我的協助。我與雅婷一起討論如何呈現。最後，她在圖畫紙上面先塗上膠水，撒上沙子，讓留在膠水上的沙子看起來像花，最後用毛根與黏土裝飾、點綴。（圖三）

這樣的創作過程，為一年半的觀看、涵容、混亂與醞釀，帶進自我發展重要里程。透過藝術創作與互動，傳達出雅婷能思考創作主題與步驟，遇到困難能尋求協助，能一起討論如何解決問題。透過藝術創作及輔助，雅婷調節與統整自我情緒及行為。

　　升上三年級後，是新的教室、同學與導師，我們都帶著好奇與關心，想要知道雅婷如何在新氛圍下應對。於是，導師、輔導老師以及我，決定在開學前三周，先觀察雅婷在班上的狀況；若有需要，由導師及輔導老師介入處理。我將以校外人士的角度，再三周之後，與雅婷見面，並接續療程。

　　可喜的是，導師只需要花多一點耐心與接納，就能使雅婷穩定學習。我跟雅婷的互動，除了強調界限，比較多著重在跟她聊同學、家人、情緒、想法、興趣。每次見面，說話與創作的時間都依當次雅婷的

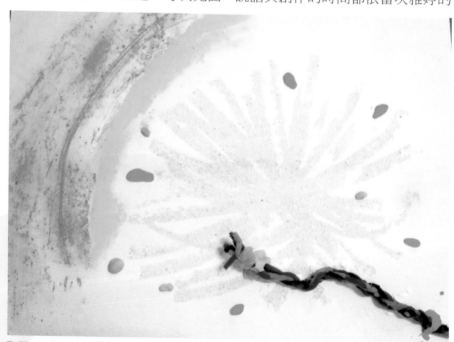

▌圖三　雅婷二下的作品。

狀態而定。因為，雅婷更有自信、更勇敢了，開始想要多說一點話，多一點討論。就像雅婷開始注意外表，會自己綁頭髮、有漂亮的髮束、會彩繪指甲、有時會化妝，比起小一的超短頭髮，差很多！

令我印象深刻的是雅婷在寒假喜歡上貓，對於貓的表情與姿態特別著迷。因此，三下一開學，雅婷提到喜歡貓，我剛好有幾張貓的圖片，於是她有禮貌的邀請我畫貓，原本我想要跟她互動、一起完成，但雅婷仍堅持我畫。所以，我就在旁邊慢慢地觀察、慢慢地畫，不過還是要注意她在做什麼，因為這是雅婷的時間。我看到雅婷想要自己畫貓，但畫不好、毀掉、不想給我看，我也無法好好跟她討論，我在旁邊，反映雅婷的生氣、無能、不好，但沒關係，這是現在的樣子。

這樣的堅持與嘗試，過了一個多月，雅婷用陶土與培利多黏土，做了貓，讓我發現她細膩的心思與巧手，我鼓勵雅婷多投入創作。陶土與黏土能展現雅婷的專注與內心的渴望。（圖四、圖五）這個階段的創作，具象、乾淨許多。雖然有幾次療程會把治療室弄得混亂，雅婷也覺得髒、不喜歡，但比起一、兩年前，超出界限、很多東西都混在一起，舒服許多。雅婷也會思考，如何創作才比較不會弄髒。若是弄髒了，也會試著清理。

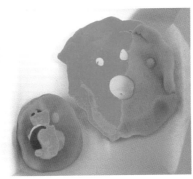
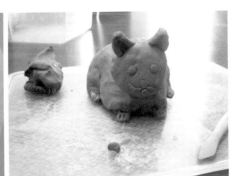

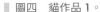 圖四　貓作品1。　　　　　█ 圖五　貓作品2。

雅婷慢慢透露不想見到我，但偶爾又想要我的話語，再加上療程次數的限制，我跟雅婷、導師、輔導老師討論是否改為兩周一次，大家都願意試試看。雅婷把大人的話語及自我期許放在心裡，在校常受讚美與表揚，也願意幫助同學與老師。記得有一次上課鐘響，我去接雅婷，我看到雅婷跟旁邊的同學說：上課要進去班級，不能在外面走動。還有一次導師生病住院，雅婷自發性地寫卡片。

　　學期結束前，要正式結案了，我邀請雅婷寫回饋問卷，讓我的主管知道我的服務品質。雅婷有點害羞，不好意思寫，我原本開始在問卷上幫忙填寫，「沒有要表達」，但雅婷突然把問卷搶過去，要我不要看，寫下文字以後放進信封，請我回去才能打開。我回去後，看到雅婷寫了：讓我開心快樂高興、謝謝你的陪伴。

●●● 走在倫理與界限中 ●●●

　　療程時間與空間的固定，以及療程中的「不能有身體接觸」，是幫助雅婷能夠預期事情的發生，能夠掌控、增加安全感。這樣的限制，能協助她的情緒、行為、想法，在安全的氛圍中自由浮現、受藝術的乘載，再次被理解、消化與吸收。然而，時間、身體界限、空間的掌控與兩難，是我與雅婷在療程中，一直在思考的。

一、時間與身體的界限：

　　在療程中，花很多時間在討論「準時下課」這件事情。雅婷很需要自由揮灑、被好好看見，尤其是把物件與媒材探索過一遍後，還能受到溫柔的對待。這是我提供的療程，也是在教室中鮮少會發生的。所以，雅婷常常不想離開。

「我到底要成為多麼好的治療師？」站在個人立場，我心疼雅婷的故事，我好想讓她好好玩。可是，站在學校與治療師的立場，我需要下課就結束。因為雅婷：一、有時候會拖延下課，不想上下一堂課，找理由與藉口留在治療室；二、在時間內所發生的事情，很寶貴，很有意義，可以藉此與雅婷討論心理狀態。

舉例來說，一節課 40 分鐘，我觀察過好幾次，我在下課前 15 分鐘提醒時，雅婷會開始更緊密的、認真的、忙碌的投入或弄亂媒材。接著，她會看我的表情，好像想要讓我生氣，或是延後下課似的。我在這個時候就會說：「美好的時光總是過得特別快，又要下課了，好捨不得。妳在這節課裡，好認真在創作、在玩耍，把握每一分、每一秒，沒有一丁點的浪費。我看到妳奮力地想要把所有東西都玩過一遍，因為等等下課就沒辦法玩了，也沒辦法帶出去。我向妳保證：下周同一時間，我們會在這裡見面，如果今天我們準時離開，下次我們就準時進來。」通常雅婷會聽進去，會準備好要準時離開。

然而，有時候身體無法控制，下課了還想要多玩一點，似乎內心會擔心下次不知道還能不能進來，有種不必要的不安感。面對現實規定、理性認知、心理狀態的交互作用，我還是會很有彈性的接受 1-3 分鐘內的收尾。但是若超過 3 分鐘，我就會很嚴格的執行約定：這次晚幾分鐘離開，下次就慢幾分鐘進來。

在下課前幾分鐘提醒呢？我會看當天雅婷的狀況而定。有時候下課前 20 分鐘就要開始提醒了，尤其是她一次拿很多媒材出來玩時，我會猜測她有一些生活困擾，因此會花很多時間在思考、理解她的困擾，消化後，試著說出她內心可能的樣貌；我也會說雅婷的優點、努力生活、面對學校與家庭的態度，讓她知道與確定自己還不錯。反之，如果雅婷在療程一開始，心情是平穩的，可以分享很多事情，我就會選擇下

課前 5 分鐘提醒，甚至邀請雅婷收拾一點點的媒材。

　　隨著療程次數的增加，我與雅婷越來越熟悉，我除了會倒數下課、期待她準時離開外，還會增加「如果準時下課，就讓我抱一下」的獎賞。會增加這一項，是看到雅婷的成長故事，對母親依附的需求，可能影響人際互動與身體接觸。雅婷當時只願意給導師擁抱。因此，在我與導師討論後，決定增加這一項。然而，因著雅婷跟人關係的又愛又恨、試探、信任、接觸議題，我講完擁抱後，會停個幾秒鐘，觀察一下雅婷的反應，接著說：「跟妳開玩笑的啦，我才不想抱妳咧。」給彼此一個台階下。這樣的一來一往，過了半年多，雅婷偶爾會表現出想要擁抱的姿勢，但接著扮鬼臉給我看，說：「噁心。」又過了一些時間，雅婷會跟我牽手回教室。雖然在結案前，她沒有跟我好好擁抱過，但至少準時結束的目標，達到了。

　　「身體接觸」在療程中的考量需要經過縝密的評估與討論，使之成為療程中的助力。原則上，在觸碰前，需要口語詢問及等待同意。不過，大部分情形，是保有雙方的距離與界限，即使要握手與拍肩，都需要經過當事人同意。雙方關係越單純，越可以避免不必要的傷害產生。雙方若對身體接觸議題做了很多討論，也是非常值得的。

二、空間：

　　由於治療使用的空間是多用途的木地板教室，除了心理輔導外，特教老師及護理師也會使用。每個專業人員在空間使用上的安排不同，有時候物件的位子會移動。我會在療程前，先將空間與媒材確定好，跟雅婷第一次看到的位置相仿，讓她開門進來時，感受到熟悉與安全，可以掌控，可以延續創作。療程結束後，我會收拾乾淨，以利下一個使用者使用。

雅婷在空間上的越界，主要發生在小一時。雅婷很想跟同學分享治療室內做的作品及媒材，所以，偶爾這個空間若是開著，裡面剛好沒人，她也會進去。更有趣的是，若窗簾沒拉上，雅婷會帶同學在窗外看裡面的物件，甚至上下搖晃窗戶，試圖打開，爬進去。可見，雅婷真的很想跟同學介紹裡面的點滴，她還分享過自己的作品給同學看。

我們曾經討論過療程中的保密原則、空間媒材的使用規則。結論是：雅婷會遵守規則，並一起討論如何在班上分享某些媒材的使用及她的作品。最後她有做到的是：遵守規矩與分享作品。我曾經問過雅婷，何時要在班上分享媒材及與同學們一起創作，她一直懸而未決。

小二及小三的療程中，雅婷就不曾發生過這些事情了。我看到雅婷有內外之別，能辨識、取捨、決定自己的行為。換言之，雅婷想要將治療室內的事情留在治療室，自己在治療室內發生的轉變，發展成自我力量與養分，展現在教室裡。這樣的裡外有別，看出雅婷的自信與自主能力。

●●● 工作即是藝術與自然 ●●●

原本對我來說，「偏鄉」是遙遠、落後的。然而，當我長期投入偏鄉輔導工作後，我發現，這是對治療師的一種預備與祝福。在交通距離上，每一次的療程，都需要花一些時間來回，可以視為在療程中的心理預備及結束後的整理。單純的校風，讓我可以更純粹的做藝術治療。在兒童發展上，藝術與遊戲是天性，透過治療過程，協助兒童找回自我，這樣是最適切的。在自我照顧上，優美的景色與新鮮的空氣，讓我好好調適與放鬆。我很感激有這樣的機會，將藝術治療應用在偏鄉國小中。

在與雅婷的互動中，我經驗到「穩定」對兒童的重要性。固定的時

間、空間、媒材、導師、輔導老師、治療師，以及一致的規則，使兒童在建構自我概念與認識環境上，能預期與掌控，並成為發展人我信任感的助力。當兒童熟悉環境互動後，就能自動、自如的做自己想要的事情，進而因滿意生出自信。這是兒童發展階段重要的元素。

我所追求及應用藝術治療的簡單、自在，在偏鄉國小中，看到了成果。我提供基本的藝術媒材、最小設限、治療師輔助，期待雅婷能夠單純的來到治療室，自在的揮灑藝術，越單純越好。當雅婷越單純的展現自己，越能與真正的自己相遇，透過藝術乘載與觀看，重新梳理與照顧自己。這樣的反覆在療程中出現，堆疊出雅婷的自我價值與自信。

在療程中，我有自己的呢喃與反移情。這是由於我的經驗使然及對雅婷先入為主的想像。我盡量用心理解雅婷想要傳達的心理意涵，試著用她能理解的方式回應。我也會在療程結束後，花時間為自己的感覺、想法來創作、梳理與確認我的狀態，甚至尋求同儕討論及督導協助，使自己提供最大的專業及最小的傷害，也讓雅婷好好享受在藝術的殿堂中所帶來的自我統整與突破。

我很感謝工作單位、學校老師、家長願意讓我花將近三年的時間在雅婷身上，這在當前的心理治療環境中，是對雅婷與我最大的支持。我需要花時間認識雅婷，她的成長也有自己的節奏，雙方在療程中，展開一段未知的治療關係，有時進展不是那麼順利，謝謝各方的理解與認同，以及他們在自身崗位上各司其職所提供的養分，讓療程能跨越障礙，讓雅婷繼續往前。

藝術治療是當事人、藝術以及治療師，三方在同一個時空中，編織出一幅動人的圖畫。這三方亦可視為三個人一起做一件事情。三個人的重要性是一樣的。偏鄉藝術治療使我著迷之處，是個案自身在藝術上的盡情、單純，以及地緣上發展出的獨特風格！

註　解

1. 教育部（2020）。國民小學學校輔導工作參考手冊（第二版）。http://www.cdway.com.tw/gov/edu/case01/book1/index.html

2. 法務部（2017）。偏遠地區學校教育發展條例。引自：https://law.moj.gov.tw/LawClass/LawAll.aspx?pcode=H0070073

3. 陸雅青（2016）。藝術治療（第四版）。心理。

4. Santrock, J. W. (2010). *Child development* (13th ed). McGraw-Hill.

參考文獻

• McMahon, L. (2009) *The Handbook of Play Therapy and Therapeutic Play*. Routledge.

• Moon, B. L. （2006）。青少年藝術治療。（許家綾譯）。心理。（原著出版於 1998）

• Rubin, J. A. (2005). *Child art Therapy* (2nd ed). Wiley.

• 王秀絨（2016）。藝術治療理論與實務。洪葉。

看不見的眼，
用心感受的世界

中國醫藥大學兒童醫院　藝術治療師
江芊玥

●●● 視障者一樣能進行藝術治療？ ●●●

　　許多人認為藝術治療是透過視覺藝術創作進行表達，所以視障族群能否進行藝術治療呢？比方使用顏料時個案無法區辨不同的顏色，那麼要如何選擇與創作？要畫出一個心理的圖像，若缺乏視覺功能是否會產生創作上的困難呢？近期文獻打破大家的思維，證實藝術治療對視障者確有助益。Deanna（2017）[1] 的研究討論藝術治療個案，著眼於藝術治療模式能潛在地幫助視障者應對缺乏視力的方式，並透過使用觸覺藝術媒材而感到自己更有能力。雖然藝術最初被認為是一種視覺工具，但某

些媒材的物理性質可以為那些看不見的人提供釋放與寬慰，以及自主及掌控的感受。

　　總體而言，針對視覺障礙者的心理和行為問題，研究證明，藝術治療可改善他們的生活品質、緩解他們失能的感受，並通過使用媒材，更了解自己並增加成就感。使用媒材進行藝術治療介入，確實對服務的視障者其能力感產生了積極影響。

●●● 使用藝術治療的情況與其作用 ●●●

　　自我感知意識（sense of self）是個體對自己的認識，能將自己與環境區分開來。個體出生之後，小孩的自我發展，是靠著我們身體的表面（皮膚），區分出一個人的內在與外在，具有：1. 包覆、2. 屏蔽、3. 溝通（自己與外界），皮膚感受到空氣的溫濕度，因為母親的擁抱而獲得安全感，母親需作為一個嬰兒尚待發展的皮膚代理，讓孩子在安全情境下，透過各種感知經驗理解世界，「因此能在各種感知經驗之下理解世界」（Anzieu, 1995）[2]。才有機會進一步了解自己各種身心狀態：肢體、活動、行為、思維、情感、意志，包含生理及心理活動的認識。

　　視障或身心障礙的孩子，許多在身體感

江芊玥

學歷
* 中興大學動物科學博士
* 英國瑪格麗特皇后大學藝術心理治療碩士

現職
* 中國醫藥大學兒童醫院兼任藝術治療師

經歷
* 東海大學音樂系治療組兼任助理教授
* 臺中市家庭暴力及性侵害防治中心特約藝術治療師
* 瑞信兒童醫療基金會兼任藝術治療師

證照
* 英國國家健康與保健專業人員委員會（HCPC）註冊藝術治療師（AS15113）
* 台灣藝術治療學會專業認證藝術治療師（TRAT 2015-010）

知系統上有缺損，視障雖然可以透過外在觸覺，摸得到舒適柔軟的布偶，但當摸到被曬燙的坐墊，或是冰涼的金屬，甚至有時被落差極大的觸感驚嚇，卻無法好好看見這些物品的樣子；或者，當聽障者看見外在發生大事件，卻無法聽清楚照顧者安撫的聲音，而這些不明的感受所產生的恐懼，讓這些身障者，無法好好跟外在建立安全的連結，就沒有機會好好發展出清晰的自我感知意識。以下來談談造成的原因。

「自我」（self）概念的發展是複雜且終生進行的，這個概念始於嬰兒時期。嬰兒與世界互動的第一個主動嘗試，除了因飢餓發出的哭聲之外，大約就是兩個月之後的微笑反應。這個早期的發展里程碑被稱為「社交微笑」（social smile），此時主要照顧者成為嬰兒的第一個親密互動的客體（Object）。當寶寶對照顧者微笑，通常會引起照顧者回應的微笑，讓寶寶感受到面對照顧者好像照鏡子一樣，心理學上稱為「鏡像」（mirroring）。當照顧者回應嬰兒的微笑時，嬰兒的心理上因此而獲得極大的快樂，促使他繼續與人互動。

一開始，這種互動經驗會讓成長中的嬰兒以為自己和主要照顧者是一體的，但逐漸的，嬰兒會理解，不是每一次的互動都會產生一樣的結果。有時候發出的訊息，並不會得到一樣的回應，於是他們逐漸理解自己和外在客體是分開的兩個獨立個體，因此可以建立外在環境，是與自己的身體分開的概念。這個經驗會在嬰兒被照顧的過程中自然發生，成為嬰兒發展積極自我感知意識的最早經歷之一。

一般嬰兒如果微笑時，照顧者不再出現微笑，或一直沒有回應，嬰兒的原始社交微笑就會消失，而孩子會「放棄」，放棄互動與連結。在身心障礙兒童，尤其是視障兒童中，因為早期的自我發展過程涉及與照顧者的大量互動，而視障阻礙了互動過程。無論大人如何回應孩子的微笑，失明的孩子始終無法看見大人回應的微笑！如果無法識別從外界得

到的回應，視障孩子的反應就像沒有被回應一樣，會撤銷自己的社交微笑，就像缺乏人際互動的嬰兒，通常無法將自己與環境區分開來，因此也難以好好發展自我意識。

藝術治療可以促進個人發展或增強自我感知意識（sense of self）。在美國藝術治療協會給視覺障礙兒童及成人的計畫（Art Therapy Program for Children and Adults with Visual Impairments）網站中提到：「使用藝術媒材的創造過程可反映出自我」[3]，透過藝術治療師回應個案藝術創作的過程，來提升自我感知意識，並促進應對壓力和創傷經歷的療癒力及提升生命存在的價值感，同時具有發展動作技能，以及增強認知能力的作用。

視障者的藝術治療重點始於幫助個案進入他自己的創造空間，這只能透過創作藝術的過程來達成。藝術治療的療癒力在於「創造藝術的行為」，做的事完全取決於個案需求以及心理上的經歷，他們能具體的表達感受很重要，因為視障者雖無法看見治療師的表情，但**創作歷程本身就是啟動個案自我感知的「鏡子」**，而創作出的物件最終也作為個案自我的映射，透過創作也讓治療師的回應產生意義，讓視障者產生與他人及環境的連結。創作藝術的過程和成品將在治療師回應的過程中共同協助個案發展出自我感。

●●● 視障生藝術治療的國內現況 ●●●

藝術治療在台灣目前要進入學校的諮商系統，仍有一段路程要努力。因為學校多由輔導老師介入，若學生有行為偏差、生活嚴重適應不良與中輟等，會轉由學生輔導諮商中心處理。中心聘用有臨床心理師、諮商心理師或社工師證照之專業人員，而藝術治療師的身分，目前尚未

納入諮商輔導系統，但身障或視障的學生，卻有許多無法透過語言表達的狀況，需要非語言的表達方式介入。以下就來談談藝術治療如何透過方案進入學校。

　　文中視障學生的藝術治療，緣起於醫院與學校的合作計畫。當時專門安置視障生的學校發現某些個案有非語言治療的需求，但缺乏相關的治療介入，校方向醫院尋求協助，而醫院上層也願意支持藝術治療這樣的模式，我當時正服務於醫療的系統中，經由雙方（校方的輔導老師與心理師／醫院的社工及醫師與治療師）討論後擬定治療方案，並由醫院的基金會來發起補助創造性藝術治療，包括：音樂／戲劇／藝術治療。

　　幾位治療師每周定期進駐到學校系統服務，由學校心理師或輔導老師轉介有需求的視障學生，接著依照個案的特質及議題安排進行表達性藝術治療師們的初評，再由治療師們討論後分派個案，進入最適合個案的治療模式，從音樂、戲劇或藝術治療中擇一，進入為期 1 ～ 2 年的治療，依照學期制，安排個案進行療程。

　　學校收治的視障學生自幼稚園到高中均有，以視障生為主，但有些也合併了其他障礙別或具多重障礙的孩子，有些家庭有教養困難或是單親，無法好好照顧這些身障的孩子，學校也提供住宿，許多孩子與家人很小就分開，但大多數孩子可以與學校老師或住宿的照顧者建立較親密的依附關係，整間學校裡各有一名心理師、輔導老師及社工，這三位是與治療師互動最頻繁的專業人士，因為計畫內容每學期會分別與每位個案的相關人士（除上述三位，可能還包含導師、科任老師、舍監老師、定向或職能老師等）做個案報告。

　　校內可以進行治療的空間有三間：遊戲治療室、諮商室、音樂教室，藝術治療大多使用學校諮商室，但裡面沒有洗手槽，治療過程中若需要洗手，治療師必須帶著視障個案到洗手間。收案時，第一次課程會

由轉案之心理師或輔導老師（個案原先熟悉的成人）到上課教室帶個案來到治療室，視障個案若只是輕度，仍有視覺功能或定向能力佳者，後續則讓個案自行前往治療室；若全盲且定向能力較缺乏之個案，之後的課程則需要治療師到上課教室帶個案前往。

大多數轉介藝術治療之個案其主要議題

這個藝術治療計畫中，需經由學校的心理師或輔導老師評估，再轉介個案給治療師，通常來源是因為班導師發現某些孩子在班上有些行為問題，例如：不聽老師指令、上課起身亂走動、突然大笑，或是有學生跟老師說很想死等等，但在心理師或輔導老師介入後，仍無法處理孩子的問題。無法處理通常是因為議題較複雜，可能的議題如下：

一、許多視障生因為發展較一般大眾緩慢，過度的依賴老師，無法誠實表達自己所作所為，欺騙老師同學讓大家很困擾。如：說謊、黏人、偷竊或不當肢體接觸等，這類議題需要協助。

二、許多生命中的重大事件，其壓力大過個案可承受的衝擊，而形成了身心的創傷經驗，造成個案嚴重情緒議題，如：1.個案過去疑似受暴，2.幼年時期疑似被性侵，或是 3.後天發生意外造成視障，另外可能 4.家中父母離異，這些個案通常無法透過語言表達感受。

三、有些視障生在學校變得沉默寡言，很難判定是生理問題，或是情緒障礙，再加上無法進行口語會談治療，以致老師或是心理師無法了解個案的真實狀態，需要透過創造性的治療模式，後來也找專業醫師協助，確診是選擇性緘默症，而藝術創作成為個案非語言表達的管道，更是情緒心理治療的媒介。

視障者於藝術治療中使用的媒材及使用方式

參考美國藝術治療協會給視覺障礙兒童及成人的計畫網站，以及治療師的經驗整理，使用藝術媒材與一般治療較為不同的是，**可以讓個案探索多種感官體驗，如聲音、質地、溫度、觸感**等。

一、**基本媒材**：視障生有不同程度障礙，有些是後天的或仍有輕微視力者，他們平時可能已經熟悉一般基礎媒材，但在使用時可能需要治療師引導；而全盲的個案在使用媒材時則較為困難，因為在平面創作上，若無觸覺可以區別，此類媒材較難運用。

    1. 彩繪筆：鉛筆、蠟筆、彩色筆、色鉛筆、色鉛筆等，粉彩條多一些觸覺感受，但這些類型的彩繪筆只能出現平面創作，若無視力者較難區辨顏色，以及在辨別位置及操作上會有困難。

    2. 黏膠：雙面膠、膠水、白膠，這三類常用黏膠對於無視力者來說，在區辨位置時容易造成黏手的狀況，操作上容易造成重度視障者困擾。治療師可以先確認個案對「黏」的忍受度來提供適度的協助。

    3. 紙類媒材：這類紙張大約為 4 開或 4 開以上不同厚度、材質、觸感、色彩、厚薄的紙張。大張的紙，可提供一種摸不到紙張另一端邊緣的感覺，透過拍打或揉捏、弄皺，可能變形成為另一種觸感的媒材。同時，揉捏之後可以直接塑形成為立體作品。小張的紙，可以如色紙般大小，可透過撕、揉、剪，可以延伸到下列乾性媒材的運用。

二、**乾性媒材**：特性是非流動性，且可透過手部操作的掌控性高。

    1. 切碎的紙片、布料堆、衛生紙、棉花：乾性可控制且能產生不同觸覺刺激。將手或身體部位放入及移出各種上述紙、布料或

棉花堆中，探索媒材的聲音、質地和重量。

2. 有黏性的彩色紙、玻璃紙或貼紙：黏性可以讓媒材與媒材之間，或媒材與個案間產生連結，且比使用膠水或白膠讓視障者更容易操作。

3. 有厚度的膠帶：可以做出摸得到的線及空間，讓個案透過觸覺標示所需的界限，以及感受到內與外的空間感。

4. 多元硬質媒材：泡棉圖案、種子、珠子、鈴鐺、羽毛、毛球等等，並可提供不同形狀及感官刺激的物件融入創作中。

三、**濕性媒材：**液體狀媒材帶有流動性或黏性，可以促進個案的情緒流動與宣洩。

1. 3D 彩繪膠筆：液體狀帶有黏性，乾了就變成 3D，且可以透過觸覺感知，而作品被保存後，視障者日後仍可摸到自己創作的內容。

2. 水性顏料：種類繁多，如一般水彩或廣告顏料、壓克力顏料、手指膏等，其流動性也各有不同，搭配各種工具來創作，如手、海綿、刷子、棍等。對於那些輕中度視障或因後天生活中失去視力的人來說，介紹顏色也提供了選擇機會，並具有意義，可用點字標籤標記住每種顏色。

3. 加熱改變性質的粉類媒材：太白粉之類的澱粉煮過後，可以形成像糨糊一樣的黏稠流動液體，可以直接玩，或加入上述不同色的顏料，讓視障重度或全盲的個案，可透過調整不同濃稠度來區分顏色。

4. 加水改變觸感的粉類媒材：玉米粉加水後，可以產生各種不同質地，如：硬塊狀、流動性及包覆性的觸感，具有豐富感官的媒材，也不會太黏，清洗容易（圖一）。

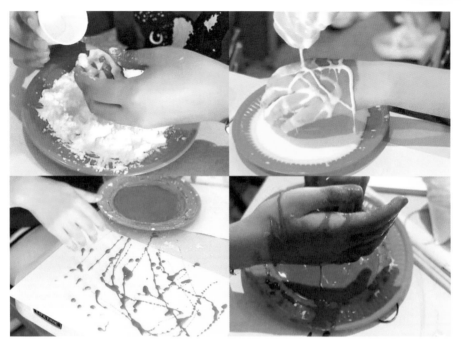

█ 圖一　玉米粉的應用。

5. 加水改變黏度的粉類媒材：麵粉加水後會變得黏手，中間要過渡到能夠形成麵團，若水加得較多時，會形成類似粉類 1 的黏稠流動液體，需要反覆調整，水量適度下才能成型，成為下述的可塑性媒材，可以練習個案的耐心及調控能力。

上述粉類都具有味道，可喚起個案的嗅覺反應。

四、**可塑性媒材**：能更好地保持形狀，形成印記和標記。種類繁多，都可以嘗試，可選擇質地較容易塑型者。以下列出本計畫中常用媒材：

1. 太空沙／動力沙：可反覆使用，稍微可以塑型。許多視障孩子很少接觸到沙與泥土，沙的細緻提供更多觸覺刺激，選動力沙

是因為它們有黏性但不黏手，怕黏觸感的孩子也能使用，可在帆布或塑膠墊上使用收拾上較一般沙容易。

2. 培樂多黏土：可反覆使用，觸感跟皮膚表面的質地較為接近，有些有味道的黏土可以刺激嗅覺感官，但同時須注意視障者對於嗅覺非常敏感，若味道過於人工與刺鼻可能造成個案排斥。

3. 輕質土：一次性，觸感較為柔軟與輕柔，可塑性高，如視障合併手部功能較弱的發展遲緩個案也可使用。

4. 陶土：一次性，觸感較為厚重與扎實。當個案情緒需透過有重量的媒材來表達出較強烈感受時可以運用，但要注意，陶土在手上久了也會乾裂，若加水會變得濕黏，需要評估個案的功能及心理狀態來使用。

五、其他類：主要目的是讓個案經驗不同的感官刺激，尤其適合在認知發展上較遲緩的個案。

1. 鹽與糖：乾燥的時候是顆粒狀，能產生觸覺經驗，可以讓個案沾一些嚐嚐，連接味覺與觸覺感官經驗，加一點點水，會變得黏膩，加入許多水後，又會消失，刺激五感中的知覺經驗促進視障者的存在感。

2. 冰塊：摸起來有冰涼感，也可以敲打變型，在手的溫度下又會融化；另外，也可加入果汁作成冰塊，含入口中，可以刺激五感中的味覺與觸覺。

3. 聽／觸覺書或玩具：許多視障個案即使進入小學，在心智發展年齡都偏小，非常適合加入能發出聲音或不同觸感的玩具，在治療中增加個案平時習慣的感官用品。甚至治療師可開放個案使用他們經常隨身攜帶的錄音筆或音樂播放器，用來安撫情緒或記錄。

※ 注意事項：

具黏性的媒材，如糨糊、白膠、膠水、玉米粉等粉類，使用上需要謹慎，因為許多身心障礙者可能潛在有性議題的創傷經驗，因為弱勢加上視覺缺乏的情境下，個案容易發生性議題的事件機率高，有可能個案未曾提及，因此治療師在接案時並不知情，那麼在使用這類媒材時必須非常注意，除了黏稠以及味道，都可能連結到個案的創傷經驗，要特別注意使用時機，必須在治療關係穩定，且個案的正向資源較完整，且個案的內在自我強度（ego strength）足夠，也就是個案面對壓力事件的承受度夠好，且治療師也清楚萬一個案喚起創傷反應的情境下如何處理個案的身心狀況。

●●● 個案治療經歷分享 ●●●

小芸是一位小學三年級女生，出生時全盲，家中父母離異，個案跟著爸爸還有一位哥哥生活。個案因為視覺障礙，家人無法照顧。小芸從幼稚園就進入這所學校就讀並住校，學校老師們很困擾小芸有偷竊或是強行拿取別人東西的行為，常常口袋裡都塞滿那些從別人那裡拿來的物品。住宿時，她也常不經同意就使用他人的清潔用品，讓同住的室友感到非常生氣。老師無法透過教導來調整小芸的行為，且她的情緒行為常無法控制。小芸被老師指責時會憤怒，大聲回嘴或生氣迴避，老師們對於這些行為感到困惑，討論是否可以透過藝術治療改善她的狀況。

團隊討論後，決定轉介安排藝術治療，治療師第一次進駐時間是孩子三年級下學期的期中。藝術治療執行到個案四年級結束，共經歷二個半學期、進行了 28 次治療。治療歷程中，個案的創作以及與治療師互動呈現的行為，在在反映著個案心理動力的狀態。以下透過歷程的陳

述，配合精神分析的立論基礎來討論某些關鍵的治療時刻，希望以此引發讀者想像，而非用理論去詮釋個案創作。

個案全盲，所以需要治療師到班上帶個案走到治療室，個案會將手搭在治療師手上走到治療室。前幾次上課，都會環繞教室用手摸四周來詢問治療師：「這是什麼？」來確認教室內物品，會翻抽屜裡的東西，反覆摸索與確認，摸到治療師的包包時，即使提醒包包不是她的，是別人的物品時，個案仍然不願意停下動作，想要翻治療師的包包，想要治療師給她東西或是將教室內創作的媒材或玩具帶走，如：有聲音的玩具、黏土、小鈴鐺。

個案會要求將整包媒材都拿走，治療師慢慢引導個案，讓她不是直接帶走媒材，而是使用媒材來完成她自己的創作。初期個案仍會有順手將一小塊黏土裝進口袋的行為，而治療師為了減緩個案的行為，告知她這種行為常常讓別人覺得她在偷東西。但個案覺得理所當然，好像別人的物品也是她的。我邀請個案溝通並表達感受，說出她想帶走她創作的一小部分而不是偷拿，也邀請個案下次再帶回來，且不斷讓個案了解，她的作品在治療室中會有一個保存的空間，而個案每次回到教室都會確認，漸漸能感受到內心的創作是被保護的。

●●● 新奇的接觸 ●●●

第一次來到教室時，小芸選擇有香味且觸摸時帶有黏性的 3D 彩繪膠筆，她提到喜歡這個媒材是因為黏黏的，所以在後續治療中也常用到。小芸使用時，會非常用力要擠光，要求治療師一起在畫面上畫愛心，也會要求治療師發出聲音以及透過觸覺來感知創作的相對位置，用力把顏料從自己的方向朝治療師畫的愛心方向推進，而在畫面的顏料上

留下非常明顯的指甲刮痕。治療師感受到個案強烈的想要與人連結，創作中個案用手指刮出的線條不斷進入到治療師的創作裡面（圖二）。

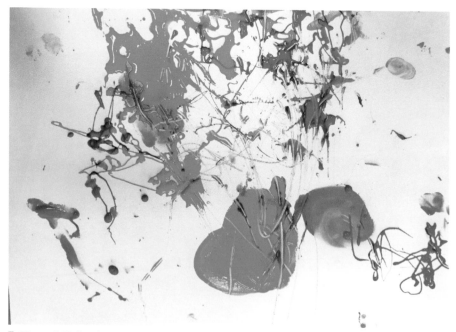

▌圖二　你跟我一起。

　　治療師在與個案一同創作時，以及被個案翻包包與要東西時，明顯的感受到自己的界限被侵入，而個案似乎沒有辦法區別自己與他人，如前面理論所述個案透過創作也呈現出自己融入在他人裡面。這樣的狀態讓我連結到人我之間的客體關係理論，其中心理學者馬勒（Mahler）對嬰幼兒心理發展的理論——自閉期、共生期及分離與個體化時期的討論[4]。小芸的心智狀態讓人感到比她實際就讀的四年級年齡還小，而在某些時刻似乎停留在 2 ～ 6 個月嬰兒的共生期（symbiosis）。處於共生期的基本特徵，是與母親的形象有著幻想式的全能融合，馬勒將此時期

呈現意象是嬰兒（自體）與母親（客體）兩圓交融，兩者（具有）在共有範圍的妄想：稱二元整體（dual unity）。

　　小芸可能受視覺障礙的干擾，使得她在自我感知發展上或某些情境下停留或退化在這樣的精神狀態中。在這共生的界限裡，小芸在治療中難以區分自己與治療師的界限，像是共生期無法區分客體：母親（投射於治療師）和他人，也沒有「自己」和「他人」的差異，所以當小芸拿取別人物品時沒有感覺是別人的，似乎她的內在無法區別別人的跟自己的，兩者都是交融一起的。

●●● 保護的手 ●●●

　　第二堂，個案選擇輕質土，說要做一個人。個案用一些塑膠零件與模型（各種身體部位，包含：手、腳、眼、鼻、耳朵等），放上眼鼻後，說要黏上很多隻手，甚至需要有城堡當作帽子，個案描述這樣才可以被保護，才不會被大野狼吃掉，後來要替這個人取名字，詢問治療師取名叫小玲還是小賀，後來請個案想想，她自己決定取名為小玲（見圖三）。

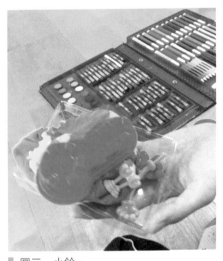
▌圖三　小鈴。

　　從創作中發現，這個黏土人的眼鼻及手腳，在創作中各部位呈現在不恰當的位置，其可能原因是否有認知發展遲緩的狀況，許多研究討論視覺障礙本身並不會形成智能障礙，但認知發展造成遲緩的主因：與環

境的互動太過貧乏，無法獲得豐富的知覺訊息刺激，導致其物體概念不易形成，某些認知概念的發展易受到影響，如：物體的恆常性、空間關係、距離概念、顏色概念、因果關係、保留概念等。

●●● 出現大野狼 ●●●

　　第三堂，小芸又要治療師協助捏黏土，說她做了一隻大野狼的嘴巴（圖四），說上周的小玲在睡覺，但很擔心大野狼吃掉小玲。治療師詢問：「會吃掉小玲的大野狼是壞人嗎？」孩子回答不是，但創作中不斷讓大野狼變大（加入了好幾種顏色黏土：紅、黃、粉、橘），但嘴巴沒有張開。然後說大野狼其實叫小賀（上周要治療師選的其中一個名字），後來又說其實大野狼也是小玲，接下來離開座位，環顧四周，似乎有些不安。治療師詢問：「怎麼了？」小芸表示想把大野狼關起來，後來在治療師協助下放入盒子裡，又將盒子再放入櫃子中關起來，不想看見大野狼。

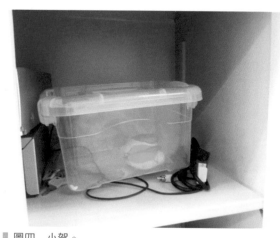

█ 圖四　小賀。

　　前兩次的治療中，個案明顯的呈現兩個極端不同的創作：一個是受保護的小玲，一個是小賀，他是會吃掉小玲的大野狼嘴巴（口腔形象及具有迫害性，需要被隔離），但個案同時又無法區別兩者（小玲與小賀），似乎需要將內在好與壞的特質分裂成兩個。透過個案的創作感受

到分裂（splitting）和投射（projection）與內攝（introjection）（圖五A），根據客體關係理論中[5]，分裂是主動的，將自體與重要他者的矛盾經驗分開來，萌芽於共生期－嬰兒的餵食經驗，是其最早感受到母親（照顧者）存在的經驗，開啟了與母親的客體關係。

　　克萊恩的客體關係理論中提到（偏執－類分裂心理位置，paranoid-schizoid position）：意思是當客體－乳房（母親或治療師）滿足嬰兒（個案）時，它是被愛且被感覺為「好的」；當乳房沒有滿足他時，它是挫折的來源，可能會被怨恨而且被感覺到是「壞的」，反覆發生的滿足與挫折經驗，強烈地刺激著嬰兒口腔原慾以及破壞乳房的衝動（個案的創作以大野狼用嘴巴形式出現），同時在破壞歷程中也升高了被迫害焦慮。嬰兒將愛意與恨意投射到母親（或乳房），而形成好乳房與壞乳房之間的強烈對比，將內心裡的自體－他體狀態，全好及全壞分裂開來[6]（圖五A）。

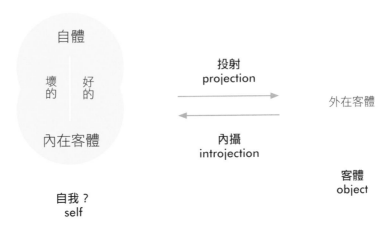

▌圖五A　客體關係的狀態：個體處於於偏執－類分裂心理位置時，自體與內在客體之間無法分離，當自體中愛的滿足與破壞衝動的感受投射到客體上，而形塑了好與壞的內在客體，此時期尚未形成完整的自我概念。

就像小芸的創作「小玲與小賀」呈現了「好」和「壞」的客體，壞的客體（大野狼小賀）會盡可能被完全否定與隔離，好的客體（小玲有很多手腳及帽子，具有保護能力）則會被理想化和誇大，但透過創作加以具象化後，重新再被小芸自己經驗到（內攝），最後在小芸天真與直覺的無意識回應中，也反映出小玲與小賀是同一個（客體），都來自她內在感受的投射。

●●● 都沒人幫我 ●●●

第四堂，小芸主動要求調整電扇方向，她希望自己動手試試，不希望被幫忙，但電扇被她不小心推倒下時，治療師協助扶起，但小芸情緒很激動，難過到哭著大叫：「你怎麼不幫我？」治療師回應其實自己一直在她背後，因為她提出要自己嘗試的要求，所以讓她試試，而且倒下後有協助她扶起。小芸又說：「你沒有馬上。」治療師繼續回應小芸的情緒：「妳希望老師馬上可以在你旁邊，沒有馬上會很難過，是不是常常覺得沒有人協助妳？」小芸點頭回答：「是，爸爸總是幫著哥哥，沒有幫我。」治療師回應：「小芸一定感到自己一個人……沒有人理妳，所以覺得孤單難過。」我陪著小芸，她哭了一會兒後情緒緩和。小芸在有需求的時候，期望治療師立即的協助。

好幾次小芸都要求將當天的媒材全部帶走，讓治療師感到有種被掠奪吸乾的感受，需要不斷提醒治療的界限。有次小芸發現媒材中有一袋小鈴鐺，她搖一搖，說她想要整包帶走，治療師與小芸溝通，鈴鐺可以用來創作，若想帶走，可以送她一個，但她非常堅持要全部，接著生氣地將手邊的媒材亂丟，朝治療師丟。治療師感受到孩子的怒氣，詢問孩子為何感到生氣。小芸說：「因為你不給我全部。」（然後一邊丟媒

材一邊哭）治療師回應：「小芸很想要全部，老師不給妳全部，所以生氣老師，覺得老師很壞對嗎？」小芸說：「對，」治療師告訴她：「妳可以生氣，但要小心不要傷害到自己跟別人喔。」允許孩子發洩後，我邀請她：「妳常常覺得生氣嗎？」小芸大聲說：「我常生氣我爸爸。」治療師問：「小芸生氣老師不給妳全部，就像生氣爸爸沒有給妳全部，是不是覺得爸爸總是比較照顧哥哥，所以妳很難過是嗎？（小芸點頭）沒關係，你可以生氣也可以難過一下。」小芸哭完後，治療快下課時的提醒時間，小芸說她想要上更久，永遠不要離開。

　　小芸理想化治療師為一位完美的客體來滿足她所有貪婪的願望，也包含對治療師的渴望：期望治療師的給予是無限制的（想把喜歡的媒材全部帶走）、立即的（需要幫助時馬上要出現）、長久不輟的滿足（下課時想永遠留在治療中），產生一種完美而永不枯竭的乳房（客體）的感覺，這個全能幻想是：控制客體來永遠滿足她[7]。在治療歷程中，小芸反覆出現對治療師好與壞的投射，而在過程中對治療師無法滿足她需求的失望，需要治療師對個案的穩定回應，讓個案可以在投射出壞的情緒感受時能夠被涵容與消化。

　　此階段在治療關係中，好與壞的客體呈現出來後，小芸表達出的攻擊行為，明顯是對治療師的移情反應：小芸聯想到自己對治療師的生氣，就像她在生氣她的爸爸沒有給她全部的愛，此時期潛意識幻想中將壞感受逐出、投射到客體，為了保護好的部份，是嬰兒（個案）保護自體完整的方式，對部分自我的負面情緒（無法處理的挫折），大部分轉向母／父親（治療師），如同小芸創作出的大野狼小賀，而協助孩子經驗到自己情緒的好與壞都能被涵容，才有機會讓個案內攝這些經驗，從中漸漸發展出完整自我感（見圖五 B）。

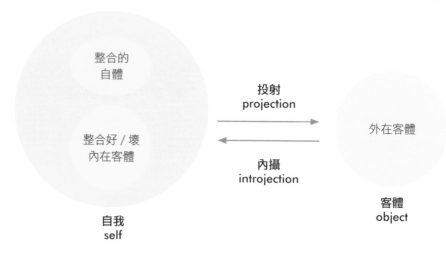

整合的
自體

投射
projection

外在客體

整合好 / 壞
內在客體

內攝
introjection

客體
object

自我
self

▌圖五 B　若外在的客體可以協助個體在投射經驗時，能夠涵容與消化自體的感受，經歷憂鬱心理位置產生與客體的修復，讓好與壞的內在客體可以被整合時，個體也意識到客體與自體的分離，而漸漸形成自我感（根據人我之間客體關係理論模擬繪製）。

● ● ● 分離的不捨 ● ● ●

　　第七、八堂這兩堂課，要準備暑假休息 2 個月，個案出現對分離的失落感，不斷在創作中反覆出現撕開與黏合。原本拿紙要當考卷考治療師，後來將大紙撕成兩半，一張給自己，一張給治療師，小芸接著將整罐膠狀顏料擠在紙上，再用手抹開，然後利用膠狀顏料的黏性將撕開的紙黏上空盒子、色紙及小紙團黏在一起，稱它為小文，接著將培樂多黏土黏在紙上壓平，稱它為小紅。治療師回應：「看見小芸把東西撕開又黏在一起，小芸是不是也會想到暑假要跟治療師分開，會有些難過、捨不得，但下學期還會再一起上課。」小芸點頭，最後將治療師及她的兩張撕開的紙也塗上膠，然後黏在一起（圖六）。

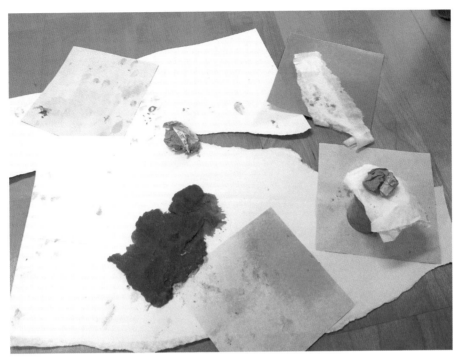

▌圖六　小文和小紅。

　　放暑假前的最後一堂課，小芸與治療師分享，想要帶走治療室的媒材鈴鐺，因為要放暑假希望能帶著鈴鐺陪她，當她想念治療師時可以搖鈴鐺，等下學期再將鈴鐺再帶回來上課。治療師陪她一起把小鈴鐺創作成小鍊子。小芸在面對暑假與治療師分離的歷程前，開始在創作的遊戲中出現將紙張一分為二的過程（呈現出自體與客體的分離），但也反覆將分開的二再重新黏接變回一的歷程，裡面包含著期望分離後能再重新連結，而分離前小芸帶走的小鈴鐺作成的小鍊子，似乎象徵了與治療師的連結，也像是客體的替代品，當分離感到失落時可用的安撫物。

●●● 新的重逢 ●●●

　　第九堂，是新學期的一堂，小芸帶回了鈴鐺，也問起她先前的創作還在嗎？治療師協助她把作品從櫃子取出。小芸開始用黏土做了三顆湯圓，用彩色玻璃貼紙包在裡面，提到包起來才不會被大野狼發現。治療師指出先前個案創作的「小賀」＝「大野狼」還在箱子裡，她一開始不願意碰，但經過提醒，現在是放在箱子裡，才敢碰，但她用玻璃貼紙將裝小賀的蓋子封起來，後來選了一張是粉色愛心貼紙貼在一旁，並做了其他湯圓黏在盒子上方，說是要給小賀的；第十堂還將當天所有的陶土及輕黏土，全都作成雞腿要給小賀。治療師詢問小賀的心情，小芸說：「他很開心。」最後還將之前包在作品裡的湯圓全都拿出來送給小賀。治療師回應：「妳把所有的食物都給小賀了耶！」小芸微笑著說：「對呀！全部都給小賀。」（圖七）

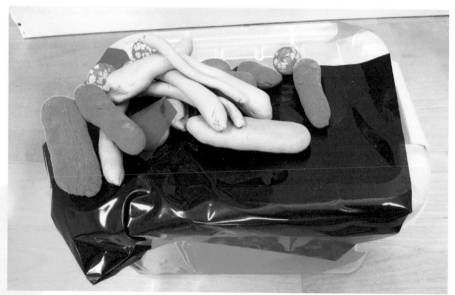

▌圖七　把愛心、湯圓跟雞腿送給小賀。

◦◦ 整合好與壞 ◦◦

　　第十一堂，小芸又找出裝小賀的箱子，說要把它打開，一一的將上方作的雞腿拿下，然後撕開彩色黏貼紙，說要把小玲放出來。治療師詢問是小玲還是小賀？小芸說：「說錯了，是小賀……其實也是小玲。」個案不斷經驗到即使每堂課結束後分離，下周仍可以穩定再次見到治療師，在長時間的暑假分離過後，能夠透過鈴鐺，保留治療師的存在感，並再次回到穩定的關係中，當個案一再經歷到與客體分離之後，仍然能靠近並重新體驗到好的關係，也透過創作與遊戲的過程感受到滿足，即使有失落挫折令她感到生氣與破壞攻擊時，也能表達出來而被治療師接納，這些都促進了信任的治療關係，減緩迫害焦慮感。當焦慮減弱時，分裂成好與壞的運作機制比較不活躍，才有機會整合。

　　整合對同一客體之「愛的感覺」與「破壞衝動」的矛盾感，漸漸經驗到好與壞的客體（治療師）是同一個。接著，小芸開始願意接觸自己投射認同的外在壞客體——大野狼小賀，從需要迴避到可以真實的接觸，漸漸願意照顧這個內在投射出的迫害焦慮（小賀），願意給愛心，反覆去創作出喜歡的食物（好吃的湯圓跟雞腿）給小賀。透過藝術治療中的治療關係及創作過程滿足了內心的渴望，小芸慢慢建構出內在好的自體，漸漸有能力來解除迫害焦慮的感受。

◦◦ 同理的心 ◦◦

　　第二十五至二十六堂課，治療期經歷過了寒假，剛好治療師遇到事故腳受傷，無法滿足小芸的要求，陪她蹲著遊戲時，小芸會有情緒說：「你很奇怪耶！為什麼不一起玩？」（雖然不開心，但不像之前會憤怒

到丟東西。)但當治療師說出無法配合她是因為膝蓋受傷在痛沒辦法蹲下，小芸態度馬上變得緩和（有些愧疚感）並表達關心的詢問：「那下星期上課會好嗎？希望老師趕快好起來。」當治療師回應：「不能陪妳蹲著玩，妳有點失望，對嗎？今天受傷沒辦法蹲著玩，對不起喔。」小芸回答說：「妳也不是故意的阿！沒關係。」接下來轉換模式，變成跟治療師站著一起玩丟球，請治療師發出聲音，她朝治療師的方向丟球，力道是輕的且露出微笑的丟，最後還協助治療師一同收拾。

●●● 美好的說再見 ●●●

第二十七至二十八堂課，結案前，個案邀請治療師一同創作卡片留給彼此，當作是給對方的心意（圖八）。小芸問治療師會記得她嗎？治療師也回應會記得跟她一起上課的事。個案還帶來 mp3 音樂，並邀請治療師跟她一起唱兒歌跳舞，留下美好回憶。後續班導師也分享，個案

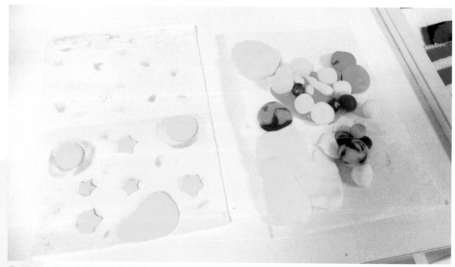

▌圖八　紀念卡片：右為個案創作，左為與治療師配合的個案引導創作。

強佔他人物品或偷竊行為都有改善，而且她的情緒穩定度也提升許多。或許經歷三個學期似乎很長，但其實對孩子發展穩定的自我，且能獨立的表現自己，還有許多進步的空間，計畫結束也轉回請心理師協助。

後期當治療師無法滿足小芸需求時，小芸感覺到自己憤怒的語言攻擊影響到客體（治療師）時，會升起憂鬱與罪惡感，表示小芸可能進入憂鬱心理位置（depressive position）和修復（reparation）期。克萊恩的理論中憂鬱心理位置是自我整合的開始，此時自體對客體之愛超越了破壞性的衝動，會出現憂鬱、焦慮與罪惡感，想要修復遭受被她攻擊傷害的所愛客體，且嘗試在自體中重建一個好的、安全的內在客體。在治療過程中，小芸漸漸將內在衝突的感覺整合起來，任何一個這樣的整合步驟，只有在穩定的客體關係中才有可能發生，此時小芸接納對客體（治療師）的好與壞的感受，而形成較為整合的自體，且能與客體穩定分離，確實在外顯行為上也較穩定，內在也慢慢建立起穩定的自我感（參見圖五 B），治療是一段耐心陪伴的歷程，透過反覆接納個案投射，治療師像鏡子般消化個案的投射後穩定的回應給個案，讓個案能覺知及接受自己的情緒，而內攝這些養分，漸漸在內在形塑出穩定及整合的自我。

●●● 視障生工作常見的倫理議題──身體接觸的界線 ●●●

大部分有視障的個案，需要有人協助定向走路。治療師若進駐學校系統中，沒有照顧者帶個案來治療室，有些有微視力的個案，或具定向能力且熟悉學校環境的個案，帶領幾次後，個案即可自行前往。若面對全盲個案且定向能力不佳者，則需要治療師每次到班上帶個案走到治療室，大多時候個案會將手搭在治療師手上，常常遇到視障的個案缺乏

身體界限。可能的原因是他們從小且平時都需要透過肢體接觸才能行動，所以與他人之間身體界限的認知與一般人不同，也可能同上述分享的案例小芸一般。

許多視障生，如果像小芸的心智狀態，容易退化回早期的共生期，與母親的形象有著幻想式的融合，則無法區別自己與他人的界限，其中也包含依附議題，比如：跟母親或照顧者從小就分離，或是有創傷經驗引發退化反應等，造成強烈渴求有依附的對象，像小嬰兒般渴望觸覺上的接觸感。像是個案在跟治療師碰面時將手跟身體貼住治療師，或是抱住治療師，也可能治療中感到難過情緒時想躺在治療師大腿上，或是因為視障的個案會透過嗅覺來經驗與人的關係，有時候會發生將身體靠得非常近的聞治療師的味道。在這些情境下，即使治療師跟個案說明身體的界限，他們也難以理解。

一、個案除了在治療中會出現肢體接觸的行為，同樣的，在生活中也會對其他人出現類似行為，所以在治療中也需要跟學校的老師們確認個案平時的反應。當然，個案本身外在可能在轉介前就存在這些議題，例如，一見到非常喜歡的老師或同儕，就有親密的身體接觸，而這些接觸可能對他人造成困擾，但這些個案在認知上較難以視覺看見別人的表情來理解他人的感受，加上肢體接觸是視障者日常必須的經驗，而個案在幼稚園或小學低年級這樣的行為是被接受，但當年紀漸長到高年級時卻被制止，個案也會難以理解，即使老師們在生活教育上提到需要保護自己的身體，避免被他人侵犯，但依照視障個案的心智發展狀況可能也困難理解。

二、若青春期個案與異性互動時若缺乏身體界線，容易引發異性的誤解或甚至誘發雙方生理上的衝動反應而造成性議題的產生。那該如何因應？當遇到個案有身體接觸的議題時，建議與學校熟悉個

案的老師會談，確認個案與他人互動時的身體界線，而所有與其接觸的校方人員需要回應被接觸時的感受，並反覆提醒身體界線的重要性；而治療師則需釐清個案喜歡身體接觸的原因與需求，在治療中協助個案處理心理上的議題，減緩情緒行動化到身體的動作上，並協助找出其他替代的行為模式。

●●● 看不見的眼・看得見的全人 ●●●

我在閱讀治療書籍時，印象最深刻的字句是「seeing the whole person」，這不是「看見全人」幾個字這麼簡單，如何真實的看見？這其中包含著很深刻的意涵，在治療中治療師如何時時提醒自己，個案在治療的每一個片刻都呈現的是她身為人的每一個重要片斷，而治療師就像在協助個案找到自己的各個片段並拼出自己的拼圖一般，而治療師如何在治療中不評斷，不只是口語上不批評，也包涵內心的接納，如實像「鏡子」一般的回應，在治療中呈現的也不過是個案的一小部分，如何帶著好奇的心去看、去聽、去感受。個案在治療中在生活上可能都呈現出不同樣貌，在各種情境下又是什麼樣子？

記得進駐初期，還未與學校系統有充足的交流時，有位中度視障的個案在紙上揉捏撕碎還踩踏黏土創作後，詢問是否可以拿著自己創作內容去跟她很親近的老師分享，治療師陪伴個案去找老師，但是老師看到作品還未聽個案分享就開始給予鼓勵與稱讚：「你做的好棒喔！」雖然這樣的正向鼓勵在教育系統常見，但個案當場愣住，「喔！這看起來很棒是嗎？」轉身離開後，她跟治療師說：「……這是我破碎的心……。」後續在治療歷程中處理個案情緒，也同時跟老師們溝通；另外，作品是否可以帶出治療室也是可以討論的議題。學習到當治療師新進入一個

工作場域，若能跟場域裡的相關人士簡介與說明藝術治療，也讓場域裡的人更能支持與搭配藝療歷程來協助個案的心理健康。

　　藝術治療的重點不在於談論創作的好壞或美醜，當個案透過創作來表達內心感受時，可能有各種不同的情境。許多作品呈現了個案心裡的傷，像這位個案的作品呈現「破碎的心」，是在表達她的苦痛與難過，此刻希望得到的回應不是鼓勵與稱讚，也不是作品的詮釋，而是治療師願意嘗試去看見個案的全部，指的是讓創作歷程中個案的感受能被如實看見，個案心裡感受到的世界能夠被聆聽與了解。

註　解

1. DiGiulio, Deanna. (2017). *The Use of Art Therapy with the Blind to Impact a Sense of Capability*. Undergraduate Honors College Theses.

2. Anzieu, D. (1995). The notion of a Skin-ego, Chapter 3, in Segal, N (Trans.) *The Skin-Ego*. Karnac Books.

3. 美國藝術治療協會給視覺障礙兒童及成人的計畫網頁 Art Therapy Program for Children and Adults with Visual Impairments. http://www.artbeyondsight.org/handbook/az-art-therapy-program.shtml#materials

4. Hamilton, N. G.（2013）。**人我之間—客體關係理論與實務**（楊添圍、周仁宇 譯）。心靈工坊。

5. 同註 4。

6. Klein, M.（2005）。**嫉羨和感恩**（呂煦宗、劉慧卿 譯）。心靈工坊。

7. 同前註。

在一方天地之間探索與認識自我

個人工作室　藝術治療師、督導

蔡汝芳

●●● 踏入藝術治療的起步 ●●●

　　一個在理想和現實間拉扯、對未來生涯感到徬徨的大四女生，走進大學諮商中心的那一刻，開啟了我在臺灣校園從事藝術治療的旅程。我首次接觸大學生個案是在美國的社福機構，那是一位主動尋求協助處理情感議題的帥氣男大生。雖然面臨的困境不同，卻讓我回想起自己當年在大學生涯中相似的徬徨。

　　回溯當初所面對的衝擊，離開了單純的高中，進入價值多元的大學校園，各式各樣甚或完全牴觸的價值標準，也曾讓我產生迷惘與懷疑，

蔡汶芳

學歷
- 美國喬治華盛頓大學
藝術治療碩士
- 國立臺北藝術大學
美術學系藝術學士

現職
- 個人工作室藝術治療師、
督導

經歷
- 國立臺北藝術大學
諮商中心兼任藝術治療師
- 臺北市立大學藝術治療學程
兼任助理教授級技術教師
- 美國 MuseWorks 藝術治療
師、督導

證照
- 美國藝術治療證照委員會註
冊暨認證藝術治療師（ATR-
BC 03-153）
- 台灣藝術治療學會專業認證
藝術治療師
（TRAT 2012-011）
- 台灣藝術治療學會專業認證
藝術治療督導
（TRATS 2016-004）

尤其我所就讀的是一所遭後現代思潮席捲的藝術大學。這是美嗎？這也算藝術嗎？太多不同的聲音闡述不同的價值，如同進入一個瞬息萬變的萬花筒，讓多年美術訓練所建立的寫實主義價值瞬間瓦解。

幸好當時大一水彩老師鄧獻誌鼓勵，他強調先不必擔心對錯的持續創作：「妳**就畫嘛**！畫就對了。」每個星期二晚上，我帶著過去一週的作品去見老師，老師與我天南地北的聊天，聊的常不是作品本身，卻讓我在嘗試自動性技法的創作歷程中，逐漸找到自我定位。這段可貴的過程讓我體會到藝術創作可以是重新認識自己的歷程，埋下我進入藝術治療領域的種子。

●●● 經驗中的大學校園藝術治療工作 ●●●

臺灣的大學校園藝術治療，始於 1989 年藝術治療師陸雅青返國後，在國立臺灣師範大學的健康中心接案以及帶領藝術治療團體。《心理師法》頒訂後，多數大專院校開始要求輔導人員需有諮商心理師的證照。

回到母校諮商中心服務是個意外，並非我原本的安排。回臺灣工作後，在清華大學諮商中心承辦教育部針對北區大學諮商中心

輔導人員辦理的「身心靈能量整合：助人專業者自我照顧研討會」，當時北藝大諮商中心的楊惠如主任在參與我的「藝術創作——呵護心靈的旅程」工作坊後，熱情地邀請我加入團隊，就這樣持續工作到現在。

大專院校在現行《學生輔導法》1 比 1,200（只有學生、教職員工不計入）人力配置的比例架構下運作心理衛生工作。本校校園心理安全網服務的對象除了在籍的學生外，也包含校園中的教職員。專任諮商心理師和社工有各自主責的系所，要負責個案管理和性別平等、生涯與就業輔導、（多數學校沒有的）校友追蹤和雇主滿意度調查等計畫的行政業務，以及規劃和辦理心理衛生推廣和生涯與就業輔導等活動，工作內容堪稱繁瑣。

因此，直接個案服務主要仰賴兼任的人力，多數是諮商心理師，而藝術治療師在這個工作環境中讓服務更多元。諮商中心的工作內容中，兼職和全職心理師訓練時的督導也是重要工作。我也曾擔任全職實習生的藝術治療個別督導，以及實習生個案研討的團體督導。

本校諮商中心辦理的活動相當多樣化，作為藝術治療師，我協助過不同形式的單次性或連續性活動。有開放給全校學生的「美國創造性藝術治療」的留學講座，以及兩天一夜的「關係藝術」營隊，針對藝術服務隊「運用藝術服務」的講座，以及諮商中心的會心志工「藝術——療癒的開始」等工作坊。

比較特別的有：諮商中心協辦、衛生保健組主辦的「愛滋防治系列」的工作坊，讓學生透過創作表達對於愛滋病的相關感受；還帶領諮商中心會心志工實際服務，在出隊去感染者收容中心服務的前、中、後進行支持性工作坊，為分組出隊前的蘊釀和準備、出隊時的問題解決與協助，以及出隊後經驗的反思和統整。

本校個案輔導的運作，有透過開學之初的新生普篩找出來的高風險

個案、學生主動預約，或是系上教師轉介等三種主要來源。通常，實習心理師會負責初談，接著等待排案後開始接受心理輔導和諮商。諮商中心會依照個案的心理狀態，運用紅、黃、綠燈進行分級。

列為紅燈的是高危險族群，像是有嚴重心理疾病和自我傷害的個案，這類個案需要緊急處理；黃燈者通常是有自我傷害意念和危險可能的個案，綠燈則是相對穩定的個案群。諮商中心會以此作為排案優先順序，安排派案給適合的老師，並考量諮商的次數。學校也有合作駐點的精神科醫師，以便能更好的服務身心症狀不良和患有各類型心理疾病的學生，並與醫院端銜接後續用藥。

接案 10 多年的光景，我經歷了從長期到短期焦點的工作模式。2009 年初剛開始工作的時候，中心沒有限制輔導次數，只要個案有需求都可以持續工作，我曾和一位女大學生整整工作了 3 年半，也和另一位女研究生連續工作 6 個學期。雖然長期工作的效果較好，但相對地能夠服務的案量人次就比較少。

由於校園心理衛生推廣有成，逐漸去標籤化，年輕學子越來越瞭解心理健康的重要性，尋求專業協助的觀念逐漸開放，案量因而逐年增加，我所服務的自願性個案比例也較以前多。

為了可以服務更多的學生，個案諮商次數從以學年為單位改為學期為單位。而後又調整為每人每學期限制是 8 次，現在（綠燈個案）已再下修為 6 次。甚至還有到了期末結案的空檔，排進單次或是 2 到 3 次的個案。當然，依照個案心理狀態進展的狀況，必要時還是可以彈性的延長時數。

對於教職員心理協助次數的限制，我經手的療程有從一學年到一學期，現在則是每學期 3 次。主要是因為相對於學生，教職員有更穩定的經濟來源，更多機會能尋求校外資源，加上實際上服務人次比例較低，

因此，本文會聚焦在校園中的學生。

　　一般而言，學期初的案量需求較低，一開學就已經預約的人數相對較少。隨著學期進程，案量會增加。期初會銜接上學期的舊案，或是消化上學期末無法派案的待排個案，也會有機會約某些上學期結案的同學，確認他們在假期後的狀態仍然穩定。隨著課業壓力與人際互動增加，通常接近期中時需求開始驟增，另一波高峰，則越靠近期末越明顯。

　　由於每學期都可以重新預約，有些舊案會再次開案，但隨著每學期結束也一定會先結案。有時候當舊個案對原來的心理師有很好的信任感，想再預約同一位心理師，卻可能因為心理師已經滿案，或是課表與時間無法配合。有時原接案者是實習心理師，隨著實習結束離開而必須更換新的輔導人員。我曾有幾位舊案在上述原因轉換其他諮商心理師晤談後，又重新回來接受我的藝術治療。

　　因為藝術治療與口語諮商的方式不同，有些個案會主動尋求藝術治療服務，也有個案比較習慣口語溝通。我曾遇過個案說：「我知道這樣好像有點任性，不過我不太想繼續藝術治療，可以像之前（口語諮商）那樣聊聊就好嗎？」對於個案想要的治療取向，諮商中心予以尊重，轉換心理師前會先評估適切性，先結案，再轉給其他心理師。

　　藝術治療絕對不只適用於美術、新媒體、動畫或劇場設計系等有視覺藝術相關科系訓練背景的學生，因為創作技巧並不是先備條件。有時候，相關科系學生會因為對於媒材特性和創作歷程的熟悉，能更快速地投入創作表達，但有時候反而可能會受限於對作品美感、均衡的完美追尋，而無法放下完善技巧和完整呈現的制約，更無法不加修飾地去反映內在的經驗和感受。因此，他們需要放下技巧的規範，才能透過作品展現真實的內在狀態。

　　本校有別於一般的綜合大學，形塑了風格獨具，以藝術為主的專業

學習環境。我服務過的個案們來自不同的系所，他們不見得都擁有視覺藝術訓練，但由於校園中的藝術氛圍，以及藝術人的特質，個案們對於藝術表達形態的切換和轉換，通常只要在對創作媒材熟悉後，便能以視覺語彙呈現，表達自己的經驗、感受和想法。

不同的大學校園和學術領域，學生的屬性都不一樣，思考事情與解決問題的方式也不盡相同。已故的藝術治療師呂素貞曾在幾所大學的諮商中心服務，在過去的交流中，她曾分享她留意到不同校園文化，像是學習藝術和理工學生思考模式的差異。這與我自己在個人工作室與不同學校、系所的學生進行個別藝術治療時，或是在各大專院校帶領藝術治療工作坊的觀察不謀而合。

即便是同一所學校的學生，不同專業也會有差別，像是戲劇、舞蹈、音樂和動畫等系所強調合作，而美術系學生有更多獨立製作的經驗。這對於個體在群體中發展歸屬感，會形成不一樣的需求。因此，不能忽略每一位前來接受藝術治療學生的性格、能力、成長背景和經歷的差異。藝術治療師應理解個案的獨特性，並依據個案特質來擬定治療的處遇計畫。

當然，離開單純高中進入價值多元的大學校園所面對的各式衝擊，校園中大學或研究所階段的學生，他們的社會心理特質會有些共通面，像是受到家庭、父母、師長、社會期許的影響，以及自我認同產生的價值衝突。

藝術治療師在校園中所扮演的角色，並不僅是協助個案釐清各種不同價值標準的意義，更是讓他們理解如何透過不同的經驗獲得心智的提升。讓他們體認，重要的不是追隨主流價值的風潮與標準，而是認識並發揮自己的特長，有勇氣跨越障礙進而建立自信。大學校園藝術治療所重視的，其實是自我認識與生命經驗統整的過程，讓每個個體可以活出

更多的可能性。

●●● 大學和研究生的社會心理發展與特質 ●●●

　　大學校園中藝術治療服務的年齡層跨越不同人生階段。依據 Erik Erikson（1968）[1] 社會心理發展理論的界定，大學生處於「青年期」的晚期階段，同時，大學生和研究生跨越到 19 到 40 歲的「成年早期」，也有已經出社會工作一段時間後重返校園進修的學生，通常是碩士班或博士班生，是處於 40 到 65 歲間的「成年期」階段。

　　在這幾個時期中，Erikson 認為青年期的主要任務是形成自我認同，否則將無法統整關於自我的多個面向形成一致的整體，而有角色混淆的狀況。成年早期的主要發展是和他人，像是朋友和伴侶，建立密切的關係；如果無法形成親密關係，就會產生疏離和孤獨感。而成年期的主要發展危機則是在於是否能發展出對他人的關懷，不論是照顧家人、下一代或是社會需求的生產力與活力，否則會變得頹廢停滯。

　　美國心理學家 Jeffrey Arnett（2000）[2] 提出「成年初顯期」（emerging adulthood）的發展階段概念，這個大約介於 18 到 25 歲的階段更鮮明地描繪出大學校園學子的特質。Arnett 發現由於社會的變遷，工作門檻提高，人們需要更高的學歷獲得知識、就業機會或高報酬，於是普遍延長在校園進修的時間，延後了成家立業的時間。他們的年齡雖然已達成人期，卻還沒有擔負起成人的責任和義務，往往仍然在探索各種可能的人生方向。

　　這段時光可能充滿希望和夢想，也可能經歷迷惘與不確定。相較於父母和祖父母輩，他們面臨更多可能性，而使他們無法預知探索會引領自己走向何方。因此，即便離家，他們仍會延遲做出長遠而深具影響的

決定，包括：結束學業、結婚、生子、經濟獨立等幾個成人期的特定轉變。美國流行歌手 Brittney Spears 那首「我不是女孩，也還不是女人」（I am not a girl, not yet a women）的歌曲，歌詞中描述「我」還不夠成熟，就像是夾在中間般的左右為難，所需要的是時間，正好反應出這個發展階段處於尷尬的過渡時期之特點與困境。

Arnett（2004）[3] 提出成年初顯期有以下 5 個主要特點：

一、自我認同探索（identity exploration）

在尚未進入成人生活前，年輕人會在不同領域中探索人生方向的各種可能，尤其是職業和愛情。自我探索的過程能更深刻地認識自己的能力與興趣，以及釐清自我認同的問題。

二、不穩定性（instability）

面對生活中不斷變化的選擇，計劃可能趕不上變化。年輕人常有強烈且不穩定的情感，伴隨著嘗試與探索而來的變動。像是發現不喜歡大學的主修，於是透過轉系或轉學考，或在考研究所時轉換跑道，也可能經歷職涯轉換和待業期間延長的不穩定。

三、自我關注（self-focused）

年輕人透過高度關注自己的想法和感受，對自己以及人生方向有更清楚的了解。即使有父母、朋友、師長或崇拜對象的建議，也需要釐清和確認自己的想法，獨立做出決定，為投入成人生活做準備。

四、過渡性（feeling in-between, in transition）

介於受限制的青少年時期和負擔責任的成年期之間的過渡階段，年輕人開始逐漸自己做決定、承擔更多責任以及實現經濟獨立。這個轉型

期充滿了角色模糊的混淆，以及漸進地邁向成年角色。

五、可能性（possibility）

　　年輕人常對未來充滿憧憬與夢想，這些美好的期待在尚未遭遇現實環境的考驗前，充滿許多可能。但進入成年期前可能陸續經歷不如預期的事件，像是令人沮喪的打工經驗、失戀，而覺得生活不如己意。

　　以上這些特點，呼應了大學諮商中心個案們面臨的主要議題和挑戰，以及他們所需要發展的能力。通常個案可能帶著某個特定困難來到諮商中心，像是失眠、缺乏動力、情感議題和情緒起伏過大等，或者是綜合性的困難，像是同時面臨專業瓶頸，以及人際、家庭和親密關係的衝突。因為時間的關係，需要先選擇聚焦在什麼議題上，但有時也會隨著療程而改變。幾個常見的工作目標，包括：促進自我和性別認同的形成、人際和親密關係的發展、未來職業生涯的選擇，以及壓力的調適等，進而協助他們發展出適切選擇的能力。

　　由於大學校園的價值體系趨向多元，不同的價值觀代表不同的要求或期許，年輕學子們受他人影響，或是社會期望或規範，而內化形成的自我價值觀。如果只關注別人怎麼想，對於他人肯定的需求高，被動地把個人價值交由他人來決定，可能與自我的專業認同不足有關，因而受到制約或限制。但完全不在乎別人怎麼想，也會錯過與人連結和需要的意見。因此，如何找到平衡以及促進自我認同和統整愈趨重要。藝術治療師可以協助他們面對自我認同的危機，透過內省、學習和經驗的累積，來找尋人生的方向，練習調整。

　　性別認同是成人初顯期另一個重要的發展任務。學生離開高中校園後，性傾向和性別認同多數在這個時期更明確。本校校園對於多元性

別族群，像是同性戀和雙性戀的接納程度，比起家庭與其他學校更高，但對於跨性別的了解相對地少。在我的經驗中，光是以自己的性別認同做自己就需要極大的勇氣。有時候案主為了爭取情感自主，但因為與宗教教義和觀念差異而充滿矛盾和罪惡感，或是對信仰漸行漸遠。有時候和社會價值觀的落差，而以家庭關係的斷裂為代價。

建立人際支持系統和發展人際關係，也是這個階段重要的任務。不論是同學、同伴或是情侶的關係，溝通表達能力的發展都是必要的。因為，建立和維持緊密且有意義的人際關係，特別是在親密關係的發展上，當感情或關係出現爭執和裂痕時，案主可能不斷地把錯誤歸咎到自己身上，或是接納伴侶對自己的批評責備，而感到自我厭惡，甚至自我傷害，或是感到困惑和矛盾，努力尋找自己存在與被愛的價值。

這階段也可能探索自己與原生家庭的關係，因為這是最初始人際學習的環境，特別是在父母角色的功能不彰，有家人罹患身心疾病或重大疾病，需要協助照護，以及家庭關係的角色與界線模糊不清，甚至經驗父母離異、家暴等創傷事件等。獨立自主是成人初顯期重要的發展任務，但親子關係的衝突所造成的疏離，可能加速離家獨立，也可能因為需要經濟支持而感到矛盾、拉扯。

對於未來職業和生涯的探索也相當重要。我有幾位個案，因為不知道自己到底要進入什麼行業，持續地從大學唸到研究所，透過繼續當學生來延遲職涯選擇，專研在自己熟悉卻並非想要投入的學門，更感到焦慮、不知所措和前途茫然。在職涯探索的過程中，除了尋找自己的興趣和熱情，以及自我價值的確立，也需要透過行動，讓心中懷抱的夢想能找到理想和現實之間的平衡。

在這個發展階段中，由於心理層面的影響和轉變是複雜且全面的，而自我認識和探索的過程也不可避免地會經歷衝突、不安、挫折和

失敗。年輕學子面對壓力，無法發揮應變和處理能力的原因，常常與缺乏人際支持系統、追求完美主義和固執的性格相關。因此，復原力（resiliency）和自我調適能力的發展也相當重要，才能夠鍛鍊出堅韌面對挑戰、壓力等逆境的能力。

●● 大學校園藝術治療的實務 ●●

大學校園中，藝術治療這個心理工作的過程，是**運用藝術媒材和透過創作歷程**，激發個人的觀察力和創造力，藉由藝術創作和創作後的反思討論，促進新的觀點、態度和信念的形成，並透過行動的實踐、改變和調適，進而將他們帶往更健康與整合的生命境界。

所以，當個案提出為什麼需要藝術創作的疑問時，我會回應：因為創作表達可以幫助我們注意到原本忽略的面向，或是讓本來模糊不清的感受和想法變得更具體。而對於那些說自己從小就會畫圖，沒有先想好、先打好草稿就無法下筆的個案，我也會透過創作形式的改變來促進他們經驗不同的可能，邀請他們捏製輕質土，或是給予其他媒材來體驗。

對於那些擔心自己作品無法完全反應自己想法的個案，我和他們分享，就算畫出來的作品和想法不一樣，在創作過程中也有機會更清晰且有意識地注意到自己想要的，例如，畫了一條線才發現太短或太粗了。這不僅更貼近自己的感覺，也能注意到面臨的狀況。像是線條太短要修改和改變是容易的，而線條太粗就需要結合不同方式，如使用其他材料覆蓋修改，或是局部貼上白紙。這時候可能的選項會被限縮，但還是可以依據什麼是自己在意的來選擇。曾經有好幾位個案表示，創作出來的圖像以及腦海中的意象，讓他們的思考更聚焦、具體和有感覺，視覺的畫面也幫助他們更清楚的意識到調整改變的方式。

藝術創作本質是嘗試與冒險的形式，沒有標準答案，而是透過不斷地探究來回應生活經驗。當大學生和研究生經歷問題或困境時，透過藝術治療來探索問題的樣貌與情緒的反應，在創造表達的過程中能發現新的可能，開啟問題解決能力，進而發展出面對生活挑戰的能力；或者問題本身無法解決，則需要能夠接納它的存在，才可能尋找和問題共處的方式。

　　在大學校園中我經常運用和結合三種工作模式：**焦點解決取向、敘事治療以及正念呼吸的覺知**。Riley 和 Malchiodi（2008）[4] 指出，敘事和焦點解決取向都是維持和個案平等與合作的關係，所運用的聚焦介入方式和原則，可以很好的與藝術治療整合。這兩種工作模式能快速地促進個案找到問題解決的方式；正念與呼吸的覺知，則能協助案主安住在當下，清楚地觀看與面對問題。

一、 焦點解決取向

　　在《學校輔導中的焦點解決短期諮商》[5] 一書中指出，短期的工作，適合焦點解決的工作模式。工作聚焦在現在和未來，重視的是個案問題解決能力和方法的發展，而不是單純討論問題。所以關鍵是隨之而來的行動，也就是去改變有問題的慣性觀點和行為。

　　焦點解決取向的三個基本原則是：1. 沒有問題就不需要改變；2. 發現做什麼有用就繼續多做一些；3. 做過什麼沒有用，那就做一些不同的嘗試。

　　因此，主要技巧是透過「尋找例外」作為問題解決和促進改變的方式，像是個案感到焦慮，那什麼時候不焦慮？以及「奇蹟式的問題」作為想像問題的解決，像是如果問題突然消失會怎樣呢？採取和發展具可行性的方法。這和藝術治療師賦權給個案，讓他們透過創作和反思歷

程，來發現自我的內在力量與外在資源，而不是將焦點放在移除問題或障礙本身，促進個案自主的面對與透過行動改變問題，是相互呼應的。

在療程初始，即使已經有初評的資料，我總會再詢問「是什麼原因讓你來中心？」以蒐集相關資訊，釐清問題和理由以及了解個案的狀態。有時候學生似乎只想知道自己為什麼會這樣。接著我會詢問：「你的目標是什麼？」並且透過將焦點放在可以做什麼的行動，而不只是讓什麼狀態停止或什麼行為消失。

因此，面對時間不夠用和作業做不完的個案，我會請他們描繪時間安排圖或條列時間安排表，再進一步討論哪裡可以調整，做更好的時間運用和管理。後續也會探討什麼情況下狀態會變得不一樣，協助個案注意到微小改變的線索，和看見行為改變所帶來的效益。

例如一位本來覺得遭遇無止盡困難而無能為力的大四女生，受到同學、姐妹、母女和伴侶等關係持續變動的影響，自我感覺低落，也有自殘的意念，焦慮不安而變得健忘、裹足不前。透過創作的反思討論，個案注意到自己因為怕衝突而習慣隱忍，總是以迂迴隱晦的方式表達而缺乏溝通。當個案面對問題不再逃避，才覺察到事實沒有自己想像中恐怖。她將自己描繪成把頭埋在土裡的鴕鳥，在有很多炸彈的戰場上，逃避不抬頭看，不但無法避開危險，反而容易被砲火打到而受傷（圖一）。從而了解自己需要透過行動，依序解決自己面對的問題。將面臨的問題變成闖關遊戲的關卡，知道不逃避的面對才能破關。個案鼓起勇氣相信自己，注意到自己需要做的小改變，以及思考和嘗試不同的小任務，進而能夠維持人際的界線，重新找回自己的選擇權和話語權。

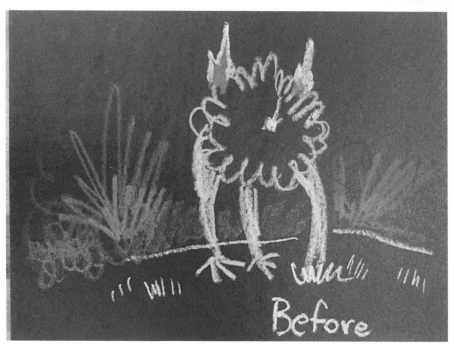

▎圖一　個案使用粉蠟筆描繪以前逃避的自己。

二、 敘事治療與隱喻

　　敘事治療強調外化，讓問題就是問題的區分開個人和問題（White, 2008）[6]，如此一來，可以把焦點放在問題解決。藝術創作以具體可見的意象呈現，能促進將影響和衝擊案主生活的問題或困境聚焦與外化，協助個案探索和問題互動的不同可能，產生新的見解來看待所經歷的事情，以及調整和問題的關係，使得生命的困境有了主動的改變以及重新詮釋的機會，並增進面對生活困境的應對能力與情緒的復原力。

　　大學或研究生情緒內容更加豐富，可能是外放或內縮，或明顯地在兩極之間強烈的起伏波動。如何協助他們，認識和表達情緒的個別差異性？我曾邀請個案以創作來呈現憤怒的情緒狀態，他們的表達有像是火

山爆發般的將焦點向外，也有像燜燒鍋般的內在煎熬，或者是內在已如火山噴發，但對外卻只能噴出一小團火的噴火龍（圖二），甚至像是旁觀者般的情緒抽離。

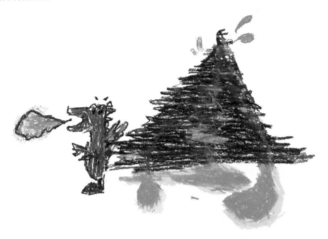

▌圖二　個案使用粉蠟筆呈現自己內在的憤怒狀態和表達方式。

　　藝術治療師要尊重個案。創作歷程中注重的是每個個體的創造特質，藝術創作反應出個案所經歷的多元存在，所以，藝術的語言詮釋會回到創作者本身。藝術治療師扮演的角色，是協助個案看見形塑經驗、認知和意義背後的觀點與脈絡，讓意義在對話中被創造。因此，創作後的反思討論給予詮釋和理解的空間，是一個持續創造和互動的歷程，鼓勵和支持個案積極地成為生命意義的創作者，找到屬於自己的獨特結果。

　　雖然理想是行動的驅力，但是，我的個案們時常關注在想要的特定性上，當現實狀態與理想不符合時，就覺得沒有其他選擇。我會協助他們透過將焦點放在現在，而不只是去期盼、擔心未來或懊悔過去，來練習接納所面臨的現狀。聚焦在自己現在可以做些什麼，以及體認每一刻都可以做出新的選擇，才能找出其他可能。因此，設定可行的目標就相

當重要。即使個案維持一樣的理想目標，透過協助他們在探索的過程中找到自己現在的定位，就能夠看見和理想之間的距離，以及現階段首要的目標是什麼，而下修期待。從設定小的、可以達成的目標開始，而不是設定過高的目標，卻總覺得做不到、做不好；也就是透過改變慣性，來消弭理想和現實的鴻溝。

這也是為什麼我喜歡以隱喻的方式來工作，看似跳脫現實問題，實則以較不具威脅的方式來協助個案連結經驗，注意到不同的可能。例如，對於探索人際議題時，我會邀請個案創作出人際星球和銀河系，或是運用色彩、線條和造型來反應出彼此的關係。由於大學和研究生們的心智狀態和發展通常不錯，幾乎都能進行象徵性的探索，透過隱喻能促進不同角度的觀察和理解，並連結自我的內在狀態，而能開啟個案生命的新經驗。

有時候，我也會先透過**隱喻式的對話**，來促進個案看見本來忽略的選項。例如，我邀請個案想想喜歡吃什麼口味的冰淇淋，當個案回應是草莓口味時，再討論如果沒有怎麼辦？多數個案會堅持只要特定口味，甚至只要特定店家或廠牌的，也有人回應去別的地方買。我也會帶著他們進一步釐清和思考，到底需要的是什麼？如果重要的是冰，其他相近的莓果口味可以嗎？或是傳統剉冰鋪上草莓可以嗎？如果重要的是草莓，那其他冰的草莓甜點可以嗎？亦或是，如果季節不對草莓無法取得，那麼冷凍草莓打的草莓冰沙可以嗎？像這樣，從看似沒有選擇當中找出其他選項。

個案們在這個對話過程中，自己也會慢慢地想出其他的可能方式，例如買草莓雪糕、草莓冰棒，或是接受現在就是沒辦法取得。有的人甚至會往未來計劃，在缺貨時透過預購確保下次不會錯過，也有人提出可以找以前吃草莓口味冰淇淋的照片來回味，以及畫出自己心中最喜愛的

草莓冰淇淋。這樣與現實妥協的彈性調整，也和個案願意承擔責任有關。看見自己在生活困境中扮演什麼角色，以及找到自己可以改變的選擇，同時注意為了自己的選擇，是否已經付出相對應的努力？如果不足，甚至沒有，那需要為此做些什麼。

　　當然由案主自己所發展出來的隱喻，最能貼近他們的經驗。有位探索和男友關係的女研究生，透過創作老舊和理想遊樂園，來探索彼此的關係和互動。個案對愛情心思全放在如何玩得開心、有趣，當問題浮現時，就像是遊樂器材老舊、故障或停擺，只想到要退票或勒令歇業（分手），彼此都沒想到去做保養、維修、翻新等工作，忽略了維持遊樂園運作所需要的投資和經營。直到一個多月後，去住網路好評民宿的失望經驗，個案才連結如果無心經營，關係也走不下去，而意識到彼此需要持續的協調和溝通，關係才可能有好的轉變。另一位有自傷行為和自殺意念的女研究生，也在創作出來的蝴蝶意象中，找到了本來以為黑暗無望的困境，實則醞釀著將破繭而出的美麗希望。

三、 正念與呼吸

　　藝術創作有利於與身體內在感覺重新連結，因此我認為創作歷程中的專注，就是一種正念的練習，我們會探討心念的力量以及心念穩定的影響。Florence Cane（1951）[7] 認為藝術的主要功能有動作、感覺和思考，教導她的學生觀察創作中的肢體動作和呼吸。我也邀請個案們在創作中覺察呼吸、動作和感受，像是透過下筆的力道和速度，注意到呼吸短淺、急促或是慣性的屏息，來關照自己的身心狀態。當他們可以專注在創作，所有的念頭就像是混濁的水，靜置後雜質沉澱下來，而能看得更清澈。

　　Michele McDonald 所發展正念練習的方式 RAIN，由 Tara Brach

（2019）[8]和 Rick Hanson 進一步的擴展應用。RAIN 的縮寫包含 4 個部分：R = Recognize 辨識、A = Allow（Accept）接納、I = Investigate（Inquire）探究、N = Non-identification（Natural awareness）不認同。這個透過觀察事實的探究過程，剛好吻合我的工作方式。辨識發生什麼事，允許和接納經驗如是的存在，再友好、慈悲而不是批判的探究，以及帶有自然的覺知，不將自己和問題畫上等號。

當個案對外有更好的觀察能力，對內有更好的自我覺察能力，就能注意和意識自己的慣性與接納自己的狀態，進而能發展改變的力量和方式。因此療程初期，我時常邀請個案練習的，就是不帶評價的觀察自己想法和感受。一位女大生描繪一張公車和候車亭的書籤小卡，作為隨身攜帶的提醒。她將浮現擔憂的不同想法當成會通過的多條路線公車，只要找到當下的焦點，記得自己要去哪裡和注意要搭幾號公車，而不是搭乘任何靠站的公車，其他路線的公車就隨它自然地來去，就算發現搭錯車，趕快下車就好，不迷失在亂竄的念頭當中，做接納和不批判的正念練習。

由於曾接受過瑜珈師資的訓練，讓我會結合簡單的呼吸練習，來協助那些有焦慮、緊張的情緒與壓力的個案們，可以漸進地放鬆下來。某些個案因為焦慮而有過度換氣的問題，可以先透過幾次鼻吸口吐，幫助他們快速放鬆，再以鼻吸鼻吐的方式來調節呼吸。吸氣啟動的是交感神經的警覺活動，而吐氣則是促進副交感神經的放鬆，所以在深呼吸的練習中，我會提醒先讓吸氣和吐氣一樣長，可以的話再讓吐氣比吸氣長。當個案的吐氣比吸氣長時，他們的情緒就穩定下來了。

Patanjali《瑜伽經》[9]2.53 描述控制呼吸，「**心念就可以專注了**」。簡單的說，控制呼吸就可以控制心智意識，反之亦然。由於養氣調息呼吸法（Pranayama）的練習，涉及止息和生命能量擴張，是比較進

階的練習，一開始並不適用。療程中，我會運用的左右鼻孔交替呼吸
（Anuloma viloma），這能平衡陰性、被動的左脈（ida）和陽性、主動的
右脈（pingla）之能量，對於個案們的減壓和放鬆都相當有幫助。很多
個案都表示，專注在每一組左吸－右吐－右吸－左吐的練習，單一的焦
點對思緒的平復很有幫助。有時候我會在帶著他們做呼吸練習後，讓個
案透過創作呈現身體感覺的變化，以及透過討論，促進覺察呼吸與情緒
狀態之間的關聯。

　　創作歷程的經驗提供個案自我覺察與改變的泉源，視覺的具體呈現
能喚起人們對問題的感受，提供一個創作意義以及重塑故事意義的機會，
進而增進自我認同與價值的形成。藝術治療師 Cathy Moon（2010）[10] 指
出媒材構成藝術這種語言的詞彙，提醒藝術治療師必須精通和認識這種
語言的多樣性與複雜性。如此讓個案的經驗、想法和感覺，能透過尋找
貼近感受的素材來呈現。例如一位大一男生選擇用棉花來呈現自己感
到迷茫的迷霧；而另一位碩二女生選用沙來反應難以細數而源源不絕
的情緒。結合不同材質製作承載的容器，才發現容器不是無限的，可以
練習衡量和注意自己可以容納的範圍（圖三）。

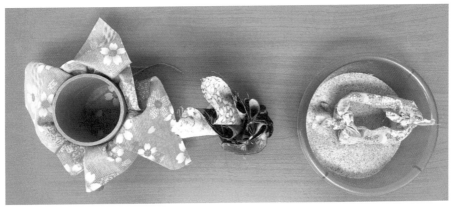

▌圖三　個案使用沙、各式布材、麻繩和不同容器來表達自己對源源不絕的情緒的感受。

四、 案例分享

　　案主是位碩一女生，與母親的關係親近，父親在讀大學時病逝，有 2 個哥哥，大學畢業工作 4 年後，再離家來臺北唸書。因時常莫名的落淚和嚴重失眠，對家庭和感情關係都有強烈的情緒感受，而主動到諮商中心求助。初次晤談時談到一年前因劈腿分手的前男友，還是很難過。總共 10 次療程的前 3 次，透過創作探索個案情緒狀態的變化，個案表示「第一次把腦海裡的畫面畫出來」。從對不確定、無法預測和難以掌控的焦慮而擔心地睡不著，到整體狀態逐漸改善。

　　第 4 次的療程，個案選擇彩色筆和 4 開圖畫紙，自發地描繪自己和貓的樣貌。個案的愛貓不在身邊，很想念牠。個案表示自己喜歡穿裙子，但實際上無法常穿，接著注意到畫面中的自己看起來像個小女孩，太年輕了。此時她開始哭泣，訴說不喜歡被像小孩一樣的對待，不被尊重和相信，能力也被低估了，對此感到悲傷，特別是在無法參與家中事物的討論，感到挫折和憤怒。

　　第 5 次療程，個案選擇粉蠟筆，透過創作探索家庭成員對待自己的感受和困惑，一方面他們會說妳很聰明要做什麼都可以，另一方面又會說妳還是小孩什麼都不懂，不需要妳參與家庭決議。個案描繪出面對家庭困境的不舒服，難過和生氣的感覺各一邊，環繞成一個圓圈，中間交接處混色，則是反映出自己混淆的感受，外面的黑線範圍，呈現出自己需要空間獨處。

　　雖然的確有年齡的差距，但案主覺得是性別差異而造成的差別待遇。案主本來想要的是被邀請參與家庭事務的討論，而不是自己要求；討論後了解想不被排除就必須自己發聲，如果真的有機會可以參與而不喜歡，也可以表達自己決定不去的想法。

　　第 6 次療程，個案透過創作探索想哭的感受。個案選擇使用水彩和

8 開水彩紙來呈現想哭的感覺，因為考量大一點的範圍才能更好的經驗和感受情緒，我建議她使用 4 開水彩紙。個案一開始選擇的色彩是代表水、眼淚，比較像是難過的、冷的顏色，而紅色則像是在喉嚨的結，尤其試著想不哭時特別明顯。討論後像是壓抑、壓縮的感覺，最後反而會滿出來，就像是隨著水分擴張的紅點。當我指出案主留邊的創作方式，案主表示不想要弄亂，喜歡事情是正確的、有次序的。我們探討害怕失序和混亂，反而會製造混亂，讓案主在反思討論時覺察自己的害怕失序與混亂，反而會在壓抑後爆發，需適時的表達情緒。

第 7 次療程，個案表示在之前療程中發現創作能抒發情緒，以及幫助自己看見本來忽略的部分，所以開始在宿舍畫畫。個案帶來了兩幅 32 開大小的水彩作品，第一幅是夢到被大浪席捲而感到恐怖，但因為不曉得怎麼畫出在浪正下方的效果，所以個案描繪的時候，改成由側邊彩繪大浪，反而發現大浪變得不那麼可怕。討論後個案清楚地發現，原來改變方向和拉遠距離的觀看，是自己必須在面對不喜歡的情境中練習的，而不是原地不動的坐以待斃。

第二幅夢境是個案和好友一起在起火的木造房屋中，試著從上方濃煙密佈的火場逃離，感到恐懼且嚴重咳嗽，還好順利離開。描繪出來的畫面和夢境相似，因為上個夢境的討論經驗，個案發現如果作品上下轉換方向，反而更容易看見出路。個案也因此表示，無法改變面對的什麼狀態，但可以改變自己觀看的方式。

個案接著談及自己大約從 4 年前就會重複做的夢，都是自己需要去廁所，卻總是無法如願，不是找不到廁所、就是有人在裡面，或是很髒、沒門和沒牆。只有一次夢境中順利進到廁所，但外面一直有人大吼大叫的敲門，案主很害怕，也無法在裡面順利上廁所。

個案詢問當每次夢境的場景都不太一樣要怎麼表達，我請她描繪夢

給她的感受。她選擇使用水彩和4開水彩紙，先把整張紙打濕再上色，最後各種顏色混合成自己很不喜歡的畫面。個案表示最直接的感覺是絕望，也有迫切和挫敗感，引導討論後意識到挫敗感不僅是因為找不到適合的廁所，也是覺得別人總是阻止自己做想做的事。此時，她才意識到自己的責任，注意到自己也允許狀態發生，雙方都有各自的責任。

　　第8次療程，一開始，個案分享神奇的經驗，是在重複的夢境中居然可以上廁所了，即使環境沒有很乾淨，也有很多人在排隊。她連結這似乎和自己需要接納和調整有關，覺得經驗到一種「奇怪的好」。個案也能注意到自己的情緒狀態從開始到現在的轉變。

　　個案選擇4開圖畫紙和粉蠟筆，來描繪整個療程期間的情緒變動，再以粉彩混色。由左下方描繪黑暗、冷的海水，到右下方較溫暖的海水，以及左邊晚上有月亮，到右邊早上有太陽，而自己像是那艘在邊界的小船（圖四）。個案表示只能在左邊的海水待一下下，不能太久，進而

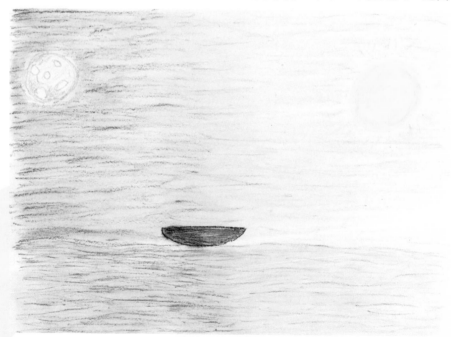

▎圖四　個案使用粉蠟筆和粉彩來表達療程期間自己的情緒變動。

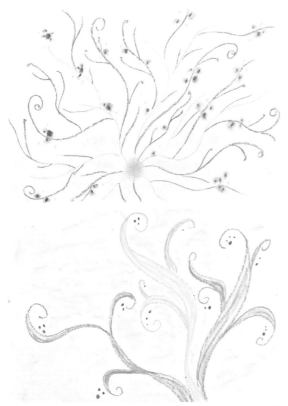

意識到需要的是自己心
念的轉換，以及接納情
緒如日夜般會自然出
現。她說以前會強迫自
己要轉為正向的情緒，
但是現在可以練習允許
自己難過，反而更真實
的面對自己的狀態，且
更容易轉換和過渡到正
向感受。

　　第 9 次療程，個案
描繪自己目前的感受，
選用 8 開圖畫紙和粉彩
筆。雖然畫面和她一開
始想的不同，但也覺得
結果還不錯，只是發現
畫面的線條有點多，她
想要成長的線是更粗的

▋圖五　個案使用粉彩筆和粉蠟筆描繪自己目前的感受，
　由上而下的注意到應有優先順序。

線條。因此我請她再描繪一張更貼近自己感受的圖，這次她選擇用粉蠟
筆描繪在 8 開圖畫紙，再以粉彩塗抹背景。兩張作品上下擺放在一起
（圖五）時表示都是呈現自己好的狀態，但需要像第二張一樣能夠排出
先後順序，讓自己的頭腦思緒不會像那麼多線的忙碌。我回應觀察到個
案化繁為簡，她同意也進一步表示，自己該聚焦在該做的，不能什麼都
想要，才能活得更舒適。

　　第 10 次療程，先最後回顧作品和療程，個案表示「很喜歡這個過

程，有很多新的發現與學習」，已經能注意且面對自己的情緒。個案特別喜歡把自己畫的很小的那一張作品，因為能夠全面的觀看，而不只是注意到片面和局部的情緒。對於夢境作品觀看角度和距離改變所帶的影響印象深刻，特別的是看到廁所夢境感受的作品，尺寸比自己想像的小，本來以為紙很大張，於是意識到是當時感覺太強烈，感覺因此被放大了。

　　個案選用彩色的鋁線做成一個小吊飾，將療程中所經驗到的悲傷用藍色鋁線做成眼淚般的水滴狀，再以紫色鋁線做愛心去提醒愛自己，和黃色鋁線做成太陽，知道不論經驗什麼黑暗都會過去，提醒自己都要懷抱希望，最後把它們組合在一起（圖六）。個案表示以前會強迫自己要變好，反而累積更多情緒，現在允許自己經驗悲傷，不急著讓自己變好，在練習接受現狀時又保有希望的行動。

　　上述藝術治療歷程中，個案透過口語、作品和創作歷程來為自己發聲，運用隱喻類比以及圖像外化的方式，探索、認識和釐清問題，再進一步引發改變。藝術創作歷程成為改變的嘗試或預演，讓歷程中新的體驗或經驗可以類化、轉化，並運用於生活中。個案察覺自己有能力

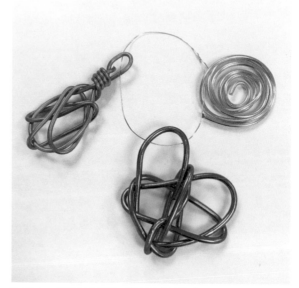

▍圖六　個案使用彩色鋁線做成統整療程經驗的自我提醒小吊飾。

且主動地改變和調整，重新創造在現實與環境互動下的個人生命故事。

在藝術創作中，外在經驗和內在感受的連結，以及多層次的隱喻和意象，能帶來意義和引發行動，而提升自主能力和自信心。藝術治療師要引導個案，透過視覺語彙的拓展，增進個人經驗的連結，讓個案能積極地參與這動力流轉的視覺歷程，提供一個找尋身分認同，以及創造生命意義的機會。

●●● 倫理議題和其他考量 ●●●

在大學校園進行藝術治療，個案也會問我：「妳怎麼面對低落的情緒？」、「妳聽了這麼多煩惱，是用什麼方法排解？」Yalom（2002）[11]指出：「治療師建立行為準則的最有效的方法，就是自己做榜樣。」因此，我會坦誠地分享個人經驗和對於療程的感受。這種對等關係的自我揭露，需要注意不是為了推銷自己的觀點，也必須考量是否對個案有幫助、時機是否合適，以及能否促進治療的效果。

由於兼任的關係，和學生沒有其他交集，對治療界限的維持比較容易。但也正因如此，雖然工作範圍主要是個別的治療，但與中心負責個案管理同事的專業關係，以及界限的維持也是重要的。如此才有通暢的溝通以及共識，對於個案因故中斷療程，或是有新議題產生的更新，都能有更好的共同合作，以促成療程順利的發展。

之前提到大學校園的諮商需求大，在滿案的情況下，個案一個接著一個，一天 6 位甚至高達 7 位的個案。中間的空檔只有 10 分鐘，要清理好環境和媒材、收好作品，以及可能還要上廁所。這已經很匆忙，加上要完成紀錄的撰寫，預先看下一位個案之前紀錄以做更好的銜接，這就有相當程度的挑戰。上午的個案紀錄，相對容易在午休時段補齊，但

下午個案的紀錄通常就會比較簡略。因此，要以個案最佳利益為優先考量，就需要事先投入時間去閱讀之前的紀錄，以及事後再撥時間在自己的紀錄當中，補充說明因相對匆忙而沒有標註的歷程和進展。

　　藝術治療師在大學諮商中心佔有一席之地，雖然有挑戰，但有固定的治療空間和時段，以及充足的創作媒材，很是幸運。中心後來也延攬了另一位在實習期間表現優異的藝術治療師／諮商心理師蘇彙，這也是對藝術治療運用於大學與研究生這個族群的肯定。不論療程是驚奇的發現之旅，或是行走一段艱辛的道路，對於自己能夠見證學子們在面臨身心失衡的時刻，透過創作與反思表達、覺察和釐清問題，找到對外在事物的掌控感和自我的內在力量，進而以行動改變，我也深深感謝。

註　解

1. Erikson, E. H. (1968). The human life cycle. In D. L. Sills (Ed.), *International encyclopedia of the social sciences* (Vol. 9, pp. 286-292). Crowell-Collier.

2. Arnett, J. J. (2000). Emerging adulthood: A theory of development from the late teens through the twenties. *American Psychologist*, 55(5), 469-480.

3. Arnett, J. J. (2004). *Emerging adulthood: The winding road from the late teens through the twenties*. Oxford University Press.

4. Riley, S. & Malchiodi, C.（2008）。焦點解決及敘事取向。在 C. Malchiodi 編著 **藝術治療心理專業者實務手冊**。（99）（陸雅青、周怡君、林純如、張梅地、呂煦宗等譯）。學富。（原著出版於 2003）

5. Sklare, G. B.（2006）。**學校輔導中的焦點解決短期諮商**（第二版）（蔡翊楦、陳素惠、張曉佩、王昭琪、許維素 譯）。心理。（原著出版於 1997）

6. White, M.（2008）。**敘事治療的工作地圖**（黃孟嬌譯）。張老師文化。（原著出版於 2007）

7. Cane, F. (1951). *The artist in each of us*. Pantheon Books.

8. Brach, T. (2019). *Radical compassion: Learning to love yourself and your world with the practice of RAIN*. Viking.

9. Patanjali（2007）。**瑜珈經**（嘉娜娃 譯）。巴帝維丹書籍。

10. Moon, C. H. (Ed.) (2010). *Materials and media in art therapy: Critical understandings of diverse artistic vocabularies*. Routledge.

11. Yalom, I.（2002）。**生命的禮物：給心理治療師的 85 則備忘錄**（易之新 譯）。心靈工坊。（原著出版於 2002）

普羅大眾的
藝術治療學習團體

國立臺灣師範大學美術學系　副教授

江學瀅

●●● 藝術治療，治療什麼？學些什麼？ ●●●

　　一般在臺灣談到藝術治療，大家都很好奇哪些地方有這樣的心理治療方式？什麼樣的人需要？成效如何？多半忽略了最常見的普羅大眾藝術治療學習團體。這類團體並沒有任何治療性質的內容，以初步理解這個領域為學習目標，參與成員不需要經過任何篩選程序，有興趣想要了解的皆歡迎參加。

　　若由時間長短與頻率為這類團體分類，有短至一個半小時到三小時的單次演講形式團體。一般而言，這類基礎概念演講形式的課程，台灣

藝術治療學會的專業認證會員幾乎都能上場。畢竟，至少兩年的藝術治療師專業培訓和足以專業認證的實習與督導時數，短時間的演講算是一種專業技能的濃縮講座。另也有長至每週一次每次三小時，可能連續上課六到十二週不等的主題課程學習形式。有時候也可能是一個週末連續兩天總共十二小時的密集課程，幫助學習者能在短時間內密集學習一個非常初淺的藝術治療概念。

推廣性質或初階課程的開課場域通常依需求而定。有時候是機構個別邀請課程講師，為機構的學習需求設定學習目標與學習內容。一般而言，這類機構特定開設的課程時常受限於經費，會是短時間的演講或是一整天的六小時課程，以整合跨領域專業的培訓為目標。例如，社會服務類的機構邀請藝術治療師為機構助人工作者上課，內容聚焦於藝術治療媒材應用，讓機構助人工作者能理解媒材應用的原則；又例如，各級學校邀請藝術治療師為學校教師上課，內容聚焦於整合藝術治療概念於各科面對情緒

江學瀅

學歷

- 國立臺灣師範大學美術研究所藝術教育博士
- 國立臺東大學兒童文學碩士
- 美國紐約大學（NYU）藝術治療碩士

現職

- 國立臺灣師範大學美術學系副教授

經歷

- 中國文化大學心理輔導學系助理教授
- 臺北市立大學藝術治療碩士學位學程兼任助理教授

證照

- 美國藝術治療證照委員會註冊藝術治療師（ATR 07-260）
- 台灣藝術治療學會專業認證藝術治療師（TRAT 2012-012）
- 諮商心理師（諮心字第 002669 號）

表達有需求孩子的特定內容等。再例如機構為該機構的助人工作者邀請藝術治療師設計藝術舒壓課程等。

除機構為特定學員與特定學習目標邀約之外，繼續教育機構可能因舉辦藝術治療推廣課程而廣為招生。通常這類課程的目標為「推廣」，以一般民眾理解這個專業的基礎理論與實務為主。課程主題時常是藝術治療概論，或是常見的媒材探索、實務講座、兒童繪畫發展、特定理論的藝術治療應用、外文書導讀等課程內容。這類課程進行時，通常是理論與創作體驗並重，讓學員能理解基礎藝術治療理論以及應用上的樣貌，並透過課堂引導學員創作，用自己的作品分享與探討，體驗一點點創作表達和賦予意義的過程。

1997 年我取得紐約大學藝術治療碩士學位回國之後，第一個接到的課程邀約是臺北市立美術館的市民美術教室。當時北美館想要引進一些新的課程內容，讓長久開設創作技巧與視覺藝術相關的課程有些不一樣，於是開設藝術治療概論課程，成為熱門搶手排隊拿號碼牌的課程。當時很多單次演講的課程，都只能非常初淺的介紹這個台灣新興的學術領域，參與演講的聽眾對藝術治療這個領域多數很好奇。相較之下，長期有系統的藝術治療概論課程，教學上比單次演講有趣多了。雖然是個學習團體，一樣是團體進程發展的建立關係期、較能深刻學習的工作期，以及面對結束的結束期。學員之間的同窗情誼能增加學習樂趣，創作過程的點滴能在分享時建構作品的意義，獲得與一般創作技巧課程不一樣的收穫。

除了學校體制外各機構開設的課程以外，大專院校相關科系的體制內課程受到大專學生歡迎。這類以藝術治療為名的學分課程，在所有初階課程中具有時間長度以及系統性學習的優勢，比起機構開設的連續性課程更能發揮學習的影響力。以我曾經在文化大學開設的「輔導員的

自我覺察與專業成長」這門透過藝術進行分享與初階探索的課程，一個學期之後，學生都能自在表達，能大膽動筆而不受到技巧限制，更有自信，也能透過藝術接納自己的獨特性。這門課並非治療性課程，操作內容僅為自由創作和表達分享，過程中同儕的互相支持帶來內在力量，是為藝術本質引發的效果。

學校體制外開設的課程，從 20 年前學員當中完全沒有聽過藝術治療，甚至以為藝術治療是「治療藝術品」，到現在學員的學習動機非常清楚，參與者甚至已經讀過許多相關書籍。這類學習團體的參與成員，從過去對這個領域好奇的聽眾，逐漸轉變為不同領域的專業學習者，想要學習藝術治療以整合應用在自己的專業當中，因而增加更多跨領域的交流與探究。

● ● ● 誰來參加這類學習團體 ● ● ●

臺灣的藝術治療領域剛開始發展的時候，參與演講的聽眾來自各行各業，各種背景的人都有，想要了解的也只是比較粗淺的基本內容。隨著受過良好訓練的歐美返國藝術治療師越來越多，此類推廣課程和演講多了之後，學習者慢慢想要學習較為進階的課程內容、，開始有了較長期且有系統的課程。

以學員背景而言，心理背景與美術背景的學習者是參與學習團體的大宗。這個現象很有趣：和臺灣藝術治療學會的專業認證會員過去之學習背景的比例相仿。多元學習背景只是過去的先備經驗，並不影響未來的學習。簡單說，缺什麼補什麼，過去不一樣的學習背景也擁有各自的優勢。

以出身於學術領域的美術背景學習者而言，擁有的是純熟的美術

創作技巧和多元媒材應用的能力。個人創作經驗能帶來創作歷程的同理，理解無法提筆開始的窘境，眼高手低的困擾，打稿與不斷擦拭修改的心理，或是無法做出想要的創作效果那種挫折感。這類背景學習者基於過去習得的各種創作方式，以及本身的創作經驗，可能較能理解自發創作對於表達情感的重要性，進而能夠發展各種自發性創作引導的方法。

　　然而，限制是一體兩面的事，本身擁有的創作能力，也極有可能轉變成為學習藝術治療時，較無法理解何謂「不強調創作技巧」，畢竟自幼的視覺藝術天分以及高於平均的創作能力，或是學習過程的大量技巧練習，皆可能成為藝術治療過程對作品美觀的要求。部分美術背景的學習者在接到不強調創作技巧的訊息時，以為創作技巧等同看得懂的符號，不重技巧則等於抽象畫。然而，創作技巧是因創作者的美感需求不斷練習而來的，與創作的情感表達不強調技巧是不同的事。這裡並非指稱作品的美感不重要，美感應存在於創作者的需求當中，但並非藝術治療創作帶領方法的主要目的。

　　至於出身學術領域的心理背景學習者，他們擁有系統習得的基礎心理學知識，對於個體身心發展和人格形成有概念，能從各種心理學理論背景看問題，更能由變態心理學知識覺知個體出了狀況的身心問題。諮商心理背景的學習者能理解心理治療歷程的探索與覺察需求，較能明白自發性創作與表達情感之間的關係，並了解治療歷程非完全為了解決問題的支持態度，都能幫助工作對象感到治療歷程的溫暖。

　　許多對於藝術治療有興趣的心理背景學習者，本身從小愛畫畫，只是沒有機會主修美術，或是升學過程中為了學科暫且放下這個興趣。當他們得知原來有一個學科能夠整合自己的心理主修以及自幼的繪畫興趣時，非常開心的投入學習。心理專業的學習需要花長時間讀書，對於

視覺藝術創作媒材的熟悉度與理解度不如美術背景的學習者，需要多花一些時間重新經驗與學習這些媒材帶來的心理效能。

然而，心理背景學習者可能一不小心因為對於媒材的不熟悉，又想要應用媒材在專業工作中，很容易將各處上課的媒材操作方式直接應用在工作對象上，將媒材與應用方法當成教案處理，忽略個人創作表達和內在情感抒發的需求。此處須先了解一個重點，個案會談或各種團體當中使用媒材並不等於藝術治療，藝術治療具有創作本質的特徵，創作歷程需能引動創作者的自發性創作行為，透過作品表達自己。這裡並不是指活動方案有問題，而是倡導先理解個案背景與需求，以個案利益為考量，協助個案透過創作表達自己，並透過創作探索，達到覺察的目的。團體則需要設定清晰的主題與目標，把握起團體歷程的療效因子之應用，將媒材應用的方式帶入，並能顧及團體中自由應用媒材表達的藝術治療特性，才能真正發揮多元媒材在團體藝術治療歷程中的成效。

以學習者的職業別而言，學校老師想要學習藝術治療幫助自己班上學生認識自己或紓解情緒，資源班老師想要學習藝術治療協助表達感受比較有困難的特殊孩子，手工藝老師想要學習藝術治療應用在工作中，或學生因為興趣與職涯發展的志向想要朝此方向進修，甚至家長學習藝術治療想要透過藝術更了解孩子等。目前的學習對象多元且目標清晰，上課之前通常已經對藝術治療有一些理解，然而受限於目前缺乏系統性的學習架構，因此學員的專業知識架構通常破碎且不清楚。

高等教育體制內針對大學生開的課程有別於機構的繼續教育內容，通常由創作體驗與分享，進而初淺的探索以便多了解一點自我。許多對於教學有興趣，任教於大專院校的兼任藝術治療師都有一個特別的經驗，就是學期初得要面臨教室裡坐著一群已經選課進來的學生，外面還有一群排隊等著拿授權號碼選課的學生，每一個無不展現積極而熱誠

的表示自己想要學習。這群大學生也一樣以美術和心理科系背景者居多，通常都能配合上課進度投入學習。雖然上述學習者積極且認真的理解課程內容，也都能積極的把握系統性學習的機會，盡情在課堂上體會初階創作探索的樂趣，卻仍然有一些帶著誤解進入課堂的學習者。

較常見的第一種，是誤把藝術治療當成圖畫分析的學習者，他們一開始通常表示自己非常想要學會圖畫分析，這樣就能「幫助」自己的工作對象更了解自己。對於這個現象，首先我會帶動大家討論圖畫分析的目標與意義，進而從視覺經驗談到作品符號的產出，讓學員理解創作時複雜的心智機轉以及文化概念的影響，都不是分析可以處理的事情。再者，討論到自己想不想被當眾仔細分析時，通常大家都不想。當學員理解，分析並不能達到治療的目標，甚至可能引起工作對象的防衛而不想畫圖，或甚至分析錯誤後可能引起抗拒，可能得要花更多時間重新建立關係時，大家能理解創作歷程與探索的重要性，便能學習得更好。

有時候，幼稚園老師會提出想要學習圖畫分析的想法，是因為家長希望老師能協助分析。或有時候家長想要透過圖畫分析的學習，了解自己孩子想什麼。Lowenfeld（1987）[1] 的《創造與心智成長》一書影響了藝術治療領域對兒童作品階段發展的理解，是工作過程的重要參考。然而，他的理論在北美洲發展，階段發展的內容僅限於平面繪畫，較忽略兒童創作者的學習背景、練習成果、創作主題、創作媒材、文化符號的影響等。在這個世界上換個地區的兒童，畫起圖來可以參考他的階段發展理論，卻也不能忽略文化背景的影響。

再者，家長通常都知道，小孩精神不好時不要教他什麼，最好趕快吃飽洗洗睡，免得翻天覆地的吵鬧。基於這點，如果兒童精神不佳或是身體不舒服，畫出來的圖畫當然也無法按照階段說來看。對於這類想要理解孩子心理狀態的家長，我會反問，建立一般愛與包容的親子關係比

較重要？還是由孩子圖畫認識孩子比較重要？

　　由於體制外的繼續教育機構通常不能篩選學習者，一個比較少見但偶爾出現的麻煩狀況，就是學員當中有誤以為此類學習團體是進行治療的團體，把個人議題帶到課堂上討論，時常讓其他成員感到困擾。或更少見的情況是身心狀況需要就醫的患者來到課堂上，也一樣會造成學習同儕的困擾。這類情況仰賴講師良好的設限，限定分享的內容，規範分享的時間，或有可能讓他們理解公共學習場合不適合處理個人問題。私底下，更要善加勸說就醫，並與機構協調退費機制，幫助這類參與者到醫療場域接受合適的治療。

　　近年這類課程當中，多了一些年輕學生。他們有的依然在念大學，表示自己對藝術治療的興趣，但校內沒有相關課程。這類學生時常抱著生涯探索與未來進修可能的態度學習，對課程投入度高。另一種在籍學生為相關科系研究生，想要進行相關研究而前來學習。這類研究生會盡情投入課程，我通常鼓勵真要進行研究，得要讀更多書以及近年發表於中西文期刊的相關研究，甚至研究進行時要找督導協助。

　　上述主要想要表達一個現象，在 20 多年藝術治療推廣課程的教學經驗中，學習者背景很多元，各有不同的優勢與限制。藝術治療本為跨領域的專業，歡迎不同背景學習者投入探索創作帶來的效應。多元背景學習者對於創作與心理治療應用的理解，讓這個專業領域加入更多多元觀點，豐富領域本身的內涵。

●●● 跨領域專業形成潛在空間的美好境地 ●●●

　　每一種心理治療方法都需要有良好的理論根基，以及實徵研究之基礎，才能知道治療過程所做的一切是否具有成效。藝術治療雖然以藝

術作為心理治療的方法，不強調創作技巧，但說明心理動力歷程的重要性，期望能達到潛意識意識化的覺知目標。

　　這個領域的工作模式最常談到的是 Edith Kramer（2001）[2] 倡導的藝術即治療（Art as Therapy）與 Margaret Naumburg（2001）[3] 提倡的藝術心理治療（Art Psychotherapy）。兩位學者最初推廣此專業領域時，皆說明精神分析的潛意識理論之重要性，認為繪畫能反映看不見的潛意識世界，將內在世界以具體的視覺樣貌呈現。由榮格觀點而言，潛意識圖像出現時，部分內容來自於個人，部分內容來自於所有人類的集體潛意識，透過圖像探索內在世界讓創作者更清楚自己在個體化過程的定位。

　　藝術治療發展之初，許多藝術治療師在精神科帶領患者畫圖。早在 20 世紀初，歐洲的精神科醫師兼美術史學者 Hans Prinzhorn 就收集了五千件作品，這些作品曾在歐洲巡迴展，著作 *Artistry of the Mentally Ill* 在 1922 年出版，震撼了許多藝術界的真正藝術家。[4] 有些藝術家開始思考，原來沒有受過創作技巧訓練的精神科患者也能創作出具有動人情感的作品，因此影響了藝術界的抽象表現主義等畫派，並且提高收藏家們對於界外藝術（outsider art）的興趣。

　　除了精神醫學的影響之外，Lowenfeld 這位藝術教育學者的教學方法影響了創作即治療倡導者 Kramer，更是屢屢出現在藝術治療著作的引註。雖然目前已知階段性的圖像表達需考量多元路徑形成的因素，但 Lowenfeld 強調增加視覺經驗，啟發天生創作潛能，鼓勵自由表達的方法，對藝術治療實務操作的方式有長遠的影響。再者，他在 20 世紀初期大家不相信弱勢身心障礙族群有能力創作時，他排除眾議帶領盲生創作，獲得良好的收穫，形成眾人皆能創作的概念。

　　前面綜合簡述了佛洛伊德（S. Freud）的精神分析理論對潛意識意識化之治療概念的影響，以及精神醫學、精神病患創作、兒童中心取向

的藝術教育等多種專業之影響。後續在專業發展的歷程當中，加入更多理論概念，尤其各種心理治療理論的整合，發展出許多工作模式。

　　以下，引用客體關係理論說明普羅大眾在這類推廣性治療團體中，能透過創作初步感受到的藝術治療之心理效果，以增進自主性、統整性、撫慰性，最後能體會藝術協助理解個體獨特性，進而自我賦能且增進自我概念的歷程。

　　此處引用的客體關係以英國心理學家 D. W. Winnicott 的理論為主，他認為人類個體的心智活動有一部分存在於內在幻想與外在現實之間。白日夢、幻想、藝術創作等創意性活動發生於這個不存在於現實空間，也不真正存在於內在世界的想像空間。Winnicott（2005）[5] 稱這個空間為具有過渡性特質的潛在空間，是一個能幫助個體轉化為各種心智創造活動的空間。

　　Winnicott 認為客體關係的發展最早從嬰孩感知周遭的客體開始，與主要照顧者母親的關係是第一個客體關係。從出生開始，個體經歷一段絕對依賴的時期，感知到想要喝奶，奶就出現餵飽自己，彷彿飢餓之後幻想奶的出現，就真的按照自己的意思出現。此時自我感到自戀與全能，無法分辨自己和母親這個客體。隨著身心發展，嬰孩逐漸能分辨我與非我，感知自己並非全能，母親的撫慰才是自己心理慰藉的來源。在這個早年第一個獨立個體化的時期，為了讓自己感受到自主性，嬰孩主動在物理世界尋找撫慰之物，是自己找來、自己擁有、具有自主控制權的東西。此時大約六個月左右，也是我們常常看到可愛的寶寶拿著自己的小被被、小毛玩偶不肯放的時期。

　　這個東西能安撫寶寶的情緒，媽媽不在身邊時，能抱著撫慰自己，因此物件通常是柔軟之物。寶寶對此物有著主控權，是自己找來代替媽媽不在時的安慰物，象徵著此時的寶寶擁有一個獨立的思維能抱著度過

媽媽不在身邊的時間。Winnicott 稱這個物體為過渡性客體（transitional object），是寶寶藉由潛在空間想像出來替代母親撫慰自己的東西，讓寶寶抱著探索外在世界並學習獨立。過渡性客體也具有象徵化能力形成的意義，這個小被被象徵媽媽，抱著代替媽媽讓自己安然入睡，因此在心智發展上具有重要意義。

　　幻想、白日夢、創造性科學、宗教活動、遊戲、藝術創作等，皆為過渡性的潛在空間發生之活動。擁有小被被的幼年時期為人生第一次的獨立個體化行為，成長過程中就因為獨立的能力而弱化了物件的影響力，轉變為各種獨立形式的活動。創作活動幾乎可以說是唯一持續發展，在成年之後還能藉由創作進入潛在空間思維中，具體留下視覺化證據，且能在創作過程體會自主性和統整性的心智活動。[6]

　　圖一的左側是看不見的潛意識世界，各種形式心理治療的潛意識意識化過程，便是探索這個自己不很清楚但確實屬於自己的內在世界。右邊是具體且意識得到的物理世界，是現實情境，甚至是難以接受的傷痛。意識與潛意識之間的心智思維形成 Winnicott 所說之具有過渡性特質的潛在空間，個體能在其中盡情做白日夢，玩遊戲時體驗現實與幻想之間的象徵活動樂趣，創作時更能以作品的形式將潛在空間幻想具體化。

　　具體化之後，作品是潛意識世界的外在表徵，符號內容可能來自於視覺記憶、心智運作的想像、透過凝縮作用（condensation，來自《夢的解析》的觀點）成為外在世界可接受的內容、意識主張之內容、手眼協調的造型、心智能力的呈現等等。潛在空間內的心智運作所發生的創作活動機轉十分複雜，作品是潛意識的一扇窗，但這個理論凸顯作品探索具有難度，需要透過受過訓練的藝術治療師在治療同盟關係（therapeutic alliance）中協助探索。

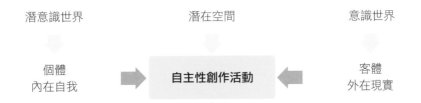

潛意識世界　　　　　　　　潛在空間　　　　　　　　意識世界

個體　　　　　　　→　自主性創作活動　←　　　　客體
內在自我　　　　　　　　　　　　　　　　　　　　外在現實

潛在空間：具有自主、統整、安撫等過渡性特質
能增進自我概念，建立恆常性，具有象徵力量，滋養生命

▌圖一　潛在空間心智運作示意圖（作者整理）。

　　潛在空間的運作能幫助個體在象徵性活動中逐漸邁向獨立個體化，正如同六個月的小寶寶抱著小被被，媽媽不在時，有能力讓自己找來的小被被撫慰自己入睡。創作活動也一樣，當個體於潛在空間進行創作活動時，由於獨立個體化的需求，需要自主性，因此，發自內心的自發性創作具有重要意義。Winnicott 認為，小寶寶擁有自己的小被被時，夠好了母親（good enough mother）會製造機會允許小寶寶這樣做。這個概念在藝術治療的過程中，藝術治療師扮演的角色如同夠好了母親，需要製造機會讓工作對象有能力自己完成作品。

　　臺灣的許多畫室教導素描、水彩等基礎創作技巧時，時常以模仿為教學方法。學生為了快速習得繪畫技巧，看老師示範，接著要畫出一模一樣的內容，或是要有能力看著照片上的作品畫出一樣的風格。無論是素描或是其他創作方式，學生畫到最高完整度的時候，老師動筆幫學生完成最後一里路。試想，如果我們每次畫素描畫到 95 分時就找老師來動手修改，老師將自己三、四十年的功力改在初學者，甚至畫了兩、三年的學習者圖畫上，那麼學習者要怎樣能獲得獨立的能力？

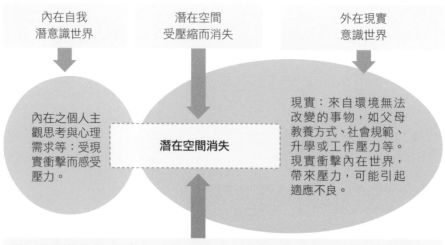

| 內在自我
潛意識世界 | 潛在空間
受壓縮而消失 | 外在現實
意識世界 |

內在之個人主觀思考與心理需求等：受現實衝擊而感受壓力。

潛在空間消失

現實：來自環境無法改變的事物，如父母教養方式、社會規範、升學或工作壓力等。現實衝擊內在世界，帶來壓力，可能引起適應不良。

潛在空間受壓縮或消失：外在現實過度膨脹，個體感受外在現實之困境且直接衝擊內在世界，潛在空間受壓縮或消失，個體無法應用潛在空間效能撫慰自己，失去自主、統整、安撫的象徵能力。

▋圖二　潛在空間受現實壓迫而消失之示意圖（作者整理）。

　　圖二是一個被現實迫力壓迫而感受不到潛在空間運作的狀況，外在現實的意識世界直接接觸潛意識世界，個體直接感受到現實帶來的心理衝擊，面對這類情境的人可能心理生活十分辛苦。少了幻想、白日夢、遊戲的能力，人只能在現實中過著高壓而無法自主的生活。當個體感受現實迫力時，幻想與白日夢都被現實淹沒，個體可能認為那些都無助於增進快樂，遊戲更是不切實際的行為。

　　若能在上述狀況中，重新啟動潛在空間的心智運作能力，便比較有可能回到一般狀態。藝術治療師可以扮演提供創作機會讓工作對象能藉由創作感受自主性，例如把很多不一樣的媒材依序排開，讓創作者有如享用美味宴饗一般，拿取自己想要的媒材進行創作，或是在簡單的主題引導之下，讓工作對象自由創作。重點是從頭到尾自己動手，

才能感受自主性。當然，感受自主的過程可能充滿挑戰和挫折，Kramer（1993）[7]認為，此時治療師得要扮演輔助自我（auxiliary ego）的角色，給予很多的支持，讓工作對象能為自己的自主性勇敢付出。

一旦自主性的作品出現，視覺藝術的形式具體化了很多象徵性符號，個體自然發展出統整作品的需求。此時若是創作者有什麼樣的作品改進之想法，或逐漸有能力在創作時主動提出創作概念，則藝術治療師要扮演第三隻手（the third hand）的角色。Kramer 認為**第三隻手**並非動手幫對方完成對方想要的樣式，如此為並不能幫助工作對象擁有獨立個體化的自主與統整能力，唯有協助對方自己完成想要的樣式，才能真正長出自主、統整與自我撫慰的內在力量。

上述理論概念，盡可能將很困難理解的觀念說明清楚。為了透過藝術創作走向獨立個體化的歷程，藝術治療師能協助提供機會讓接受藝術治療的創作者自己想辦法完成自己要的作品樣式，更能從旁協助感受挫折時的支持性力量。提供機會乃提供創作者自主思考創作樣式，不能用教案代替，也不能用步驟清晰的結構性架構去框架創作者的想像力，最多只能給予簡單的主題引導，帶領創作者根據自己的心智思維自由行。

上述理想的藝術治療狀態，採用的是「如同藝術家自由創作」的概念。理論上，一個能獨立自主的人，可以自己決定自己要作什麼，自由選擇想要的媒材，以想要的創作技巧創作想要的造型與色彩。然而，現實情境中，有多少接受藝術治療的個體有這樣的能力？

如果說，內在自我強度（ego strength）帶動自我主體性，則接受藝術治療的個體可能因身心狀態較不穩定而更需要引導或創作協助。一般身心狀態的學習者，可能因臺灣教育體制崇尚考試與高分，只要學會老師說的而不需要有太多自己的想法，因此被要求要創作時可能完全沒有想法。技巧取向的藝術教育也可能因為仰賴老師修改，對自己完成作

品充滿焦慮。像藝術家一樣自由創作，是藝術治療歷程的理想，實際上確實有難度。

接下來以一般初階學習團體的創作活動引導，說明透過簡單引導之自由創作進行探索的可能。

●●● 不藏私分享的常見課程內容 ●●●

過去初階課程的教學經驗中，少數參與這類學習團體的學習者無法理解自己的創作體驗對學習的效果，也比較無法掌握作品簡單分享探索的分享深度，因而影響了學習成效。曾經在講述討論正常兒童繪畫發展理論時，學員問我為何一直講解正常小孩的作品，為何不聚焦在需要接受治療的兒童作品。我的回應很簡單，不了解正常，怎能知道有狀況的孩子作品如何偏差。也曾經有學員問我，為何他要來這裡畫畫，不是個案才要畫的嗎？前來學習的人為何要畫畫？我的回應也很簡單，如果學習藝術治療的人不畫畫，很難體會創作時發生的各種感受與現象，更難理解創作過程需要付出的支持與同理。

這些現象很有趣，顯示少數學習者不願意透過作品與自己連結，可能是陌生團體中非語言表達的不安全感，也可能超強防衛不想讓他人看穿，帶著藝術治療師能透視作品與人心的偏差概念，或因為其他個人原因，而不想要在學習團體中以作品與自己的感受連結。近年來參加課程的學習者已經少有這樣的情況，顯示大家對於藝術治療的認識更進一步。這個現象很能理解，目前翻譯出版的繁體中文書籍相當多，透過書籍很容易能獲得系統性知識。雖然網路訊息內容參差不齊，至少網路通訊發達，能輕易的在網路上閱讀碩博士論文，目前這類課程已經少有排斥創作的情況，參與者的投入度都很好。

以下由我個人時常用來帶領創作體驗的自畫像主題，分享我常使用的操作方式。首先說明，我挑選自畫像主題的原因是自畫像作品完成時，有如鏡子一般，讓創作者與自畫像面對面，增加創作者與作品對話的可能性。再者，自畫像的形式多元，只要能突破自畫像就是寫實胸像的想法，很快能使用象徵性表達進行創作。最後，自畫像主題使用的媒材能簡單到完全不幫學員準備媒材，單純由學員隨身攜帶的東西，象徵自我有限資源的創作概念，也可能擺放一整桌的多元媒材供選擇。最後一個重要的原因，學習者對「自畫像」這幾個字能很清晰的理解，能幫助一個大的學習群體在教學脈絡中進行簡單探索，在分享的架構限制之下，維持心理安全感而不需要有深度的分享，同時能理解理論之內容。

創作引導一：自由自畫像

　　簡易引導：如果這件作品要拿來作自我介紹，請自由的使用你喜歡的媒材畫出自畫像，不一定要寫實，你可以用你自己喜歡的方法描繪一件自我介紹的作品。

創作引導二：象徵物件自畫像

　　簡易引導：象徵能力是我們成長過程發展出來的心智能力，請自由使用你喜歡的媒材，以象徵物件代表你自己。

創作引導三：抽象色彩自畫像

　　簡易引導：請用顏色、造型、線條畫出你的樣子，但不能是清楚可辨識的具體物件。

創作引導四：家用物件自畫像

簡易引導：想一想家裡能找到的家用物品，哪一個能代表你？可以是家電用品，也可以是無生命的物品，只要是能在家裡找到的東西都可以。不需要在意物件的樣貌是否寫實，可以聚焦在功能帶來的象徵意義。

創作引導五：動物自畫像

簡易引導：請畫一隻動物代表你，可以是現實生活當中有的動物，也可以是各種有特色動物的組合。不需要在意畫得像不像那種動物，創作者有權說明自己的動物之意義。

創作引導六：鏡像自畫像

簡易引導：事先印好橢圓形在畫面上，引導創作者思考這是一面立於自己前方的魔鏡，能映照出真實的自己。創作表達時不限表達方式，可抽象，可寫實，可象徵，任何表現方式都可以。

創作引導七：姓名自畫像

簡易引導：姓名為個體出生之後，在父母對孩子的期待中被創造出來。這個活動邀請創作者進行一小段自由書寫，內容聚焦於自己的姓名之來源與意義。寫完之後，為此姓名畫一張自畫像。

創作引導八：情緒色彩自畫像

簡易引導：說明情緒表達沒有對錯，正如色彩的應用也沒有對錯。鼓勵以非寫實色彩表現自畫像，把一個臉部用誇大的色彩與造型，展現自我樣貌。

創作引導九：薑餅造型自畫像

簡易引導：薑餅人有一個簡單的造型，但畫這個並不是要模仿薑餅人，或給他畫上簡單的神情，而是利用簡筆人物輪廓描繪肢體運動的樣貌，以各種顏色的筆觸質感畫出薑餅人自畫像。

創作引導十：毛根自畫像

簡易引導：選擇喜歡顏色的毛根數條，將自己喜歡的肢體樣貌以毛根組合出來。組合的時候不一定是人型，可以是各種擁有誇大超能力的造型。

創作引導十一：描身自畫像

簡易引導：需要先將兩張全開牛皮紙用雙面膠接起來，兩人一組，在創作者決定以什麼姿勢躺好之後，組員用鉛筆描繪創作者的身體外輪廓。交換進行這個描繪身體輪廓的動作，後續由創作者接手完成自己的描身畫。

備註：本活動需要有足夠的空間與時間，也可以在簡單的肢體律動之後進行。

創作引導十二：潛意識自畫像

簡易引導：想像有一扇窗子打開之後能看到潛意識中的自己，請畫下這樣的自己。

創作引導十三：外在自畫像

簡易引導：你認為別人怎麼看你？請自由表達你展現在他人面前的樣貌。

創作引導十四：曼陀羅的回憶自畫像

簡易引導：想像你拿著一個單筒望遠鏡，看到生命階段中某個重要時期的自己，請畫下這個畫面。

創作引導十五：未來自畫像

簡易引導：你認為你未來會是什麼樣子，請畫下未來的自己。

備註：上述引導方式的探索請參考《藝術治療圖卡的 100 種應用》[8]。

上述 15 個自畫像引導是我時常應用在藝術治療初階學習團體的主題，隨時可以因時制宜因不同團體的需求微調創作引導的方向。首先，團體開始時要選用比較沒有衝擊性的引導，例如讓學習者較能感受創作自主權的自由表達，或是比較能隱藏自己而感受表達安全感的抽象畫。有時候該次課堂設定了閱讀的主題內容，會配合該次學習內容進行創作引導，例如講述周哈理窗理論時，可以帶入外在自我與內在自我的創作主題。上述引導方法之其中幾種具有探索身體意象與感受的意義，例如薑餅人、毛根、描身畫等，這些部分能探索身體感受與直覺感官之間的關係。然而，基於學習團體的體驗性質，這些創作引導的自我探索僅進

行圖像表徵與象徵意義之分享，不作太多自我事件連結的覺察性質探索。

　　理想中的媒材應用，Kramer 在紐約大學開設給藝術治療師的藝術創作這門課上談到，她認為每個自我強健的個體都有能力為自己選用非語言表達的媒材。然而，有時候受限於表現主題、場域、經費等各種現實條件，藝術治療師要有能力在不同情境下，有彈性且能靈活應變的應用媒材。

　　上述創作引導方式之下，如果能有一桌各式各樣的多元媒材供大家自由取用，是最能展現創作表達與自主性的方式。然而，受限於機構的材料費預算，以及學習為目標的條件之下，這類團體以簡便為主。通常我會為學員準備一盒 12 色粉蠟筆，方便收藏的 A4 大小尺寸圖畫紙，鼓勵學員思考我們每個人的現實資源都很有限，在這些有限條件之下發揮想像力的最大可能，符應 Robin（2005）[9] 所言之「框架下的自由」（a framework for freedom）之意義。

　　12 色粉蠟筆顏色有限，但透過線條疏密、輕重緩急、自由混色等方式，依然能增加創作的新經驗。創作行為的部分，縱使用的只是 12 色粉蠟筆，還是有許多值得探討之處。例如有些人一開始時因為害怕畫錯，很難直接下筆，需要鉛筆打稿或是先用淺色描邊，但學習團體的創作時間有限，只要能突破擔憂對錯的心防，最後這些學習者可能學會先畫下來看看，有需要的時候再修改。又例如有人下筆時的筆觸控制性很高，不自主的抓握得很緊，線條有著札實的緊密度，顏色也都塗在造型以內，有人則能很自在的接納隨興的線條，不在意顏色塗到邊框外。這些創作行為能透過討論連結到創作者平日的行為模式，也是一種透過媒材體會新經驗，獲得覺察與改變的歷程。

　　初階學習團體的目標是學習藝術治療這個領域學科之入門，不作治

療性質的探索，不觸碰內心深刻而難以鬆動的個人陰影，也不會挑戰學員的言行矛盾或思緒之不一致。學習過程常透過閱讀與導讀幫助學員理解理論概念，透過創作引導讓學員體驗賦予作品意義的過程，透過分組分享經驗粗淺的經驗探索與整理，因此學習者多半感覺非常有趣。

這類課程的學習過程，很能讓學習者體會到個人創作表達的個別性，並且在不看重技巧的情況下獲得個人表達的尊重與支持，通常感受溫暖且能提升個人表達的自信心。然而，此優勢卻也是此領域的一大限制，下一段落將探討常見的學習團體之最大限制。

●●● 一般學習團體的優勢與限制 ●●●

初階學習的樂趣可能讓學習者以為助人工作就這樣簡單，簡易體驗與探索，聚焦於分享而非治療，只要舒適的療癒感。這個條件形成藝術治療初階學習團體的優勢，也是最大的限制。

首先，這樣的學習歷程被誤用，是最大的麻煩。正如上述，不看重技巧的創作方式，分享作品就結束，誤以為創作加分享就似乎等同藝術治療。正如同「藝術即治療」的倡導者 Kramer 的方法，她認為要有效果需仰賴藝術治療師理解治療過程所提供創作協助時的每一個動作、每一句話之治療性意圖。但「藝術即治療」的字面意義，時常讓人誤解為只要畫畫就會好，其實不然。學習團體的樂趣時常讓人誤以為只要畫畫和分享，就會獲得治療性的收穫，忽略心理治療工作之探索、覺察、行動改變的長期歷程。

初階學習另一個誤用，是部分學員急於整合方法進入自己的專業，未考量選修學分學習理論之後，需要在實務工作中接受一段時間的督導。需深刻理解自己，不把自己的議題帶入治療情境，也需要理解如何

與個案互動更良好的專業歷程。助人工作仰賴實務研究的成效，簡單說就是有效的事情才做，沒有效果的不需要浪費力氣。初階學習只是個起步，跨領域整合專業是好事，並沒有標準答案，但需要投入更多專業間的討論，才能發揮較好的成效。

完全複製學習方案是誤用的一種形式。藝術治療師進行普羅大眾推廣課程時，面對的學習者多數皆為身心健康的個體，為了配合課程所進行的創作體驗與分享活動多半合適這類對象。因此，若是將課堂上進行的創作引導方式原封不動的應用到另一個團體，可能是行不通的。藝術創作之本質主張創作者的自主性，自主決定創作內容、創作媒材與媒材的應用方法、創作風格等，創作者具有創造性的絕對自主權。

藝術治療師的角色是過程中的共事者，從旁支持創作概念的形成，表面上帶領創作者進行創作活動，實則以工作對象為主體，需時時考量對方的需求。複製學習方案到另一個族群是治療師為主體的做法，應先理解工作對象之認知、情緒、行為的各種需求，尊重其自主性，而非以治療師為主體，設計一個框架套在對方身上。

若課程當中的創作引導方式能善加轉化，且能經過縝密思考跨領域專業整合時的細節，並非不能應用課程所學。應用之方法須與應用者之專長與經驗良好的整合，並援引出處。若有學員不經講師同意，將上課內容整理出版，或是將課堂創作引導方式略為改寫，皆未談到引用之出處或修改之思考脈絡，就違反學術倫理了。

受限於高等教育體制內課程對於師資學歷的要求，許多接受完整良好的藝術治療訓練之實務工作者無法在高等教育層級開設相關之系統性課程。這個現象凸顯高等教育體制外，由受訓完整的實務工作者授課之優質繼續教育課程的需求與重要性。優秀的實務工作者如能兼顧理論與實務運作之理解的帶領，能在此初階學習的領域幫助學習者有良好

的觀念，同時將自己的專長整理成系統性學習的資料，幫助普羅學習者擁有良好的學習成效。

●●● 學習團體的倫理議題 ●●

依德而行，什麼樣的方式最具有個案利益就怎樣做，此為重要倫理概念。

許多個案提供作品以利學術進展與討論，授權藝術治療師上課使用，但並沒有授權藝術治療師開放讓學員拍照帶回家。學習團體當中，難免在課堂上進行案例作品討論，部分學習者無法理解禁止錄音、錄影的重要性，拿起手機就想拍照。有時候，小組成員在學習過程因凝聚力高而成為好朋友，有人因故缺席無法上課，好朋友會想要幫忙課堂錄音。上述兩種情況都違反倫理，需要制止。

課堂上大家開心創作與分享，有時所有人的作品會全部展開在一張大桌子上，此時作品呈現的樣貌很有趣，有別於一般技巧訓練的創作類課程。由於手機方便，也會有學員想要拍照留念，此時也必須要設限。這部分我個人的彈性做法並非完全制止，通常進行知後同意的機會教育。創作者都在現場，立即詢問被拍攝的意願，並在自主決定的理由下鼓勵不想要被拍照的人要勇敢說出來。一般而言，作品與創作者會分開處理。有時候，有人樂意與自己作品一起拍照，但有人只願意作品被拍照。部分情況下，有人可以接受拍到自己，但不能接受拍作品。這些情境在大家協調好之後才能拍，並且需要設限，不能將數位影像放在社群網頁公告，要公開也只能放自己的作品和自己的照片。

保有良好的專業素養才能有較佳的實務能力，而專業能力源自於良好訓練，且需要持續的接受繼續教育，如此始能幫助藝術治療師擁有好

的專業成長。若學員當中有人想要立刻學會立刻用，實應勸說踏實學習的必要性。目前美國與英國的藝術治療學會擁有良好的培訓架構與規範，台灣藝術治療學會在此專業發展的過程中，沒有歐美嚴格，但也有一套培訓的課程架構與實務學習之標準。對於真心想要學習此專業的學習者，宜勸說踏實學習理論，不逃避實習與督導的需求，更不要想一步登天的幾天認證課程。主要原因是，助人工作不是自己開心就好，是為他人身心健康負責的專業。

曾經開設此類推廣課程的實務工作者偶爾會有一個尷尬的情況，就是結束課程之後，學習者詢問是否能找老師做為自己或自己親友的藝術治療師。此類狀況需要深刻考量界線問題，最好回到執業登記的治療場域接案，或依情況直接轉給其他更為合適的治療師。當然，學習者如果要約咖啡廳談治療，是一定不行的。

本章論及常見的藝術治療初階學習團體，由內容形式、場域與學習者談起，進而分享相關理論與常見的創作引導方法，最後論及重要的倫理議題。末段為一點長期教學經驗之心得分享，盼與讀者共成長。

●●● 長期教學經驗之心得分享 ●●●

1987 年，臺灣第一篇以藝術治療為主題的論文，是由目前臺中教育大學侯禎塘教授所完成的研究《藝術治療團體對特殊學校肢體殘障國中學生人格適應之影響》。臺灣的第一位藝術治療師陸雅青，則於 1989 年完成學位，返臺服務。自此之後，開啟了藝術治療專業在臺灣的發展。

剛開始的時候，許多的演講聚焦在簡介這個新興的領域，在推廣的層次，幾年之內普及的讓有興趣的學習者有了基本概念。逐漸增加的各

種進階主題學習，對學習者而言，提供更多學習內容之選擇；對教學者而言，也能逐漸整理出不同主題的進階學習內容，對提升此領域專業內涵有具體幫助。

除了越來越多領域內相關課程，出版界也多了不少代表性的繁體字翻譯著作。意義上，不僅僅是實體課程的領域，也在不受限於課程時空的文字出版領域，讓更多人有機會認識藝術治療，同時幫助了藝術治療師在實務界的發展。

目前，雖然少有「藝術治療師」為名的專任工作，但實務界有許多以非語言表達為心理治療工具的需求。臺灣藝術治療學會的專業認證會員當中，部分擁有諮商心理師證照，部分擁有學會的藝術治療師認證。期望未來，藝術治療師能擁有法規上認可的專業認證，讓此領域無論在理論與實務的發展更加扎實。

註　解

1. Lowenfeld, L. & Brittain, W. L. (1987). *Creative and mental Growth*, (8th ed.). Prentice Hall.

2. Kramer, E. (2001). *Art as therapy: Collected papers*. Jessica Kingsley Publishers.

3. Naumburg, M. (2001). Spontaneous art in education and psychotherapy. *American Journal of Art Therapy*, 40(1), 46-64.

4. Prinzhorn, H., Brockdroff, E. & Foy, J. L. (2019). *Artistry of the mentally ill: a contribution to the psychology and psychopathology of configuration*. Martino Fine Books.

5. Winnicott, D. W. (2005). *Playing and reality*. Routledge.

6. 江學瀅（2014）。成年人藝術創作依戀行為之個案研究：以Moya為例。**藝術教育研究**，28，1-30。

7. Kramer, E. (1993). *Art as therapy with children*. Magnolia Street Publisher

8. 江學瀅（2020）。**藝術治療圖卡的 100 種應用**。台北：商周。

9. Robin, J. A. (205). *Child art therapy*. John Wiley & Sons..

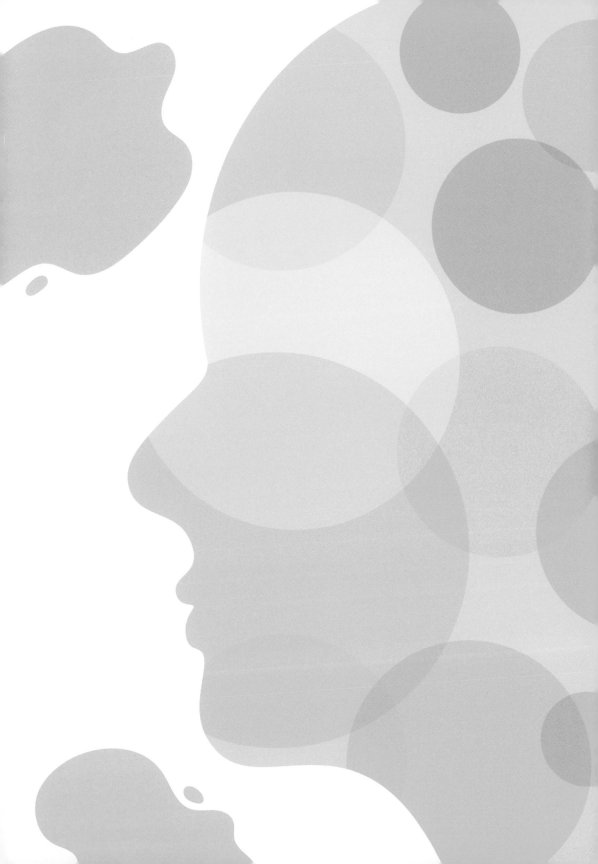

第二部

社區場域的
藝術治療工作

　　社區場域的工作目前為臺灣的藝術治療專業服務主
要地點之一，在諮商心理師法的規範之下，社區工作的
藝術治療師多半同時擁有諮商心理師證照。本篇的藝術
治療工作實務包括：社區幼兒藝術治療、阿德勒取向的
特殊青少年族群藝術治療、社區導向的家庭暴力創傷復
原藝術治療，以及家族／伴侶的藝術治療。

從創造發展內在自我

國立臺灣藝術大學師資培育中心　兼任講師

楊舜如

　　幼兒是國家重要資源，也是推動社會發展的關鍵指標之一。近幾年來雖然出生率不斷下降，但也因為少子化，而使早期療育獲得更多的關注與資源。發展是一段具有創造性的連續過程，許多研究已證實早期的感知覺與動作經驗形塑了初期思維，也是視覺再現與表達的開端，內在潛能推動了想像與象徵能力，發展出一連串創造行為。幼兒創造素材來自其經驗，透過創作表達並與他人進行互動，這段歷程讓外在「客體」逐漸清晰，幼兒也能在有意義的互動中看見「我是誰」，其影響深遠，對智能、情緒、人格與人際關係發展皆奠定了重要基礎。

幼兒創作的起源

「創造力」是幼兒與生俱來的潛能，創造始於想像，而想像力帶動了象徵能力的發展。當孩子玩起扮家家酒，會將一顆石頭想像成車子，或將一片葉子想像成美味的佳餚。藝術也是幼兒表達「創造力」的一種形式，透過知覺的刺激、身體的控制與操作、大腦整合做出相對應動作，才能呈現出塗鴉行為。幼兒畫畫時，總能詮釋大人看不懂的塗鴉或線條，創造出他們自己獨特的意義，如：一條曲線可以是蛇、繩子或是車子開過的軌跡；一個圈圈可以是一個人（圖一）、太陽或是一隻鯊魚（圖二），而這同樣也是象徵能力的建構。

如同語言發展，藝術是一段具創造性的連續發展歷程。Matthews（2003）[1]曾在研究中提到，幼兒繪畫從一開始便具有其組織和意義，塗鴉行為建構在生活情境中的經驗累積，如：在搖籃中的身體擺盪、觀察球滾動的軌跡、玩弄食物帶來的感官刺激等。幼兒創造行為始於表達與溝

楊舜如

學歷

- 美國紐約新羅雪爾大學
  （The College of New Rochelle）
  藝術治療／諮商所　碩士
- 國立臺灣藝術大學雕塑系　學士

現職

- 國立臺灣藝術大學　兼任講師
- 臺北市心禾診所
  藝術治療師／諮商心理師
- 新竹市平衡身心診所
  藝術治療師／諮商心理師

經歷

- 社團法人中華民國兒童慈善協會
  藝術治療師
- 國立清華大學心智中心
  藝術治療課程　合作講師
- 善牧基金會新竹小羊之家
  幼兒團體藝術治療師
- 仁愛社會福利基金會
  附屬晨曦發展中心　早療教師

證照

- 美國藝術治療證照委員會
  註冊藝術治療師（ATR-18-261）
- 台灣藝術治療學會專業認證
  藝術治療師（TRAT 2013-001）
- 台灣藝術治療學會專業認證督導
  （TRATS-2020-001）
- 諮商心理師
  （諮心字第 003238 號）
- 教育部審定合格講師證
  （講字第 110757 號）

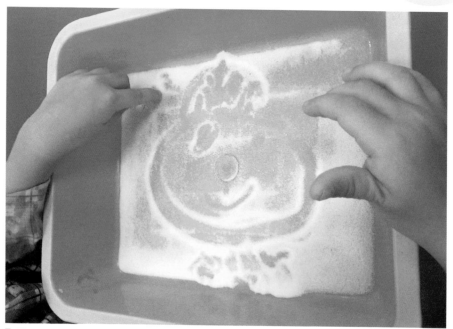

▍圖一　鹽巴沙畫，五歲孩子的人物塗鴉。

通需求，就像嬰兒會創造獨特的非口語（動作、表情）與口語訊息與他人互動並從中找出語言的規則。幼兒藝術發展也是在經驗調和中逐漸累積，從點、線、面慢慢發展出具有意義的表達語彙。

當越來越多研究證實創作經驗對發展的助益，大眾開始重視「創造力」並嘗試將「藝術」應用在早療專業。同時，在實務中卻也發現許多人誤解了藝術治療，以執行方案的思維在理解創作，甚至是治療歷程，如：複製

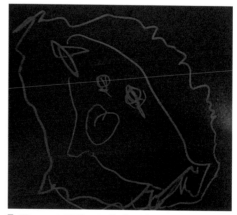

▍圖二　水粉筆，三歲孩子的圈圈鯊魚。

一樣的媒材、流程，按照步驟完成一件看起來很「完整」的作品。如此詮釋創作歷程，使得作品完成度看起來很高，實則很容易局限了藝術本身的創造性與彈性，讓創作流於形式而忽略了歷程中帶來的內在感受。

藝術治療師 Malchiodi（1998）[2] 曾提出，理解繪畫最好的方式是直接經驗繪畫的歷程，她以「游泳」來比喻幼兒繪畫的過程：觀看他人畫畫就像看別人游泳，只了解了游泳的形式，卻無法知道游泳的感覺。必須真的進到水裡，才能體會身體在水中的阻力、漂浮的感覺、換氣的節奏、自由前進的快感。如同游泳，創作帶來的感受是如此豐富，唯有親自嘗試、經歷其中，才有可能對創作歷程感同身受。

●● 藝術治療在早療的角色 ●●

在台灣，早期療育服務對象是指 0～6 歲的發展遲緩兒童，並依兒童及其家庭之個別需求提供必要專業介入。造成兒童發展遲緩的原因很多，理想的轉介流程是由專業早療團隊評估後量身研訂「個別化治療計畫」，並依照此計畫安排後續醫療介入。專業早療團隊的組成也越來越多元，包括：醫師、護理師、社工師、臨床／諮商心理師、物理治療師、職能治療師、語言治療師、表達性藝術治療師等，連結各種早療項目，提供以家庭為中心的整合性照護。

近年來，隨著越來越多國家將早期療育列為重點發展項目，大眾對於早療的覺察與主動性也有顯著提升。很多家長會積極把握 0～6 歲早療黃金期而努力地幫孩子尋找療育資源，卻也因此發現很多孩子因重複治療或負荷過大、彈性疲乏造成療效打折的現象。早療領域的蓬勃發展也推動了專業改革，許多專業人員開始融合多元理論以更符合學齡前幼兒的需求，其中，「表達性藝術治療」非口語的特性與優勢也引起許

多討論。

　　一般大眾在選擇早療項目時，常會先從字面上去理解治療內容，難以區分「藝術活動」與「藝術治療」的不同，也因此，藝術治療常常會被認為是一種具娛樂性、輔助性、療癒性的藝術活動。這樣的混淆也顯現在專業稱謂上，如：早療領域的治療師們，不論是物理治療、職能治療、語言治療或藝術治療，一律被統稱為「老師」；治療項目則簡稱為「治療課」。於是，在專業界定模糊下，大眾對「治療」及「治療師」有了各自投射的期待與想像。

　　專業混淆影響著各層面的治療。舉例來說，社區早療的幼兒常見轉介原因是情緒、行為以及人際困擾，每當我進一步詢問家長對於藝術治療的期待，回應不外乎以下幾種：1.期待從圖畫解析幼兒心理；2.期待藝術促進口語表達（會開口說話）；3.期待提升美術能力、發展藝術專長。任何一個早期療育項目都不會是短期治療，需要依靠專業人員與家長有共識的齊心努力才能相輔相成。因此，藝術治療師有責任在療程前說明清楚治療架構與規則，協助家長與機構理解藝術治療，並在必要時於治療期間再次澄清。

●●● 藝術治療與藝術活動 ●●●

　　藝術治療與藝術活動相比，表面看來好像沒有什麼差異，但若是理解兩者間的目標與動力，就會明白兩者有所不同。一般幼兒藝術活動注重美感養成，強調美術技巧的學習與作品完整性，幼兒在創作歷程中受到鼓勵與肯定而對創作有了正向連結並更加投入。一個好的藝術活動可以激發幼兒創造潛能、抒發情緒、學習表達、認識自我、提升自信心，從心理健康角度來看可以達到預防功能。

而幼兒藝術治療則是一種以藝術為主體的心理治療專業，強調治療關係與創作歷程，以及幼兒在創作中的內在動力。藝術的多樣性鼓勵幼兒探索，也跨越了生理與心理的限制，自發性創作就像是一面鏡子，真實映照出幼兒內在狀態。早期創作行為充滿了原創性，隨著心像變化出不同樣貌，治療師提供安全又自由的空間，就像一個足夠好的容器，涵容了幼兒當下所有情緒與狀態，支持、見證著自我的形成。

　　幼兒的創作即興又多變，是內外在因素相互交融的成果，生理／心理狀態、場域的變化、媒材的選擇等都會影響其創作表現。因此，藝術治療師需注重幼兒個別差異，對創作歷程保持創造性與彈性，並隨著治療關係的演變即時做出調整。每個幼兒心理發展都有其獨特性，如何在治療中保持穩定支持而不過度介入考驗著治療師的專業，藝術即治療，當幼兒成為創作的主導，其內在療癒力也將隨著藝術的流動而開始運作。

●●● 幼兒藝術發展理論 ●●●

　　在生命早期階段，嬰兒會透過感官動作的探索來認識自己與世界，如：吸吮手指（吃手手）、伸手觸摸腳掌、搓揉小被子等。創作源自於這些在生活情境中的經驗累積，於是，大部分幼兒會在 2 ～ 4 歲的年紀發展出塗鴉行為。在這個階段，幼兒對世界充滿好奇，他們勇於探索但也因過於自信而充滿挫折，來自成人的鼓勵與肯定是重要支持，這些行為能讓幼兒感到安全與放鬆，在此情況下，自發性創作也較有可能出現。

　　根據 Lowenfeld（1987）[3] 的繪畫發展理論，幼兒在 2 ～ 4 歲會經歷塗鴉期，塗鴉期分成三個階段：1. 隨意塗鴉期；2. 控制塗鴉期；3. 命名塗鴉期。在塗鴉階段，相較於畫出具體圖像，幼兒更熱衷於探索動覺與知覺，從隨意、反覆、機械性的線條開始，慢慢發展出控制能力，畫出

有意識的連續大圓，進而表現出各種封閉圓形、線條、形狀。此階段幫助幼兒學習將心像視覺化，塗鴉滿足了表達衝動，喚起內在情感、建構圖像語彙，為未來人格與情緒發展奠定重要基礎。

幼兒創作蘊含了許多發展意義，藝術治療師陸雅青（2016）[4]認為，觀看幼兒創作必須先學習同理其創作歷程，塗鴉和繪畫是孩子在生命初期自發性活動之一，展現出創作當下生理、認知、情緒、人際關係等面向的發展。唯有綜觀各個發展面向才能更好的理解幼兒創作，太過強調圖像分析則易忽略創作歷程，或在觀看中不知不覺將自身想法投射其中，這種情況在臨床中也時有所聞。

多年前，我曾聽一位家長分享，快三歲的孩子用黑色蠟筆畫了各種線條和圓，而這「一團黑色」竟然被某位「專家」斷定為「內心混亂」的象徵，強烈要求家長幫孩子報名心靈治療課程，家長聽完陷入自責，深怕自己在教養過程中有所疏失。我們可以確定這位三歲幼兒的創作符合其年齡發展，至於「一團黑線」是否等同於「內心混亂」，除非創作者本身做出詮釋，否則更像是觀者當下的情感投射。唯有對幼兒各發展面向有更多的觀察，不然單憑一張塗鴉就做出聳動評論，除了帶給家長更多焦慮，對於其後續發展也並沒有太大助益。

●●● 透過藝術喚起創造力 ●●●

「創造力」是我們與生俱來的潛能，也是文化推展的動力；創造力也在許多古文明中留下痕跡，如：石窟壁畫、器具發明、宗教儀式。藝術治療師 Malchiodi（2006）[5]曾比較創作歷程與治療歷程，發現兩者間有許多相似性，創作與治療皆帶來了新的契機，為舊有存在、思考、感受和互動找到新的解決方法。透過創作與治療，可以促進我們對內在困

境有新的理解、頓悟和覺察。

　　藝術作為發展創造力的途徑之一具有許多優勢：多元媒材能引發好奇心、鼓勵探索；創作行為提供豐富感官與動覺刺激，促進感覺統合發展；創作帶來自由與彈性，滿足幼兒天馬行空的想像力；創作引發正向情緒並可幫助找回安全感與控制感。喚起內在創造力有助於提升幼兒各項發展，既然創作帶來這麼多好處，為什麼許多成人聽到「創作』」兩個字，還是感到困難重重？

　　我在大學授課時，常聽到許多學生表示對創作沒有自信，認為自己不會畫、畫不好。我也在回顧創作經驗中，看見許多人小時候很愛畫畫，但隨著年齡增長，生活越來越忙碌，漸漸地不再有機會畫畫，離創作越來越遠，最後，對創作也越來越沒自信。到底在成為大人的過程中，是什麼阻礙了內在創造潛能？我們對創作的信念來自於生命經驗累積，要找回「創造力」，首先要檢視我們看待創作的眼光。

　　有位家長分享過一段讓我印象深刻的影片：孩子坐在客廳，拿著水彩筆在鋪滿茶几的白紙上塗色，顏料隨著水在紙上暈開。同時，家長在旁邊也沒閒下來——孩子忙著創作，家長忙著準備抹布、洗筆、整理媒材。影片中沒有太多對話與互動，孩子看著家長忙進忙出，最後，放下筆跑走了。在這段過程中，孩子關注著水彩在紙上變化，家長關注著可能要被弄髒的環境，但事實上這件事尚未發生。有沒有可能，我們願意調整看待創作的眼光，花時間專注在創作當下，那些更值得我們關注的部分。

●●● 建置一個適合幼兒創作的空間 ●●●

　　藝術治療裡，空間佈置也具有個別差異，需要仔細考慮每個幼兒身

心狀態後提供適切的治療場域。在準備適合幼兒的藝術媒材時，我通常會以「安全、多元、不易損壞」為第一考量。藝術治療師陸雅青（2016）[6] 也曾提到，感覺統合為幼兒階段的成長重點，有利於幼兒發展其手、眼協調能力，強化其大、小肌肉發育之媒材均可善加應用。

　　有些早療單位會在機構內設置藝術治療室（如圖三），每個藝術治療空間各有差異，但常備媒材不外乎各種尺寸與顏色的紙張、粗蠟筆（或蠟豆）、手指膏（各品牌觸感不同）、黏土（注意不要太硬或太軟）、切割工具（安全剪刀、美工刀）、黏著工具（膠水、白膠、膠帶）等。此外，我也養成蒐集各種回收容器、小物件的習慣，以便隨時回應幼兒創作需求，盡可能讓媒材櫃看起來多樣化，因為任何媒材都有可能引發創作動機，提供選擇但不會多到讓人分心。

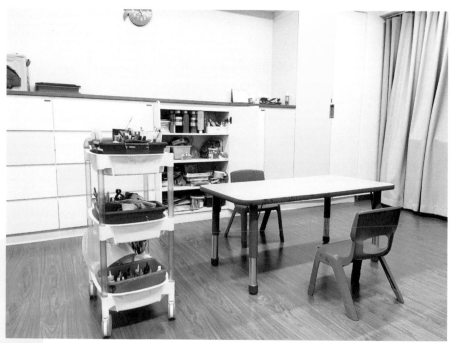

▌圖三　臺北兒童慈善協會的藝術治療室。

另外，建構幼兒藝術治療室除了媒材準備，一組可調整高度、方便創作的活動桌椅也很重要。如果空間允許，我會多放畫架，或是另闢地板空間，隨時迎接孩子在上面展現創意。我在親職講座中也常鼓勵家長於家中佈置一個專屬空間（或一個角落），每週安排固定時段，通常是 20～30 分鐘，與孩子一起進行創作遊戲，這邊要特別強調「一起」不是坐在旁邊滑手機，或只是聲控孩子創作，而是家長和孩子一同參與。維持這個特別的美術時間不但幫助親子經驗「有意義的互動」，也能有效增進親子關係。

以藝術作為幼兒表達的媒介

學習表達，是我們與外界溝通與連結的主要方式之一，對很多尚未發展出口語能力的幼兒來說，這種「說不出、不能說、不想說」的感受也常是造成情緒卡住的原因。這時，藝術媒材提供了另一種選擇，其非口語表達的特性可與病徵共存，幫助跨越口語阻礙連結內在世界，促進關係中的表達與理解。因此，在幼兒藝術治療裡，創作可做為替代表達的方式之一，接下來以一個四歲幼兒的治療片段補充說明。

四歲的小智是個喜歡創作的孩子，診斷為發展遲緩。在治療室大部分的時間，小智都專注在創作，偶爾會用簡單的詞彙與治療師（以下簡稱「我」）溝通。那天，天空下著細雨，約定時間一到，小智衝進治療室。他的眼神看起來很焦慮，好像有許多話要說，但口中只能重複著：「畫圖、畫圖……。」我一如往常地跟他打招呼，引導他走到媒材櫃前。小智快速地抓了一盒蠟筆回到專屬座位，我隨即在他旁邊坐下，並拿出各種尺寸的畫紙。小智隨手抓了一張 4 開圖畫紙，用蠟筆快速地在紙上塗鴉。

我看著紙上圖像浮現（圖四），心想，這好像是某種遊戲器材，但

不是很確定。我剪了一個紙人放在圖畫旁邊，小智很快地拿起紙人，加碼在圖像右側畫了一個梯子、左側畫了穿著裙子的人，接著，拿起我剪的紙人在圖中比劃，我心中想著那應該是一座溜滑梯。小智拿著紙人溜溜滑梯，我剪了第二個紙人跟著他，一起在紙上玩耍了好一陣子。最後，小智把紙人貼在溜滑梯中間的圓形區域（我猜是某個特別的地方，後來跟小智媽媽討論才知道是其在學校的秘密基地）。遊戲結束，小智剛進治療室時的焦慮情緒隨著創作歷程漸趨緩和。他抬頭對我笑了一下，像是完成了一件重要的事。

　　繪畫緩和了小智的焦慮，協助其有機會表達出想玩溜滑梯的心情。療程中，大部分時間都是非口語互動，藝術創作成為了主要的表達媒介，跨越了口語與情緒限制，讓小智的內在感受有機會被理解、被看見。而我也藉著此次治療，透過藝術與小智對話並參與了他的遊戲世界。

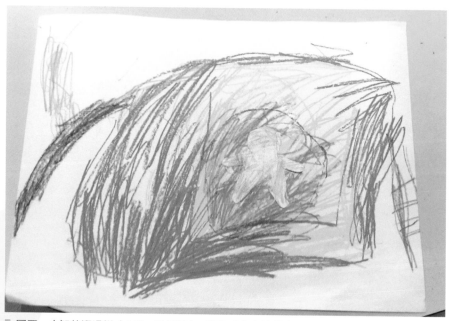

▋ 圖四　小智的溜滑梯（4 開、粉蠟筆），藝術成為表達媒介。

●● 與幼兒在治療中發展創作 ●●

藝術治療中的「三角關係」包括個案、治療師與藝術創作，缺一不可。創作是促進互動的緩衝媒介，三者流動創造了心理的潛在空間。在這裡，幼兒可以在安全界線裡自由探索，涵容了創作喚起的各種情緒感受，信任又緊密的治療關係讓幼兒感到安全、放鬆，願意跟治療師共享心裡空間，在此情境中，也較有可能發展自發性創作。

治療師扮演著個案的外在輔助自我，協助將各種內在議題與情緒感受視覺化。治療師時時關注著個案的創作歷程，給予整個場景一種安全感，就像母親總是關注著她的嬰兒（Case and Dalley, 2014/2017）[7]。於是，幼兒在母親眼中看見自己，發展出「自我感」，並經驗了無條件地接納。以下就一個六歲男孩的故事，分享幼兒如何透過藝術創作重新修復並發展自我的歷程。

小俊，六歲，一個沉浸在自我世界的孩子，講話速度又急又快，在校人際關係不好，難以適應團體生活。他跟母親的關係緊密到接近控制，當母親的反應不如預期，小俊便會以強烈情緒（憤怒、哭泣）來回應，而母親往往只能妥協。治療初期，小俊拒絕創作，對治療室裡的一切表示興趣缺缺，他只想跟治療師聊自己有興趣的話題。他拒絕所有不熟悉的媒材，相對於動手創作，他更喜歡用口語表達。

不論我怎麼邀請，小俊總是難以將腦中的創作計畫付諸實現，從抗拒到接受的過程充滿挫折。終於，他發展出一個可以快速完成又看起來不錯的創作方式——用冰棒棍製作飛鏢（圖五）。接下來幾次治療，小俊都會製作一個新飛鏢，並邀請我加入比賽，但每場比賽都必須結束在他的勝利。經歷了漫長與艱辛的適應過程，小俊對創作的態度慢慢放鬆，也變得較有彈性。

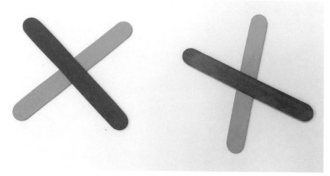

▌圖五　小俊的飛鏢（冰棒棍、白膠）。

　　小俊的第一張水彩創作（圖六）始於一個破壞計畫，當創作想法出現時，他的表情看起來很興奮，他告訴我要將調色盤上每個顏色搞得亂七八糟，並要我不斷在調色盤補上更多顏料。在小俊看似混亂卻又控制的混色遊戲中，他慢慢發展出新的規則與秩序，他塗滿了一張又一張的4開圖畫紙，而我也一次又一次的補滿顏料並協助他換上乾淨畫紙。

　　漸漸的，小俊將注意力從混色遊戲轉移到那些無意間創造出的「新顏色」。他主動跟我分享了他的發現，我邀請他把這些「新顏色」畫在一張新的圖畫紙上，他接受了我的建議，並在每塗完一個顏色後分享他的感受，最後，小俊完成了一幅名為「彩虹」的作品。他看著自己的第一張水彩創作手舞足蹈，充滿自信的離開治療室。

　　隨著療程進行，小俊使用的媒材越來越多元，我們甚至發展出很好的合作關係，他熱衷於跟我討論如何用媒材將有趣的想法呈現出來，就像完成一次又一次的探險。隨著小俊的進步，療程也即將進入尾聲。倒數一個月時，我與他討論著最後一個創作，小俊告訴我這個作品必須大到「佔滿整個治療室」，我對他強烈的創作意圖表示理解，但也坦承治療室有既定的規則與空間限制。經過幾次討論後，我們終於制定了一個

比較可行的創作計畫。

歷時將近一個月，我和小俊一起完成最後的創作——用紙箱建構的秘密基地。小俊畫了一張海報，上面寫著：「○年○月○日，小俊完成了一個偉大的作品，希望大家看見我的努力，謝謝！」我詢問小俊想要怎麼放置這個作品，他決定將秘密基地留在治療室。我們討論了作品保留期限，想了另一種藝術形式（拍照、製作卡片）讓小俊將屬於這段創作的記憶帶走。

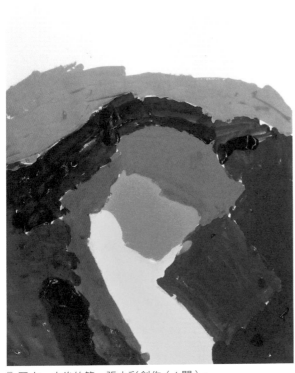

▍圖六　小俊的第一張水彩創作（4 開）。

在治療歷程中，小俊慢慢從自我中心轉而可以跟外在環境和諧相處，同時，他也在現實世界中（家庭、學校）適應得更好，小俊的改變也鼓舞了他的母親對教養投入更多努力。治療初期，小俊因缺乏經驗、自我限制等因素無法展現創造潛能，藝術治療開啟了「潛在空間」，涵容小俊天馬行空的想像。治療師扮演著外在輔助自我，引導小俊將想像轉化成真實創作，透過藝術整合想像與現實進而發展心理界限（boundary），支持他在一次次創作探險中形塑自我。

◦•● 社區幼兒藝術治療的現況與困境 ●•◦

　　在臺灣，許多早療單位為了更有效地利用有限資源，治療室常常設計成多功能空間。也因此，常會在臨床現場看見一間治療室裡塞滿了各種器材，如：各種教具、玩具、藝術媒材、輔具、溜滑梯、球池等。我因為行動治療工作需要在不同場域進行藝術治療，如：幼稚園、社福機構、醫療單位、各級學校，常常一天內要跑好幾個地方，場地限制考驗著治療師的彈性與創意，如何在短時間內將各種空間轉化成藝術治療場域，成為行動治療師必備基本能力。

　　一個經過深思熟慮的治療空間可以同時是「潛在空間」與「創作場域」，提供治療基礎架構，影響療程進行。每接觸一個新的合作機構，治療師皆需運用現有資源重新調整、建置，讓治療空間發揮出最大潛質。相較於其他治療項目，藝術治療所需的成本很高，舉例來說，適合創作的桌面、多元的藝術媒材、安全隱密不怕髒的空間、媒材櫃與作品儲藏室、方便清洗工具的水槽等，都是基本要求。因此，藝術治療師與機構需有充分的溝通，在合作前達成共識並理解到：一個組織良好的創作空間之於藝術治療工作推展的重要性。

　　另一個最常見的困境則跟文化有關。現行社會在看待學習發展時還是以認知能力為主要趨勢，心理需求往往因不易察覺而被忽視，經常等到情況嚴峻或重大事件發生後才會被提出來討論，如：各種複雜情緒累積無法表達，長時間壓抑引發嚴重情緒或身心症狀，甚至造成社會事件。就算是真正進入早療的個案，也常在醫療追求效率與業績的情況下，被要求在短時間內做出成效。

　　每個幼兒的成長歷程都有其獨特發展速度，若只追求短時間進步，往往容易忽略個別差異，讓早期療育流於形式。幼兒的成長具有全面

性，依賴著各項發展指標的持續累積，無法只用單一項目來評斷。當我們學習從歷程而非階段看待孩子的發展進程，也才能看見每個孩子都正持續以自己的速度慢慢長大。

●● 對社區幼兒藝術治療的反思 ●●

透過許多臨床故事，我們一再看見幼兒展現的創作潛能與內在復原力，這些心理能量是如此讓人振奮，鼓舞了其身邊的每個大人。我們期待著，所有幼兒皆能在生命初期體驗到「足夠好的照顧」，好好經歷幼兒階段，然後才能好好長大。當幼兒有機會經驗無條件關愛與尊重，在未來，他便能將這份「好的經驗」延續到更多關係中，用生命影響生命。

隨著早期心理健康受到越來越多關注，縣市政府也將表達性藝術治療納入早療補助項目之一，這個改變大幅增加了轉介意願，讓更多社區型早療機構開始注意到表達性藝術治療。雖然如此，大部分社區型機構仍因經費、資源限制等原因，對藝術治療停留在觀望與實驗階段，並未納入正式編制，只有少部分行之有年、認同藝術治療的機構，有辦法提供表達性藝術治療師們發揮空間。

為了拓展專業空間，許多於社區工作的藝術治療師只能先以短期方案、兼職的方式與不同機構合作，也因為資源有限，常常一個機構只聘用一位治療師。在這樣的工作環境下，治療師除了臨床工作，還需利用治療外的時間整合不同系統資源，這也增加了工作的複雜度，時間久了，難免會感到分身乏術，無形中也消耗了不少治療能量，對維持治療專業的穩定與持續是潛在威脅。

雖然困難重重，但藝術治療在臺灣依然穩定持續地發展著，隨著資

訊傳播與社會進步，越來越多人開始認識與理解這個助人專業。期盼在未來，有更多資源挹注在社區藝術治療專業發展，從制度、組織、倫理、法律、教育等各個層面，融合國內外經驗，集思廣益創造友善專業空間與治療環境，朝建置一個更加完備的本土藝術治療專業而努力。

註　解

1. Matthews, J. (2010)。線畫與繪畫（賴昭文 譯）。心理。（原著出版於 2003）

2. Machiodi, C. A. (2003)。兒童繪畫治療 繪畫：兒童的心靈之窗（吳武烈 譯）。五南。（原著出版於 1998）

3. Lowenfeld, L. & Brittain, W. L. (1987). *Creative and mental Growterr* (8th ed.) Prentice Hall.

4. 陸雅青（2016）。藝術治療—繪畫詮釋：從美術進入孩子的心靈世界（第四版）。心理。

5. Machiodi, C. A. (2012)。藝術治療自我工作手冊（朱惠瓊 譯）。心理。（原著出版於 2006）

6. 同註 4。

7. Case, C., Dalley, T.(2017)。藝術治療手冊（陸雅青、周怡君、王秀絨、蔡汶芳、林純如、許純瑋 譯）。心理。（原著出版於 2014）

阿德勒取向的
特殊青少年藝術治療

李政洋身心診所　藝術治療師／諮商心理師
黃暄文

●●● 青少年界定、發展特色 ●●●

　　青少年是個體一生中身心發展與改變最大的階段之一，在內在與外在各方面都有成長。家庭、同儕、學校、社會與文化也對青少年有不同於兒童期的反應與期望。青少年的界定不是很容易，目前對青少年的界定，主要有生理、心理、社會、年齡與法律不同觀點。（黃德祥，1994）[1]

黃暄文

學歷
- 美國阿德勒大學
  臨床心理博士班研究
- 美國阿德勒大學
  心理諮商與藝術治療碩士
- 國立臺灣藝術大學雕塑系
  藝術學士

現職
- 李政洋身心診所
  諮商心理與藝術治療師
- 自閉症基金會
  外聘藝術治療師

經歷
- 國立臺灣師範大學
  進修推廣學院課程講師
- 東南科技大學諮商心理師
- 東南科技大學資教輔導員

證照
- 台灣藝術治療學會專業認證
  藝術治療師（TRAT2014-003）
- 諮商心理師
  （諮心字第 002580 號 ）
- 中華民國國小教師證
  （小字證 9403449 號）

青少年的界定與特色：

　　簡單來說，我們可以將「青少年」一詞當作是「兒童」過渡到「成人」間的年齡層稱呼。從生理成長的時間來看，人生的第二個 10 年稱為「青少年階段」，並且可已將其大致分為三個階段：10 ～ 13 歲的「青少年早期」、14 ～ 17 歲的「青少年中期」、18 ～ 20 歲的「青少年後期」。青少年階段始於「青春期」，他們的生理、心理在發展上都會進入獨特的狀態，如：第二性徵的出現、思想的改變、自我中心等特徵。他們在這個階段也有一些特別的發展任務：了解我是誰？探索性與發展兩性關係、發展合作的同儕關係、面對和家人互動關係改變的挑戰等。（Moon,1998）[2]

　　青少年的問題與社會結構與文化有密切關係，不同的文化對青少年賦予不同的角色地位。這個時期，他們開始思考自己的未來，也開始面對現實與角色壓力，然而他們的心理發展卻尚未成熟，「適應不良」是常見的。文化劣勢者，如有身心障礙這一類特殊需求族群，這個為期 10 年的轉變

期對他們來說，更是困難重重、充滿挫折。因此，透過多元的方式協助他們了解、接納、肯定自己，發展生活、學習與生涯問題解決能力，增進情緒調適與環境適應能力等更是不可缺少的。

●‥● 特殊族群與藝術治療 ●‥●

青少年時期，橫跨了一個人國小到大學的階段，大部分的時間我們都是在校園裡求學，特殊青少年也不例外。校園常見的特殊需求青少年有：專注力缺失（Attention Deficit Disorder，簡稱 ADD）、注意力不足過動症（Attention Deficit Hyperactivity Disorder，簡稱 ADHD）、自閉症譜系診斷、罕見疾病、情緒障礙、多重障礙等。因其生理與心理發展限制，他們在校園與同儕互動、學業學習、自我發展、生活自理上，會需要學校考量其獨特性給予特別的協助。在教育體系中，我們會稱他們為有特殊需求的學生，學校也會考量當事者特殊需求，為他們設計的個別教育計畫（Individualized Educational Program，簡稱 IEP）[3]、個別支持計畫（Individualized Support Plan, 簡稱 ISP）[4]。這些教育與支持計畫中有，學業、考試的調整，校園資源連結、心理支持服務等。近年國內藝術治療興起，在心理支持服務上選擇加入藝術治療是常見的。

藝術治療相較於一般心理治療的優勢之一，除了提供心理支持與治療外，媒材創作亦可作為個體的一種表達方式。例如：自閉症譜系診斷個案，因其認知與互動表達功能受限，藝術治療能協助個案發展超越語言的自我表達；且當其投入在創作歷程中即有療癒內在與賦能（empowement）自我的效用。研究也發現，藝術治療可以協助他們發展情緒覺察、與調適技巧。（D'Amico & Lalonde, 2017）[5]

再者，由於自閉症譜系診斷者的表達限制，他人很難能夠了解他們

的內在情緒，藝術治療的創作歷程可以讓我們有機會，透過非口語的創作歷程和圖像了解個案主觀的內在世界。當照顧者能進一步了解他們，他們之間的誤解與衝突也會相對減少，互動與心理支持的品質也會提升許多。

●●● 特殊族群青少年的困境 ●●●

在臺灣，對於特殊族群的協助資源，在早期療育的協助上不管是醫療或者是教育資源上是相對充足的；他們可以在醫療與社福或是學校機構得到成長發展所需相關的支持與協助。但當這群孩子長大成為青少年後，在臺灣的升學與考試文化衝擊下，社會對這群特殊青少年的成長發展支持相對少了很多：

一、特殊青少年常見困境：

在身心發展挑戰極大的時期，資源不足的狀況，特殊青少年的問題常見如下：

1. **同儕關係發展困難：**交不到朋友、結交不適合或是不良的朋友。青少年對同儕群體很敏感，當特殊青少年有診斷標籤時，青春期的同儕常沒有足夠的成熟度去接納他們。其次，特殊青少年並沒有足夠的經驗與技巧去發展或維持友誼，有需求卻能力有限的情況下，他們很容易會成為幫派團體招攬的對象。

2. **自我認同危機：**青少年時期每個人對自己會產生許多疑問，如「我是誰？」、「我有哪些能力？」、「我想要什麼？」、「別人對我的期待是什麼？」、「未來我想成為什麼？」在臺灣升學主義掛帥的社會風氣底下，照顧者對於學業的發展重視更勝於身心發展。在沒有支持、鼓勵、協助下，對於有身心障礙的

特殊青少年來說，他們因無法達到期待而感到挫折無力，或是對未來感到迷惘，發生自我認同混淆的困境是常見的。

3. **兩性相處與性發展好奇**：不合宜的兩性互動行為、性騷擾、關係混亂。隨著生理發展成熟，男女第二性徵的出現，特殊青少年也會開始對於性好奇。然而對於性的覺察、性衝動的控制，常因為其診斷的限制，而出現較多的困境。比如我們會發現在有智力障礙的個案身上，由於對自己行為覺察與衝動控制能力低落的情況下，對異性表現出不合宜的肢體行為。因為喜歡某個異性同學而跟蹤、打電話或發訊息騷擾同學。

4. **親子關係困擾**：在這個時期特殊青少年已較兒童期更有自我意識。常見父母對其未來發展擔憂，緊盯孩子的學業表現，有時過度干涉孩子的生活，讓孩子備感壓力，導致親子關係疏離或充滿衝突緊張的氣氛。

5. **3C 與網路危機**：一些特殊青少年因在同儕交友上的困難，常會看見他們將交友的動力轉移到網路遊戲或是交友軟體上。複雜網路世界其實隱藏著許多危險，如援交、或是詐騙，特殊青少年因其障礙與生活經驗不足，常缺乏危機意識，在不知不覺中被有心人士利用。

6. **情緒困擾**：因賀爾蒙的關係，青少年對於外在事物與內在的感受，情緒起伏很大。對於同儕間的一些微小的事情易有愛恨分明、非黑即白的反應。同儕人際互動劣勢的身心障礙青少年，因此也有較多的情緒困擾。

7. **學習困擾**：隨著年齡成長，學習課業的難度不僅越高也越趨複雜，對於特殊青少年來說，在學習上若沒有足夠的支持與協助，失去學習動機後，懼學與拒學也是常見的。

二、協助特殊青少年發展的注意事項

對於發展中的特殊青少年來說，協助其全人發展是此階段不可忽略的。此階段自我認同的發展將奠基他們日後成人階段發展的基礎，如果只專注在障礙的治療或降低不良行為的訓練，那麼將有可能埋下成人發展階段危機的種子。

簡單來說，青少年的輔導與協助工作，需要重視青少年的發展特性與心理需求以達最佳效果。以下參考黃德祥（1994）[6] 青少年發展輔導原則，結合其提出之主要注意要項與個人於實務工作現場的經驗整理如下：

1. **尊重特殊青少年的價值與尊嚴**：青少年階段對於他人是否尊重自己甚為敏感，雖然有時候他們會出現不良行為與違規狀況，斥責、貶抑、刺激、諷刺、羞辱的回應會傷害他們的自我價值與尊嚴。面對嚴重身心障礙的青少年，長期下來照顧者也容易有身心耗能的狀況，而出現吆喝、刺激的語言，如：「你就是拿生病和診斷當藉口」、「你很廢、很沒用只會成天窩在家」。這些詆毀他們價值與尊嚴的話語，不但無法幫助他們，更會讓他們封閉在自己就是一個無能者的世界裡，害怕改變。

2. **接納與關愛特殊青少年**：阿德勒（1956）[7] 提出，所有的人都希望能在所屬的家庭與社群中有歸屬感與價值感。特殊青少年們處於一個發展「邊緣人」的狀況，因其障礙嚴重程度不同，他們在發展上與同儕有一定的落差。處於這樣困境的特殊青少年特別需要成人的愛、接納、關懷與了解，對他們充分的接納與關懷能促進他們成長與發展上的動力。

3. **重視特殊青少年的個別差異與需求**：多數特殊青少年在兒童時期已有身心障礙別的診斷。不同於兒童期專注在障礙功能的復健與生活能力訓練上，與特殊青少年工作需看見他們的個體獨

特性與發展差異,並針對發展個別需求予以協助。智能障礙的個案未必都成績低落與適應困難,如果能幫助他們發展興趣與優勢特質,也能協助他們找到人生方向。比如一個邊緣智力診斷個案喜歡烘焙,若能協助他發展烘焙的興趣與優勢,在職校學習烘焙與烹飪不僅能強化學習動機,還能發展一技之長,找到屬於他的人生舞台。

4. **治療師的多元能力與特質**:特殊青少年的發展與適應問題差異大、複雜度也高。舉例來說,一個個案的困境可能包含,個案的情緒困擾、人際交友議題、家庭中的親子衝突、父母教養問題等。與個案工作時不可能不與其周邊系統接觸,因此治療師需要有活力、有彈性、對事物保持好奇、並有良好的溝通技巧。

5. **了解社會脈動**:特殊青少年在對社會脈動與資訊了解較單調狹隘。比如在職涯規劃上,他們很少願意花時間去了解就業市場趨勢,或是探索職場中適合自己的各種職缺,反而常不加思索的一窩蜂地考公職。了解社會脈動有助於治療師協助他們找到自己適合的發展方向。

近年來,特殊青少年在該發展階段因霸凌或是被忽略所造成的社會遺憾事件頻傳。政府也積極立法與編列心理支持相關預算,改善社會對特殊族群支持資源缺乏的困境。面對特殊青少年的各種問題,預防更勝於治療。在問題發生前或是發展前期,對有需要的青少年與家庭提供支持與介入服務,能有效協助青少年發展與調適,並降低問題對他們日後發展的影響。由於政府與社會風氣的改變,在社區中家長自助團體、社福機構提供相關的親職、心理支持與治療團體課程也越來越多,例如:特殊青少年藝術治療團體、特殊青少年人際互動團體、特殊青少年親子

藝術治療團體、特殊青少年家長親職與正向教養課程、青少年網路與3C成癮相關講座、特殊青少年職業技能與涯發展講座、特殊青少年藝術治療自我探索團體等。

●●● 與特殊青少年工作的理論概述 ●●●

　　阿德勒學派不把個案視為必須治療的病患；因此面對身心障礙的青少年，阿德勒學派治療師也會以「人格成長模式而非疾病模式」來看待他們（Corey,2013）[8]。社會期許「青少年」學習成為成人，或行為舉止要像個成人；在這時期特殊青少年也被期待成為，能不依賴父母依賴，有自主能力的獨立個體。因此在此階段中，探索發展「身分」與「認同」就成為他們的主要任務。艾瑞克森（Erikson, 1950）[9]將人生的心理社會發展分為八個階段，每個階段都有不同的發展重點。他認為處於青春期的青少年發展重點是獲得自我的獨特感，並學習獲得社會中有意義的角色與地位（黃德祥，1994）[10]。阿德勒提出健康的個體具備社會興趣與社群感，也同樣強調個體對社群的感知、歸屬與自我價值的重要。

一、阿德勒個體心理學派的相關概念

1. **人性觀與阿德勒心理治療**：阿德勒（1956）[11]對於人性的假設是正向積極的，對於人秉持自我決定論（self-detemnisim），認為人是可以為自己做選擇，能控制自己的行動和想法，因此個體的動機是具有目標導向的。在治療中，會透過再教育與鼓勵激發個體面對挫折的勇氣與自信心，並協助個體覺察自己的生命風格（Life style），做出選擇和改變，發展社會興趣。

2. **全人概念（Holistic concept）**：阿德勒將人格視為一個整體，他人無法只就部分來了解個體，完整的個人只有在其關係中才能

被完全了解（Carlson & Englar-Carlson, 2008）[12]。簡言之，要完全了解一個人，需要先看見他和他的家人關係、學校、工作、社會與文化背景脈絡。人是具有社會性、創造性與選擇能力的個體，人的行動也是有目的的，因此脫離個人相關的背景脈絡，就無法充分了解這個人（Sherman & Dinkmeyer, 1987）[13]。

3. 自卑（inferiority feekings）與卓越（striving for superiority）：阿德勒認為自卑感並非脆弱或病態的象徵，是人類正常的心態，也是奮鬥向上超越自己的驅力。（Ansbacher & Ansbacher feelings, 1956/1964）[14] 可以說追求卓越是對自卑感的補償，能帶動一個人發展適當、有用的社會行為。治療師會透過具體鼓勵來增進個體發展超越自己的動力。

4. 生命風格（Life Style）：一個人與他人互動、融合的風格俗稱「個性」。從中我們可以看見個體的思考方式、感受、行為方向與模式。我們會組織自己認定的現實，並依此對生命賦予意義，創造自己獨特的生活方式（Power & Griffith, 1987）[15]。我們可以透過早期經驗、出生序、家庭氛圍、家庭價值觀、性別角色模範、個人優勢與劣勢……等，評估了解一個人的生命風格。藝術治療師會透過創作歷程，評估、探索隱藏在個案症狀與不良行為底下的生命風格。

5. 社會興趣（Social Interest）：社會興趣與社群感是阿德勒獨特的概念（Ansbacher,1992）[16]，它指的是個體感知道自己是屬於社群的一份子，和個人面對社會事務的態度。社會興趣即是與他人合作並對團體貢獻出自己的能力（Milliren & Clemmer, 2006）[17]。阿德勒也認為，社會興趣是心理健康程度的指標，可以經由教導與學習而獲得。人會透過分享與互相尊重來表現

社會興趣。隨著個體社會興趣的增加其自卑感與疏離感就會漸漸消失（Corey,2013）[18]

6. **歸屬感（belonging）**：人都希望能在家庭與社會中擁有自己的地位，以此獲得內在基本的安全感、被接納感與自我價值感。歸屬感能滿足人的安全需求，缺乏歸屬感會讓人產生焦慮（Corey,2013）[19]。擁有歸屬感的個體，就算感到自卑，其受自卑感所限制的行為也會變得輕微；歸屬感的增加有助於個體自卑感的減少（Mosak & Maniacci, 1999）。[20]

7. **鼓勵（Encouragement）**：鼓勵是阿德勒學派的最大特色，鼓勵是透過專注於個人的優勢、具體的努力和進步來傳達支持和動力；以樂觀的角度激發人的決心、希望和信心協助個體面對人生任務。透過鼓勵的歷程，個案最後可以覺察自己的長處與資源。鼓勵也是挫折個體的解毒劑（Corey,2013）。[21]

二、阿德勒取向的藝術治療與團體：

阿德勒取向的藝術治療師是與個案關係是合作、尊重、平等的，相信好的關係是個案改變歷程的起點，重視自由、平等、友善的環境氛圍，提供當事人體驗自己與他人是平等的經驗（Dreikur, 1986）[22]。透過創作、鼓勵邀請個案積極投入治療歷程，從合作的關係中學會對自己負責。以全人和發展的觀點看待個案，重視個案的「人」本身和他與其所屬社群的關係。治療目的是協助個體發展歸屬感、社會興趣來激發面對生命挑戰的勇氣，而非治癒疾病。

阿德勒認為，協助個案理解自己獨特的生命風格，能幫助他們學會如何去關心自己、他人與外在世界……並且具有勇氣與社會興趣去從事與自己生命任務相符的活動（Corey, 2013）[23]

　12種場域的藝術治療實務與觀點分享

藝術治療師也會透過創作與個案探索自己獨特的「生命風格」，包含早期回憶、家庭氛圍、出生序、家庭星群動力、手足競爭、優勢弱勢……等，治療師除了藉此評估個案內在發展動力，也藉由鼓勵，協助個案在創作中增進自我覺察和改變動機。阿德勒認為，人是自己生命的創造者，創造是人的本能，藝術治療的創作歷程，提供機會讓個案直接體驗能為自己創造的經驗。

　　阿德勒認為，個體是需要放在群體中來看的，團體能夠有效的協助個體發展自我覺察。阿德勒學派心理學家 Dreikur（1969）[24]「認為，人的問題與衝突均帶有社會性，團體不但能凸顯人們內在衝突與適應不良的狀況，而且能提供改變的影響力與機會」，團體是一個社會的縮影，團體中的藝術創作能協助成員發展自我價值、歸屬感和社群感，降低自卑感與改變挫折、孤獨的狀態。

●●● 特殊青少年藝術治療實務與案例分享 ●●●

　　特殊青少年群體與個別差異性大，以下就身心限制嚴重程度、團體機構向度，區分分享案例之類別。「身心限制較少生」，意指有輕度或中度身心診斷，但認知狀況能了解團體目的與參與團體活動有情緒、行為控制能力，能遵守團體規範，能夠在治療師引導下有些微自我覺察能力的青少年，以大學資源教室藝術治療團體為例；而身心限制較多的青少年則是指在情緒行為在生活上有嚴重困擾的身心障礙中重度診斷者，以社區福利機構中的藝術治療團體為例。

一、大學資源教室裡的藝術治療

　　剛回到台灣工作時，我進入了大學資源教室擔任資源教室輔導員的

工作。資源教室是一個協助有身心障礙的特殊需求學生，提供教育與學習協助資源的單位。因為同時擁有藝術治療專業心理治療訓練背景與臺灣國家心理師資格，學校希望藉由我心理與藝術治療專長，協助資源教室學生發展個人學習與校園生活調適技巧。

　　資源教室的學生在校園中常見的狀態與困境有：1. 低自信、孤獨、缺乏人際互動技巧；因缺乏人際互動經驗與技巧，與同學發生衝突或被孤立；2. 在課業學習上缺乏學習技巧與動力，有懼學或拒學的狀況；3. 兩性議題，因對關係界線不清楚，被提報進入性平會議；4. 對未來茫然沒有目標，被焦慮、憂鬱情緒困擾。

一起聊心的藝術療心室

　　「藝術療心室」設置：參考美國芝加哥地區校園 Art Room 介入方法架構而設置的團體。它設置在一個可以容納 5 ～ 10 人的小空間，坐落在校園諮商中心和學生交誼區旁邊。空間設計以溫暖明亮為主，分內外兩區，外面的空間有書櫃、媒材櫃、音響、電腦可供同學討論功課、與朋友聊天、課間休息使用；內區有牆櫃和門與前區隔開，其獨立與隱蔽性可供藝術治療團體使用。

　　藝術治療團體成員以大一到大四的資源教室學生為主，學生的狀況多為人際孤立、缺乏人際互動經驗與技巧、缺乏學習動機與能力、挫折、焦慮與憂鬱、沒有生活目標。這個團體採開放方式，也就是參與者能自由決定隨時進出，在自己的需求之下自主決定，不一定需要全勤。同時，團體的結構為半結構性團體，有一定的時間架構與團體方向，但是團體成員保有自主回應主題與選擇創作方式、主題的自由。團體執行的時間，每週固定聚會一次，為時 2 個小時，一個學期總共開設 16 次。

　　團體開始的前 20 分鐘，會輕鬆聊聊每個人這一週的生活、心情、

生活大事件等。成員們分享的種類五花八門：「自己第一次跟朋友出去夜唱的心情」、「有心儀的女孩子不知道如何跟她建立關係的煩惱」、「報告分組找不到組員的失落」、「朋友生日沒錢送朋友禮物的煩惱」、「準備乙級證照考試焦慮失眠」、「和爸媽或是兄弟姊妹吵架的無奈」、「在網咖打電動遇到臨檢」。

在聊天中，治療師會積極傾聽、鼓勵成員參與團體提出的分享與討論。分享討論到一段落後，會邀請每一位成員就前面所討論與分享的生活事件、情緒感受等進行為時 50 分鐘的創作，在創作期間，他們每一個人也可以點播反映他們心情或是他們喜歡的流行歌曲或音樂。

在安全、輕鬆自在的氛圍中，成員們可以自由發想自己的創作主題與形式，在空間中自由移動，視需要到媒材櫃中尋找想要的創作媒材。療心室中的媒材很多元：除了有基本的紙、蠟筆、水彩、色鉛筆、黏土、輕黏土、紙黏土外，還有油畫顏料箱、紙膠帶、印章、印泥、版畫用具、石膏、面具、雜誌、報紙……等。媒材選擇或使用上若遇到困難，藝術治療師也會在一旁給予個別所需的協助。在創作歷程中，藝術治療師會觀察個案的創作歷程，並適時鼓勵與支持個案。最後，當所有人創作告一段落，在尊重個人意願的前提下，治療師會邀請大家分享自己的創作內容與創作歷程中的心情等。分享者也可以表達，是否接受其他人對自己創作的回應與好奇的提問。

一個學期下來，參與團體的同學在校園生活、同儕互動上有顯著的改變。原本害怕或不善於表達的同學發現：「原來表達自己可以不限定於口語、文字？原來可以那麼直接、那麼簡單」。透過藝術創作的表達與回應中，他們可以安全的表達自己的感受與想法、與同學互動，因此對自己在互動與表達上的信心大增。同時間，老師與輔導人員也發現這些學生們，除了表達溝通能力變好，朋友圈跟著擴大了、也發展了創作

能力與興趣。處於青少年發展階段，擁有一群能分享同樣興趣的同伴，分享討論生活大小事與內在困擾的朋友，能提升他們「自我價值」與「歸屬感」（feel of belong），進而促進個體社會興趣的發展。這些學生在課餘不再只有在校園角落裡發呆、遊蕩；他們有時候會在「藝術療心室」裡創作一些小卡片、小禮物；上傳臉書分享自己得意的創作、甚至假日相約一起去看展。

在團體進行一年後的某一天，大家一起看完某個藝術展覽後，突然自發地討論如何辦一場屬於他們自己的創作展，讓我很驚訝也很感動！一年來不知不覺中，他們超越了從前自卑挫折的自己，藝術治療歷程協助他們發展成為一個有社會興趣的個體。

阿德勒學派認為，個體的社會興趣高低可以視為是一個人身心健康的指標。阿德勒學派學者 B.L. Bettner and A. Lew（1989）[25] 提出四個關鍵 C 概念（4 Crucial C，簡稱 4C），四個關鍵 C 的發展可以增進個體的社會興趣發展。

1. **有連結（Connection）**：當個體感受到自己在團體中是被安全接納的，自然能產生足夠的歸屬感（sense of belonging），進而更願意與他人合作、建立連結、發展有益的社會行為。

2. **有能力（Capable）**：個體如果在團體中經驗到自己是有能力，也被團體所看見、認可的，便會產生足夠的自信心，投入團體，發展益於團體的動力。知道自己的能力在團體中能有所發揮，也會讓個體產生自主與自律的負責態度與行為。

3. **有意義（Counts）**：個體能對於社會即所屬群體是有貢獻的，能感到自己是有價值的；個體對自身經驗能感受到意義，才能感受到自我的存在，進而相信自己是有價值的。能在團體中覺察到自己的價值，更能增進個體對團體產生歸屬感，更投入團體。

4. **有勇氣（Courage）**：儘管不完美但能被團體接納的個體，能有信心面對生活中的挑戰。團體中足夠的歸屬感能激發個體面對挫折的勇氣。

療心室裡的藝術治療團體歷程，提供了多元的機會讓他們在其中探索自己、累積足夠的成長關鍵需求。當個體充分感到有連結、有能力、有意義、有勇氣時，自然也就形成了改變、開始勇於選擇與表達、為自己創造未來！

二、社福機構藝術治療團體

阿德勒（1964）[26]認為，人（個體）是整體（unity）不可分割的，因此當我們治療一個有身心困擾的個體時，不能只專注在診斷，而不了解他的生命風格。而藝術治療讓我們透過創作，有機會了解身心受限的個體，內在獨有的感受與世界觀（Sutherland, 2016）[27]。

很多有身心中重度診斷的學生在高中畢業後，無法繼續升學，父母親會將孩子送到社福機構，讓他們學習一技之長後「輔導就業」或是「安置」。「曙光工坊」，就是一個協助身心中重度障礙個案與其家庭的單位。

在曙光工坊裡，我們可以看到一些生活能力與身心狀況受限較多的青少年。而藝術治療團體的幫助，可以協助他們去發展與擴張「人際互動經驗與能力」、「情緒覺察與調適能力」、「增進面對挫折的勇氣」、「自我賦能與建立歸屬感、發展社會興趣」；再者，個案的藝術治療的創作提供了一個機會，讓周遭的人可以了解他們隱藏在症狀與診斷背後的內在的世界。

繪我話心團體

對於自閉症譜系障礙青少年來說，「**固著**」是他們的特質之一，也因此他們的喜惡很分明，對於人事物，一旦認定了就很難調整。因為這樣的特質，在協助他們融入社會的同時，發展團體中的人際互動能力就會是很重要的。自閉症譜系診斷者，由於腦神經發展上的限制，導致他們在認知能力與學習上有許多的限制；對其生活困擾與困境，一般傳統的職能治療或是行為訓練還是有限的。然而在藝術治療的創作歷程中，讓個案透過實際的創作歷程與運用圖像表達自己；並從中經驗自己與他人和社會的互動關係，進而增進他們「人際互動的自我覺察與互動能力」。有了正向的人際互動概念與自我賦能（empowerment）的創作經驗，個案的「自我價值感」也會得到提升。而自我價值感的提升有助於個案社會興趣的發展。

藝術治療除了幫助個案之外，也能協助他們的家長和輔導人員透過創作了解個案的內在世界。因為表達上的限制，許多自閉症譜系障礙的個案「容易被低估或忽略內在需求」。曾經有一個個案小花，在參加了藝術治療團體後，在互動表達上有了很大的改變。小花在團體初期時總是看著他人創作，邀請她創作時，她總是低頭微笑。我觀察到，她喜歡觀察別人勝過自己動手，如果有看到別人創作出她喜歡的作品，她會把紙遞過去請人家幫她畫一個。因為她口語表達的限制，有時候別人畫的不是她要的，她也會感到挫折、有情緒，甚至會把不滿意的作品藏起來，偷偷丟到回收桶。發現她與人互動的模式後，我嘗試在團體中提供較多低技巧、高成就感的創作媒材，如多元花色的紙膠帶、各式貼紙、彩色印章、乾燥花……；並鼓勵她獨立創作。慢慢地，她開始較有信心創作，雖然偶爾也還是想要其他成員幫她裝飾一下，但如果不理想，她自己還會再調整。可以看到她在表達與面對挫折的容忍度上都有很大

的改變。

　　記得有一次團體在創作情緒動物園，她花了很長的時間挑選不一樣材質的鈕扣，裝飾自己的動物們；對於心中每一個情緒動物她非常滿意，團體未結束就迫不及待的想帶出去給社工們看。在此可以看到小花對關係與歸屬感的需求。

　　在團體結束後的個案會議，我會和社工與家長分享我在團體裡的評估與觀察，協助他們了解個案的內在動力與需求；協助他們發展教養或溝通技巧。在創作中，我們看見原來不擅表達的小花，並不是沒有感受；透過作品，我們可以看到每一隻情緒動物上有不同的顏色、不同材質金屬、木頭、塑膠、鑽石、亮片等不一樣的裝飾，這些細膩豐富的表達恰恰反映出她多樣性的內在情緒世界。

　　回到生活中的親子溝通困境，人際互動退縮的她，生活上很依賴家人；家人在照顧她時，如果遇到狀況需要她表達或配合，常常因為他的固著與堅持不表達，導致許多生活問題如要她回應可能要等上半天、用哭鬧來達目的。小花似乎用錯誤的模式在和他人互動，他人也因無法了解她的目的與需求而感到挫折。如果能幫助家長或老師了解孩子的不良行為背後隱含的需求與目的，就能幫助照顧者做出有助於個案的回應，也能協助個案提高社會興趣發展有益的社會行為。

　　在與家長討論後發現，原來不固定的採買行程讓小花感到疲憊，加上無法表達自己讓小花很挫折。小花的被動拒絕行為也會讓家長感到挫折、生氣，而口氣越來越差，甚至會不等她回應，直接拉她出門。家長誤解在自閉譜系診斷標籤下的孩子，因為身心限制沒有感受而無法給出反應與表達選擇。小花在創作上豐富細膩的呈現，恰恰驗證了她內在的情感表達能力。當家長能夠看見孩子是有真實感受、可以感受到互動關係的，他們也就更有希望與動力去調整親子互動模式。在溝通後，家

長學會先預告孩子行程、注意自己溝通時語氣溫和、練習覺察自己的焦慮，並給予雙方足夠的喘息和等待時間，小花的不良情緒行為和親子衝突的狀況也就減少了。

定期參加藝術治療團體的小花，除了情緒調適較以前好，跟家人的互動也較之前頻繁、主動多了，開始會表達自己的想法，對於生活中新的挑戰或調整也願意去嘗試或配合。

阿德勒認為，每一個個體都是獨特的，也會受我們的生活經驗所塑造。對於自閉症譜系障礙的個案，因為抽象認知上的限制，真實的生活經驗對他們的形塑更是顯著。藝術治療團體中，藝術創造歷程與團體互動的真實經驗，能夠幫助他們跨越認知上抽象思考的限制；在安全支持的環境中，發展人際互動與覺察的能力，促進他們發展健康自我表達、建立自我價值、歸屬感和社會興趣。

●●● 社區藝術治療團體實務議題與困境 ●●●

近年來藝術治療廣為大眾所知，也因此在社區中有許多的單位開始提供藝術治療服務。對於這樣的狀況，身為藝術治療師，一則以喜，一則以憂。樂見的是，藝術治療師們能夠進入社區協助各種不同需求的族群；擔憂的是，單靠藝術治療師的介入，沒有對藝術治療了解的相關系統、環境、人力支援，藝術治療的果效是無法完全發揮的。

一、招募的團體成員的評估與篩選問題

社區中的藝術治療團體，常由地方政府或是民間機構提供的經費資助，並由該專案的行政專員招募團體成員。好的狀況會由資深社工擔任此工作，但有些時候也會遇到由沒有相關經驗的行政人員擔任，外聘

的藝術治療師則通常不會參與到這個部分。所以當在招募上有時候會遇到多重障別的個案，在填表時不知道要先說明個案有其他狀況（如過動加視障或是亞斯含過動），在團體設計和帶領上會考驗治療師的臨床應變能力。當狀況不明時，伴隨而來的是團體互動風險的增加。團體前的成員審慎評估與篩選是有效治療的基礎，多年下來的經驗，我會主動參與成員報名與篩選表單設計，一方面可以了解團體成員需求與個別差異，調整團體設計與媒材；再者可以提升團體互動品質，維護團體成員權益。

二、非專業與專用治療空間的限制

　　每一個空間有其人事脈絡與氛圍。社區裡的藝術治療其中一個困境就是「沒有專業與專屬的治療空間」。治療的空間常常都是借用來的，而借用本身就有許多的不確定性在其中。運氣好，也有借到專業團體諮商室的時候，但實務上常常是，借用里民活動中心、國小教室、機構餐廳等來進行治療。舉例來說：藝術治療親子團體，租借到一個國小的班級教室進行。教室對於參與成員來說，除了有著許多的干擾（作業簿、同學的個人物品、班級佈告欄、電腦等），更會喚起參與成員的個人生活經驗脈絡（在教室跟同學、老師相處的經驗），這對團體的進行有一定程度的影響，治療師需要特別注意視個案情況，馬上予以調整。

　　主動與行政端溝通是必要的。為了維持治療品質，治療師亦需將場地進行符合當事人最大利益的調整。比如說：將教室桌椅移至另一個空間，使用布或隔板遮蔽雜物、佈告欄等區，將空間中的可能干擾降至最低，以利個案參與團體。

　　借用場地的另一個風險是，空間場地擁有方的接洽人員未必是有協助治療團體進行的相關經驗。試想，如果團體成員分享自己的困境或

是創傷經驗後，需較長時間來平復情緒、轉換心情，因此團體需延後結束。然而原訂團體結束時間到，不了解狀況的場地警衛就在門外大聲催促時間到了，這樣的催趕不僅會讓人有壓力，更是會破壞團體安全感。因此，在考量治療場地時，除了硬體的空間外，軟體如合作單位、相關人員、制度的評估了解，還有溝通團體治療需求取得雙方約定更是必須的。維護團體順利進行與參與品質不只是主辦單位的責任，場地的協辦單位也是需要全力配合才不會讓團體進行功虧一簣，影響參與者的權益與治療效果。

三、透過創作展覽的倡議

近年來社會對於身心障礙族群日趨重視，在社區中許多機構或是團體，也會透過創作展覽，來增進社會大眾對身心障礙族群的認識與關心。由於身心障礙族群個體身心能力與狀況差異大，在策展時需要特別注意，針對參展者個別差異與需求予以協助。

策劃一個創作展本身就不是件容易的事，其中人、事、物、地都需要有足夠時間去準備。策展者本身除了需具有行政能力，對於身心障礙族群議題與可能狀況的敏銳度也是必須的。比如策劃時需要思考：由誰來策劃？採取怎麼樣的觀點來策劃？行政？社會？還是身心障礙創作者觀點？展覽的目的是什麼？機構的目的？創作者個人的目的？在策展時若能夠充分思考與討論，釐清可能的狀況，除了能降低衝突與誤解，有助於參展者的投入，更能提高展覽品質。

最後在倫理的考量下，策展者除了需與參與展覽的創作者充分討論他們對展覽的期待外、給予充足的時間準備、讓他們保有創作形式、展出方式與參展與否的選擇權，也是需要特別注意的。

四、非藝療專業人員媒材採購與預算編列困境

從事行動藝術治療師幾年下來，我發現，在藝術治療的媒材準備上，常會出現以下幾種狀況。列與採購媒材的人，並非藝術治療專業。在媒材的選購上因為沒有專業的敏感度與訓練，導致有時候會選購不合適的媒材或是預算編列不足。比如說，負責採購的總務組人員，若要採買蠟筆，在不知道媒材特性的狀況下，無法從個案的需求去採買合適個案創作的蠟筆。藝術治療計畫纂寫人員非執行的治療師，面對不同族群的個案，不知道該如何編列媒材預算才足夠。這樣的狀況有可能會出現，編列了不足夠的預算，採購了不適合的媒材。

我會建議與行政採買方先溝通，確認採購媒材再請其進行採買。在藝術治療計畫案的預算上，根據不同的經費來源，也會有其材料費的規範。然而對於特殊族群來說，如果有較充足的預算，的確能增進他們對於創作的安全感與投入度。例如價格較高、品質較好的紙膠帶能選擇的種類較多，特性上來回撕貼也不會造成作品損傷；而價低的紙膠帶則可能貼不上去或是造成作品毀損，若將品質不佳的媒材給個案使用，有加深其創作挑戰與挫折的風險。

五、藝術治療專業，需求與供給的落差

在近年藝術治療被大眾廣為認識後，許多相關培訓機構、短期認證課程也如雨後春筍般出現。在美國，正規培訓是需要經過研究所兩年的課程學習、完成藝術治療臨床全職實習與並同時接受臨床督導；取得碩士文憑畢業之後還要持續接受督導，再次完成足夠臨床工作與督導時數後，才能申請成為專業藝術治療師。在臺灣，許多人以為只要有修過幾個藝術治療學分或是參與私人機構認證課程就可以擔任藝術治療師，在這樣的亂象底下，許多沒有藝術治療心理訓練背景的人透過藝術課程提

供特殊族群藝術治療。對個體創作需求與治療歷程的不了解，非藝術治療專業者常會過度強調作品一致性與完成性，而讓個案更加挫折。創作本身雖具有療癒性，但在非專業人員不當的引導下是危險的。「不造成傷害！」（Do no harm！）是心理治療的第一準則，也是我們每一個助人工作者該切記的！

●●● 對生命充滿好奇與接納失敗 ●●●

當我還是藝術治療實習生、在美國監獄與精神病房實習時，我常在想，這些個案在還沒有進入監獄與精神病房前，他們的成長歷程是怎麼樣的？在社會中會是以怎麼樣的樣貌在生活著、跟他人互動著？他們的生命成長歷程經歷過些什麼困境與挫折？

我記得在每天精神病房團體中，帶領的治療師常會問個案，是什麼事件讓他們來到這裡（精神病房）（why are you here? or what bring you here?）？有的個案可以回憶起來並加以述說，有的則無法，尤其是身心有中重度診斷的個案，常常無法記起自己為何來到這裡。

對每個人的成長來說，青少年時期是一個很關鍵的時期，我在醫院急性精神病房跟特殊青少年工作時發現，很多他們無法抹去的身心創傷多來自於此階段。例如：被同儕霸凌、被家人遺棄。由於在社區中資源並不足夠，當他們身心受傷或遇到生活困境時，也不一定能有機會得到幫助。

臺灣近年來社會對於弱勢族群關注與身心健康的知能提升，在社區中有政府與私人社福機構的介入提供心理支持服務。當我們有幸能成為藝術治療師，陪伴社區中青少年個案面對生活困境與身心困擾，我們將可以減少他們未來將生命耗損在反覆住院與入獄的可能性。

對於特殊青少年來說，在現實的世界中，學會獨立自主與和他人互動對他們身心來說，壓力與難度都極高的。現實社會中，每一個人在成長中常被訓練的就是如何競爭與生存，也因此失敗是危險的、代價高的。而當我們的身心狀況來到一個診斷性的困境時，一個身心嚴重受限的人又將如何能安然地面對失敗、練習面對無止境的挫折？

安全的失敗

　　透過藝術治療，我們創造出一個安全與支持的空間，在創作中，個案可以安全地失敗、自由的宣洩，藉由創作，他們漸漸也能透過治療經驗，發展出面對困境的生存與調適能力。我看見藝術治療是可以幫助他們跨越病症限制與融入社會，找到自己的歸屬與自我價值。

　　身為一個治療師，我需要花時許多時間專注在了解個案上，好奇個案的成長與生活脈絡。然而，10 年工作下來，我深深理解到身為治療師，對自己的照顧與覺察，更是預防專業耗能不可缺少的。在臨床工作中，我也常檢視自己為何來到個案面前？怎麼開始一段治療關係？是否有足夠的知識與能力協助個案？對生命保持好奇與謙卑是我對自己的期許，也很感謝這些相遇的個案願意與我分享他們的生命故事，讓我有幸能見證生命轉化的力量！

註　解

1. 黃德祥 （1994）。**青少年發展與輔導**，五南。

2. Moon, B. L., (1998) , *The Dynamics of Art as Therapy with Adolescents*. Charles C Thomas Publisher, Ltd.

3. 個別教育計畫（Individualized Educational Program，簡稱 IEP）是為「每一位」身心障礙且具有特殊教育或相關服務需求之學生所擬定的教育計畫，其內容包含：1. 學生能力現況、家庭狀況及需求評估。2. 學生所需特殊教育、相關服務及支持策略。3. 學年與學期教育目標、達成學期教育目標之評量方式、日期及標準。4. 具情緒與行為問題學生所需之行為功能介入方案及行政支援。5. 學生之轉銜輔導及服務內容。（全國特殊教育網（2017）。**個別化教育計畫 IEP**。http://special.moe.gov.tw/article.php?paid=140）

4. 個別支持計畫（Individualized Support Plan, 簡稱 ISP）依特殊教育法為大專校院身心障礙學生訂定的個別化支持計畫。訂定時應邀請相關教學人員、身心障礙學生或家長參與；其內容包括下列事項：一、學生能力現況、家庭狀況及需求評估。二、學生所需特殊教育、支持服務及策略。三、學生之轉銜輔導及服務內容」。（全國特殊教育網（2017）。**個別化支持服務計畫 ISP**。http://special.moe.gov.tw/article.php?paid=180）

5. D'Amico, M., & Lalonde, C. (2017). The effectiveness of art therapy for teaching social skills to children with autism spectrum disorder. *Art Therapy*, 34(4), 176-182.

6. 同註 1。

7. Adler, A. (1956). *The Individual Psychology of Alfred Adler* (H. L. Ansbacher & R.R. Ansbacher, Eds.). Basic Books

8. Corey, G., (2013)。**諮商與心理治療理論與實務**，修慧蘭、鄭玄藏、余振民、王淳弘譯 新加坡商聖智學習。

9. Erikson, E. (1950). *Childhood and Society*. Norton.

10. 同註 1。

11. 同註 7。

12. Carlson J. D., & Englar-Carlson, M. (2008). Adlerian therapy. In J.Frew & M. D. Spiegler(Eds.), *Contemporary psychotherapies for a diverse world* (pp.93-140). Lahaska Press.

13. Sherman, R., & Dinkmeyer, D.(1987). *Systems of family therapy. An Adlerian itergration*. Brunner/ Mazel

14. Ansbacher, H.L., & Ansbacher, R. R. (Eds.). (1964). *The individual psychology of Alfred Adler*. Harper & Row/ Torchbooks.

15. Power, Rober L., & Griffith, Jane (1987) *Understanding Life-Style: The Psycho-Clarity Process*. The American Insititute of Adlerian Studies, Ltd.

16. Ansbacher, H. L. (1992). Alfred Adler's concepts of community feeling and social interest and the relevance of community feeling for old age. *Individual Psychology*. 48(4), 402-412.

17. Milliren, A. P., & Clemmer, F. (2006). Introduction to Adlerian psychology: Basic principles and methodology. In S. Slavik & J. Carlson (Eds.), *Readings in the theory and practice of Individual Psychology* (pp.17-43). Routledge (Taylor & Francis).

18. 同註 8。

19. 同註 8。

20. Mosak, H. & Maniacci, M. (1999). *A Primer of Adlerian Psychology*. Brunner-Routledge.

21. 同註 8。

22. Dreikur, S. (1986). *Cows can be purple: My life and art therapy*. Alfred Adler Institute.

23. 同註 8。

24. Dreikur, R. (1969) Group psychotherapy from the point of view of Adlerian psychology. In H. M. Ruitenbeck (Eds.) *Group therapy today: Style, methods, and techniques* Aldine-Atherton.

25. Bettner, B.L. and Lew, A. (1989）*Raising kids who can*. Connexions Press.

26. Adler, A. (1964). *Social interest: A challenge to mankind*. Capricorn.

27. Sutherland, J. (2016). *Insight into Adlerian Art Therapy: Through the Lens of Individual Psychology*. Adler University.

以社區為導向 在家庭暴力創傷復原的 藝術治療

臺北市立大學視覺藝術學系藝術治療組　助理教授

黃凱嫈

藝術治療在家庭暴力復原的現況

家庭中的暴力時常與華人傳統文化的觀念交織在一起，像是常聽到的「家醜不可外揚」、「夫唱婦隨」，這些社會世代傳承的意識形態與社會規範，加深了許多被害人隱忍在關係中的暴力，而導致嚴重的身體與心理上的傷害。近年來，隨著現代教育與平權、身體自主權觀念的普及，大眾對於家庭暴力的相關議題，相較於上一個世代有更多可以被談論的空間。

在臺灣，家庭暴力防治法於 1998 年 5 月於立法院三讀通過，各縣

市依法設置「家庭暴力暨性侵害防治中心」（簡稱家防中心），除了官方單位，也有日益增加的民間機構加入家庭暴力防治的工作。隨著社會安全網的逐漸完善，有越來越多專業人員加入家庭暴力安全防護網的服務體系之中。以社政單位來說，早期專業人員的組成主要以公部門社工師為主，隨著服務持續地擴展，諮商心理師加入受害人的服務方案也逐漸普及。以家暴案件來說，目前在臺灣，最常見取得心理服務資源的方式，是當受暴者或其子女藉由通報進入到正式社會支持系統之後，再由主責社工評估個案需求，媒合轉介心理諮商與心理治療的服務（沈慶鴻，2001）[1]。

在全世界各地，運用藝術治療幫助家庭暴力受害者的心理復原已有相當長的時間，也累積不少相關的研究（如：Ozkafacı & Eren, 2020；Stokrocki, Sutton Andrews, & Saemundsdottir, 2004；Tucker & Treviño, 2011）[2]。藝術治療師不只在專門服務家庭暴力受害者的機構擔任臨床工作的職位，他們也在不同的場域，例如：醫療院所、

黃凱嫈

學歷

- 美國瑪麗山大學
  （Mount Mary University）
  藝術治療專業博士
- 美國紐約新羅雪爾大學
  （The College of New Rochelle）
  藝術治療與諮商碩士

現職

- 臺北市立大學視覺藝術學系
  藝術治療組　助理教授

經歷

- 勵馨社會福利事業基金會
  諮商心理師
- 南京藝恩社會工作服務中心
  臨床督導
- 紐約 Comunilife 創造性
  藝術治療師

證照

- 美國藝術治療證照委員會註冊暨認證藝術治療師（ATR-BC 12-256）
- 台灣藝術治療學會專業認證
  藝術治療師
  （TRAT 2013-008）
- 諮商心理師
  （諮心字第 003273 號）

校園、安置機構、社區心理衛生中心，提供服務給有家暴創傷經驗的個案與其家人。以我接受藝術治療訓練的美國為例，在過去超過 50 年的時間，藝術治療從起初的一個想法，發展至今已是一個明確且穩定發展的專業學科，它具有獨立的碩士教育訓練、學術期刊，以及完善的認證系統。隨著藝術治療在心理衛生領域的被認可，在專門服務受暴婦女與其子女的機構中，將有註冊於國家藝術治療學會的認證藝術治療師，並納入正式的人員編制，已相較於其他國家更為普遍。

目前在臺灣，藝術治療仍是一個正在發展中的新興專業，由於藝術治療師並非機構內部的正式編制人員，藝術治療師大多以團體工作的方式與社福單位合作，依照方案的計畫與每年的預算聘請藝術治療師。隨著越來越多的藝術治療師在各領域的推廣，需要由藝術治療師執行藝術治療的觀念，在政府單位與社福機構中也越來越普及。相較於藝術治療在臺灣發展的早期階段，目前已有更多擁有臺灣心理師證照或其他助人相關證照的註冊藝術治療師，加入提供受暴婦女以及子女心理輔導與治療的團隊之中，參與正式的保護系統，提供更長期與穩定的藝術治療服務。

藝術治療是一個西方引進的心理助人專業（Huang, 2021）[3]，而家庭暴力中的議題又與社會文化息息相關，因此，將臺灣在地文化納入臨床考量，並能夠彈性地依據案主的需求進行調整，是協助案主在創傷復原歷程中不可忽視的一個面向。又特別在以社區為基礎的實踐，場域本身具有與在地文化密不可分的高複雜性，跨專業的工作團隊，時常需要在第一時間回應與處理突發的事件，藝術治療師的工作，也不再只停留於治療室，僅透過藝術創作處理個案的內在議題。在社區場域中與受暴家庭的工作，總是充滿著變化與不定，因此，本章節我將以身為藝術治療師，在服務家暴婦女的社福單位中的視角來與讀者分享，在有限的篇

幅中，我不偏重於呈現治療室中的工作方法與策略，試圖從鉅視的觀點來呈現，藝術治療師在社區場域與創傷個案工作的多元面向與其中的思考。

●●● 創傷治療在藝術治療中的教育訓練 ●●●

歐美早期的藝術治療發展，很自然地受到當時精神醫學與心理治療主流學派的影響，理論與技術的起源奠基於以強調探索個人潛意識的洞察取向（insight-oriented approach）為主軸。北美的藝術治療先驅之一，Margaret Naumburg（1966）[4] 所發展的「藝術心理治療」（art psychotherapy）取向，其主要的工作路徑，是個案和治療師透過口語的方式，針對個案的作品做深度探索，在這個過程中，治療師幫助個案增加對自身的理解，解決個案內在的衝突（intrapsychic conflict）。然而，隨著社會環境不斷的變遷，藝術治療領域為了要更好地回應時代的社會問題與集體的心靈需求，不論是在學術研究或實務的層面上，藝術治療師們持續地修正與擴張前一個時代的理論與技術。值得一提的是，在直到目前仍然持續演進的藝術治療理論、工作模式、實務典範中，藝術創作的催化力與整合性，對於藝術治療領域的意義，是長久不變且一直擁有核心的位置。

事實上，這也可以在目前國外的藝術治療專業訓練中觀察到，雖然每間碩士訓練系所，著重的理論取向會隨著系所的歷史發展、所處的社會環境氛圍，以及當時任教的藝術治療教師之專長而有所異同。在現今藝術治療碩士訓練已相對普及的英美兩國，每一間藝術治療訓練系所都有各自的特色與理論的偏好。然而，透過體驗式的學習，幫助藝術治療學生能夠先深刻地感受藝術創作與自己的關係，進而理解創作歷程

在治療脈絡中的內涵，基本上是所有藝術治療系所很重要的訓練環節（Leigh, 2021）[5]。縱使在專業社群中，不同學派的藝術治療師有著不同的聲音，但藝術創作有著黏著劑般的整合性，成為藝術治療師們共同的語言。

回顧藝術治療歷史與理論的發展，許多藝術治療中的概念是奠基於藝術治療師與有過不同程度創傷經驗的個案工作時所發展出來的。雖然在基礎課程中會含括與受暴力創傷個案的相關內容，但整體上仍較為零散與缺乏系統性。特別在藝術治療專業課程還在發展的早期階段，創傷治療尚未被發展成一個獨立的課程，早期的藝術治療師於在學時期，較未能有系統地接觸到與創傷議題相關的訓練。以美國為例，隨著實務現場大環境的改變，實證研究與醫療保險的緊密關係，心理治療場域從醫療場域逐漸拓展至社區，這些在實務現場的趨勢，都影響了專業教育訓練課程的目標與組成。

近年來，有越來越多的藝術治療碩士訓練系所，開設與創傷治療相關的課程，這類的實務課程，通常會由在臨床工作多年且有具有創傷治療專長的兼任教師來擔任課程教學。與實務議題相關的進階選修課程，通常會安排在專業訓練中的後半階段，提供給對藝術治療與心理治療已有基礎認識的學生，幫助他們認識在當代實務工作中常見的心理治療模式與實施程序，例如：創傷聚焦認知行為療法（TF-CBT）、辯證行為療法（DBT）、動機式晤談（Motivational Interviewing），等等。透過這些課程，學生可以認識目前盛行於北美醫療院所與社區機構中的心理治療模式，與藝術治療師是如何將其融入與整合運用在不同工作對象身上。這些聚焦在特殊心理議題與族群的選修課程，除了能夠幫助學生對於目前心理衛生領域的趨勢有所了解，也可以更好的銜接畢業之後的實務工作。

早年受到熟人長期性侵，或是在親密關係中受到嚴重暴力的個案，他們時常會在治療關係中呈現紊亂的依附關係，以及程度不等的解離症狀。當治療中的信任關係與情感同步的互動機制尚未良好的建立時，觸碰到某些藝術媒材或創作主題，個案都有可能會變得過度激發。有時會看到，個案對於藝術創作毫無興趣、創作流於表面形式的追求、完全無法用語言來描述作品，又或者是創作的歷程總是以毀壞的形式作為結束。然而，並非每間藝術治療訓練系所，都有開設與創傷治療相關的選修課程，僅靠在學時期的基礎訓練時常不足以有效地幫助新手藝術治療師去理解與回應與創傷個案工作中複雜與多變的臨床表現。

　　面對創傷所導致困難的個案，藝術治療師如未對創傷領域有所涉略，很容易在初期工作時面臨到許多挫折。在我的教學工作中，有時會看見學生在面對當個案沒能夠如預期地投入創作過程中，藝術治療歷程進入到一種僵局或死寂的氛圍，而感到束手無策與自我懷疑。面對這種困難的臨床情境，對已有多年經驗的藝術治療師，有時也仍然會陷入與個案同步的無力、害怕、斷裂的感受之中。然而，藝術治療師專業的養成是一個漫長累積的過程，完成兩到三年的碩士訓練，加上在學期間上千小時的臨床實習，並不會就此成為領域的專家。反之，碩士訓練的目的是在於建立一個穩固的專業根基，幫助畢業後的藝術治療師可以在往後的專業發展中，持續地透過創作覺察與探索自己，在實務工作與理論的來回應證中，發展個人的治療理論風格。

　　如同其他心理衛生專業，藝術治療領域也同樣重視藝術治療師在專業的持續學習與成長。除了常見的透過督導，幫助藝術治療師持續反思個人的經驗，將實務經驗與理論更好的融會貫通。另外，透過藝術治療師個人的心理諮商與治療，幫助治療師探索個人早年依附關係中的內隱經驗。藉由探索治療師個人的反移情，可以更好的理解與個案之間的互

動，減少治療師在治療關係中產生的防衛，防止對個案的傷害，也可以更好的面對在治療中的瓶頸與難題。在來自其他專業資源的協助下，藝術治療師更能夠在與複雜和困難個案工作的進程中，持續地進行反思與自我覺察，維持自主思考的能力，穩定地與個案建立良好的連結，並且預防與減緩替代性創傷對自身所帶來的傷害。

另外，除了接受督導與個人治療以外，較容易被藝術治療師所忽略的一個部分，是持續學習和更新與個案類型相關的法律知識。藝術治療師在與遭受家庭暴力的案主工作時，需要熟悉在家暴案件中相關的法律條文和司法程序，才能更好的理解與協助案主，面對當司法案件進入到不同階段時，可能產生的心理反應與危機事件。在這個基礎上，藝術治療師也能夠更好的與網絡系統中的專業人員進行溝通與合作，並在恰當的時機為個案倡議與發聲，預防和減輕個案在系統中受到不同形式的壓迫而產生二度創傷。然而，這些在家暴案件中，實務工作者會面臨到的議題與所需的知識，也是在藝術治療基礎課程中，未能夠全面涵蓋到的。

藝術治療中的創傷知情實務

除了上述部分，藝術治療師也需要持續精進與服務對象專業領域中相關的理論與實務典範。近年來，隨著近代神經科學研究的興起，藝術治療成為在創傷治療照護（trauma-informed care）團隊中很重要的一個治療取向。創傷學的流行帶動了許多藝術治療介入創傷個案的實證研究（如：Chapman, Morabito, Ladakakos, Schreier, & Knudson, 2001；Gantt & Tinnin, 2007；Tripp, 2007）[6]。這些在心理學典範的移轉，使藝術治療師對創傷的認識，逐漸從早期以心理動力取向的角度（Rubin, 2016）[7]，

加入更多元的觀點去建構對個案的理解。也有越來越多的文獻強調，創傷的經驗不只影響心理的層面，也會導致大腦神經生理功能的缺損。而相較於口語治療，藝術治療更能夠從感官感受的方式，啟動個案在心理與生理層面的復原機制。透過藝術治療中非口語表達的特殊性，能夠使個案與治療師產生正向的依附連結，幫助創傷個案在藝術創作的過程中，重新連結創傷記憶與感覺，使感覺、認知與身體得以平衡（如：Gantt & Tinnin, 2009；Malchiodi & Steele, 2012；Talwar, 2007）[8]。

◦◦ ● 在口語與非口語表達中與創傷共舞 ● ◦◦

在實務工作中，融入創傷知情實務的概念可以幫助我從更全面的觀點去評估我與個案之間互動的訊息。像是個案在觸及創傷記憶過程中的優勢、受到創傷經驗影響的認知與情感限制、衝動控制、自我強度等等。治療師會在每一次的互動中不斷地進行評估與再調整，和個案一起找到在他們情感耐受範圍之內可以接受的藝術媒材與創作活動，協助個案在創作的過程中，除了感到正向的身心回饋，也逐漸擴張情感耐受度，在不崩解的情況之下，允許感受與思考同時進行。有些時候，透過一邊談話一邊捏著黏土，能夠幫助個案在談話的過程中，避免被情緒和感覺截斷或淹沒，超出其可耐受的範圍。

但值得注意的是，每位個案的創傷反應與內隱感覺記憶皆有所不同，因此，藝術治療師需要很熟悉每一種藝術媒材會以何種方式刺激感官的反應，漸進地去找到對個案來說是友善與安全的創作方式。面對有些自我調節功能較弱的個案，我時常會在個案創作之後，詢問他們身體的感受。儘管是同一種材質的黏土，在不同的個案手中，都可能會引發不同的感官感受，有些人會感到心跳逐漸的緩和、放鬆，反之，也可能

會有暈眩、胃痛的感受。因此，細心觀察在治療過程中個案的非口語訊息，可以幫助治療師去評估在藝術治療中的元素或是環節，是否過度激發而超出個案的情感耐受之窗，造成對治療師或是藝術創作的防衛與抗拒。

比起傳統的口語治療（talking therapy），藝術治療這種整合了經驗式的治療取向，的確有更多的機會可以深入到那些僅透過口語、未能有效進行心理治療的對象與群體中。但並不是說，對語言能力相對較好的成人，就不適合進行藝術治療。在我與創傷群體工作的經驗中，不論是在任何年齡，對遭受嚴重創傷與經歷過複雜性創傷經驗的個案來說，創傷記憶不是用語言的方式被儲存在適應性的記憶系統中（Shapiro, 2001）[9]。在成人個案經歷了嚴重的創傷與混亂後，他們不見得能透過口語表達的方式進行自我情緒調節，去觸及與整合創傷事件。

依我之見，藝術治療看似更容易被兒童個案接納，並可以較快速地進入到藝術創作的工作階段，是因為對許多國家與地區的孩子來說，藝術創作就如同遊戲般，提供孩子安撫與放鬆的感受。然而，在現代的社會中，當孩子逐漸長大，不再將藝術創作當成是一種娛樂或是調劑身心的嗜好。因此，在藝術治療中，大部分的成人個案相對需要更多的時間，去適應藝術創作也如同口語是一種表達的方式。總結來說，特別在與創傷個案建立治療關係的早期階段，依據每個人過去在藝術創作的經驗，和能夠使用藝術創作成為情緒調節程度上的不同，藝術治療師需要去留意每一位個案在非口語與口語上的習慣與接受的程度，彈性地運用藝術媒材，拿捏創作在藝術治療歷程中的節奏與速度。

◦◦◦ 在感覺經驗中知道另一個人的存在 ◦◦◦

　　另外一個在與創傷個案工作中很重要的一個評估，是個案是否能夠在有藝術治療師的空間中，感受到與治療師連結的安全感，能夠安穩地在另一個人的陪伴下進行藝術創作。這在一般健全的親子關係中可能是一件很容易的事情，但這個過程對很多在依附關係上受到嚴重傷害的個案來說，可能是充滿著恐懼與焦慮。

　　因此，能夠與個案在情感同步，建立和維持穩定的治療關係是第一步，但也時常是很困難的治療階段。雖然，已有研究指出，對創傷兒童來說著重非口語表達的方式，已相較口語治療更有成效（Klorer, 2005）[10]，儘管如此，複雜性創傷個案的治療歷程時常不是短期（幾個月）就可以復原的。甚至在逐漸進步的治療歷程中，也有可能因為個案生活環境中的變動，像是司法案件進入到不同的程序，而又再次回到之前混亂、憂鬱、解離的狀態。

　　在我的臨床經驗中，善用藝術創作中的感覺經驗，允許個案在感到舒服的步調中進行藝術創作。有時在藝術治療的歷程裡，一件作品的完成可能會花上半年、一年，也有些創作並不是以必須要完成的形式在治療關係中被呈現。

　　藝術創作是一種隱晦卻深刻的語言，它能夠促使個案表達內在的經驗。在治療中的藝術創作可能會觸及身體、情感、認知各個層面的創傷記憶，需要使用的得當才能有效地幫助這些部分連結與協調，使創傷整合（Malchiodi, 2011）[11]。整合創傷記憶絕非透過藝術治療師的一個指導語，直接邀請個案將創傷記憶用圖像的方式呈現出來就可以達成的。透過藝術創作進行創傷整合的歷程，還牽涉到個案在創作中自我與情緒調節的能力。隨著個案越來越熟悉創作的歷程，將創作視為一種駕馭經驗

記憶的方式，個案才能夠逐漸創造在創傷記憶整合歷程中可以使用的資源。創傷圖像要得以浮現，有時候並非是藝術治療師可以預期的，要藉由創作來探索與觸及創傷的內隱記憶，唯有在治療關係的進展走到可以被承接與涵容那些難以被看見的傷痛之時，創傷記憶才得以充分整合。

在以往的經驗裡，並非所有在藝術治療中的創作對個案來說，都是一種具有安全感的釋放，有時也可能以強化防衛功能的形式出現。因此，藝術媒材的選擇與進行的方式、主題式或非結構，不論是哪一種策略，都不能脫離治療關係的脈絡去思考。

◦◦● 創傷治療中的文化視角 ●◦◦

上述談了與創傷工作的挑戰與持續進修之間的關聯性，持續認識與學習當代實務中的議題與知識，能夠幫助藝術治療師提供更好的服務，促進個案的福祉。美國藝術治療學會（American Art Therapy Association, AATA）會不定期地依據倫理守則，更新在面對不同實務議題的職業指引，提供藝術治療師在做倫理決定時，能夠參考的最佳倫理實務典範。

舉例來說，隨著美國社會及政治環境的變動，實務場域中的議題也不斷的改變，除了在倫理守則中有關於多元文化能力的部分（AATA，2013）[12]，近年來，AATA 也整理出了有關，藝術治療師在面對文化與種族創傷時的職業指引。其中指出，藝術治療師需要去檢視個人本身的特權 (privilege)，強調透過系統的視角去看待自己與個案在社會脈絡中的差異，避免在治療關係中複製另一種對創傷個案的控制與壓迫。

另外，藝術治療師也應該接受多元文化的繼續教育訓練，尋求具備文化議題專長的督導，幫助藝術治療師去覺察自身的信念、價值觀與個案之間的差異，探討治療師和所屬的文化之間的關係，會如何影響治療

師去理解個案的社會處境，與臨床表現的觀點與內涵。

　　藝術治療師 Hocoy（2002）[13] 認為，藝術治療雖著重於非口語的治療模式，與傳統口語治療相比，更具有有跨文化的特性，但藝術治療也絕非「文化自由」（culture free），他呼籲藝術治療領域應當要勇於檢視領域中各種面向的「文化視盲」（cultural blindness）。對我來說，過去身為黃種人在美國讀書與工作的跨文化經驗，讓我理解到文化壓迫與殖民化的主流意識，會如何在治療情境中形成難以被具體描述卻是無所不在的微歧視（microaggression）。融入反壓迫、去殖民化的觀點，在我回到臺灣後的實務工作中，幫助我去覺察藝術治療專業中，繼承了許多西方個人主義的普世價值，像是允許個案自由表達、鼓勵擁有個人獨特的藝術表現，又或者在藝術治療的基本治療假設，如：追求獨立自主、平權、開放的價值觀。然而，這些時常在我與創傷個案的早期工作階段中，與個案的認知和習慣，有著很不一致的脈絡性衝突。藝術治療師需要秉持著文化謙卑（cultural humanity）的心態，進入到個案所身處的社會文化脈絡之中，理解個案的認同是如何在其所處的社會文化脈絡中被定義（Talwar, 2010）[14]。不應在未思考個案與其環境、社會、與文化之間是如何互動之前，就將個案的心理困境歸咎於他自身，指責個案的信念和對於創傷事件的歸因，而忽視了文化與社會因素在復原工作中所扮演的助益和功用。

　　許多個案在通報之後的短時間內，生活產生巨大的變動，被安置、離開原本工作的職場、轉學等等。他們在這個過程中接觸網絡系統中不同的專業人員，如：警察、社工、司法人員、輔導人員，重複述說著創傷事件的經過，而這些經歷，都是他們在被通報之前可能沒有辦法想像的。有些在這個階段來到治療室的個案，除了有來自家人的壓力，也感受到了來自保護系統中無形的壓迫，舊有的創傷記憶與新的創傷事件不

斷地交織在一起，使得個案比起在通報之前身心狀態變得更不穩定。在與這個階段的個案工作時，需要放慢步調，幫助個案重新建立他們與人之間的關係。在穩定的架構之中，與個案同步，盡可能地貼近個案的狀態，透過治療關係的調合、適合的創作活動，來減緩個案的急性創傷反應與症狀。

而我這邊所指的穩定的治療架構，並非指稱藝術治療師指導個案依照選媒材、主題討論、創作、口語分享的既定流程去架構與藝術治療師之間的互動。反之，治療師需要去看見在華人個案習慣順從的傾向背後，與治療師之間真實的互動。在我與受到多重創傷而難以工作的個案經驗中，見證到藝術創作在治療中自發性的發生，並非由治療師說、個案回應的方式進行。儘管創作中的神秘感與療癒力，總是難以透過清晰的語言去描述，但藝術治療的歷程中，仍有許多在創作之外也同樣重要的因素，並非一昧地相信只要創作，療癒就會自然發生（Nolan, 2013）[15]，而忽略了其他面向的考量。如此，藝術創作就可能流於表面，甚至是成為治療師與個案之間的阻隔。

●●● 藝術治療師在系統中的對話與倡議 ●●●

在實務現場中，我相信，並沒有一個對所有創傷個案都是最適合的藝術治療學派取向。創傷知情實務並不像心理學流派，由一位領域的專家與其追隨者所發展出來的理論學派，它也不是一個具體的介入策略或是工作方法。創傷知情實務更偏向是一套可以幫助實務工作者，用具脈絡性與系統觀的視角去理解創傷的後設認知（DeCandia, Guarino, & Clervil, 2014）[16]。

此外，創傷知情實務的發展，一方面是基於對傳統心理治療中，透

過精神病理的眼光看待創傷個案觀點的反動。創傷知情實務強調翻轉早期在醫療系統中階級式的治療關係，而這對我在社區場域與創傷個案的工作有很大的助益與啟發。在實務現場中，當家暴個案透過網絡系統中的專業人員，轉介進到藝術治療，時常無意地將受暴症候群的症狀與個案的個人特質連結在一起，強化了個案被汙名化與標籤化的風險。而身為保護性系統中的一員，藝術治療師能透過藝術創作的主動性，與個案建立更為平等的治療關係，潛移默化地將增強權能的觀點融入在彼此的互動之中。透過藝術創作中隱晦、又相對安全的語言，幫助個案去認識來自社會文化壓迫和創傷之間的關聯性，進一步探索當自身利益與文化信念衝突時的解決方式（Huang, 2021）[17]。

藝術治療師需要考量的不是只有治療室內所發生的事情，強化個案與外在系統的關係，也是支持與維持治療架構很重要的一個部分。在我與社福單位工作的經驗中，我的工作範圍不僅只在固定的時間、地點與個案見面進行治療，有時也需要與醫療、社政、教育體系中的專業人員開會，提供藝術治療觀點的意見，並在其中推動處遇與倡議個案的權益。近年來，有些法官也會納入心理工作者的專業評估，心理工作者會透過專家證人的身分為個案出庭作證，或是提供報告給法院做為判決時的參考。

社區場域本是以生活為單位，儘管藝術治療師的日常工作中，不一定會像個案管理師和社工師，密集地與不同系統中的專業工作者互動，但藝術療師也需要對與個案相關的社政、司法、教育、警政系統有全面性的了解，拿捏自己在系統中所的位置與介入的程度，才能夠幫助創傷個案在他們不安的環境之中逐漸穩定下來。

⦿⦿⦿ 融入在地化的多元視角理論模式 ⦿⦿⦿

　　在社區場域中，與創傷個案的工作內涵與臨床現象是非常複雜多變的，藝術治療師所需要思考的面向也不僅只是個案的心理狀態與創傷事件的關聯。每一位個案在進入藝術治療之前，都會有個別評估，有時藝術治療師也需要與系統中的專業人員共同制定出總體的處遇計畫，回到各自的專業，透過與個案的持續互動，再擬定出藝術治療的階段性目標。以個別的藝術治療服務來說，進案的階段與來源方式的差異、個案與轉介系統人員的關係、個案是自願或非自願的接受藝術治療，這些都會帶入到與治療師的關係中，產生不同的心理狀態，進而影響藝術治療師對個案在治療計畫與目標上的不同。

　　以暴力關係的成人個案類型為例，有些個案是由正在處理監護權的家事法官轉介，目標為短期的親子諮商為主；有些個案是由家暴庇護的社工轉介，目標是為剛離開家暴關係中的婦女減輕急性創傷壓力的症狀；也有些個案是已經結束司法程序且穩定獨立生活了一段時間，透過社區單位的轉介，期待透過心理服務做深度的自我整理與探索；也有些仍然處在暴力關係的個案，在社福單位的轉介下，期待能透過透伴侶治療改善關係，或是透過個別治療來釐清對於家庭與婚姻的想法。因此，對於處在不同階段的個案，藝術治療師需要將個案在生活中的不同壓力來源，例如：司法案件的進度、人身安全的風險、家庭成員的突發危機事件，都納入臨床的考量之中。再者，不同的轉介單位也有對於藝術治療，有不同的期待與功能性的定位，因此提供補助次數也會有所不同；有些方案則會以部分補助、個案自付部分的方式來進行。上述這些都是藝術治療師在社區場域中會面臨到的樣態，而這些因素都會影響著藝術治療的架構與治療的歷程。藝術治療師需要抱持著好奇與彈性的心

態，看待個案和其環境之間的互動，才能夠因應創傷個案在社區場域中的多元樣態。

在我的經驗中，對社區場域中的創傷個案使用單一藝術治療理論，較容易被局限在特定的視角中。回顧現代心理治療在受暴婦女群體的相關理論發展，受到後現代思潮（postmodernism）的影響，採用單一理論與觀點已無法解釋婚姻暴力中的複雜現象與其獨特的心理與文化議題。有相關研究指出，在傳統的精神醫療模式中，僅採用精神病理的角度看待受暴後的創傷後症狀，未能有效的改善個案的問題與心理需求，且有較高的風險使案主在接受服務時經驗到二度創傷（re-victimize）（Giles-Sims, 1998）[18]。

在藝術治療領域，也有越來越多的取向強調，要突破藝術治療早期奠基於精神動力取向的心理治療架構與模式，特別是在複雜度更高的社區場域之中，藝術治療師需要突破傳統的治療關係與治療模式，走向多元與整合的工作取向，才能更有效能地協助受暴婦女與其家庭，離開受暴關係、重整與增加生活的適應。

一位以色列的藝術治療師 Ephrat Huss（2009）[19]，透過生態學理論的架構，整合出一個包含心理動力取向、人本取向、系統取向、文化取向的藝術治療工作模式（圖一）。藝術治療師可以藉由多元的理論去架構對個案的理解，檢視自己是否還缺乏某一個面向的觀點，或是過度偏向僅透過某一個理論去思考個案的議題。

另一方面，在這個模式中，藝術治療師會依據個案於不同的創傷復原階段、藝術治療的場域與進行方式，選擇一個或多個理論適合的取向。舉例來說，採取較多的心理動力取向在長期的個別藝術治療，而藝術治療師的角色會更偏向於幫助案主詮釋與達到作品中的頓悟（insights）；在回歸社區生活的婚暴婦女支持團體中，藝術治療師則採

用更多社會文化的觀點，融入女性主義與社會正義的觀點，在團體帶領的風格與創作主題之中。透過這個觀點，藝術治療師的角色，和創作在藝術治療中的功能，也不再只局限於精神醫療中的定位，藝術治療師有時也會與團體成員一同在團體中創作，和個案透過舉辦展覽進行女性議題的倡議。

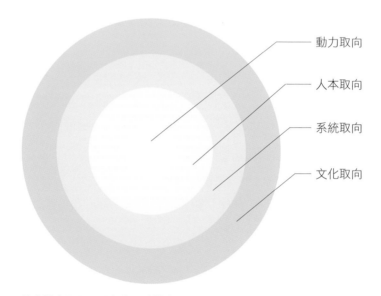

▌圖一　整合性多元層面視角之理論模式。

來源：Huss, E. (2009). "A coat of many colors": Towards an integrative multilayered model of art therapy. *The Arts in Psychotherapy*, 36, 154-160. p. 156

　　隨著個案與他們所處之環境關係不斷的改變，藝術治療師透過這個模式提升對個案的理解，並在治療進行中，階段性地檢視和調整與個案工作的理論模式與目標的設定。整合性多元層面視角理論模式，提供給藝術治療師在與創傷個案工作時的一個思考架構。當代藝術治療的定義，已逐漸擺脫過去精神醫療對於藝術治療的局限（Potash et al.,

2016）[20]。隨著越來越多的藝術治療師進入到不同的場域提供藝術治療服務，不論是在實踐的範疇，或工作的模式，已逐漸被重新界定。在藝術治療專業的發展與演變中，也有越來越多的藝術治療師，為了要更好的回應實務場域中的困境與挑戰。他們踏出治療室，參與倡議工作、政策改革、與系統合作之中（Gipson, 2015; Sajnani, Marxen, & Zarate, 2017）[21]。藝術治療是一個與人互動的專業，在我的臨床經驗中，創傷後成長（posttraumatic growth）總是在關係中發生。理解與尊重個人在脈絡中的樣態，是藝術治療師進入到社區與創傷個案工作中，非常重要且基本的第一步。

註　解 ────────────────────────────────────

1. 沈慶鴻（2001）。婚姻暴力案主諮商治療因素之探究。**彰化師大輔導學報**，22，157–192。

2. Özkafacı A. A. & Eren N. (2020). Effect of art psychotherapy using marbling art on depression, anxiety, and hopelessness in female survivors of domestic violence with PTSD. *The Arts in Psychotherapy*, https://doi.org/10.1016/j.aip.2020.101703

   Stokrocki, M., Sutton Andrews, S., & Saemundsdottir, S. (2004). The role of art for homeless women and survivors of domestic violence. *Visual Arts Research*, 58, 73–82.

   Tucker, N., & Treviño, A. L. (2011). An art therapy domestic violence prevention group in Mexico. *Journal of Clinical Art Therapy*, 1(1), 16–24.

3. Huang, K. Y. (2021). Toward an indigenization process: Art therapy practice in the Chinese Cultural Context. *Art Therapy: Journal of the American Art Therapy Association*, https://doi.org/10.1080/07421656.2021.1919007

4. Naumburg, M. (1966). *Dynamically oriented art therapy: Its principles and practice*. Grune & Stratton.

5. Leigh H. (2021). Signature pedagogies for art therapy education: A delphi study. *Art Therapy: Journal of the American Art Therapy Association*, 38(1), 5–12.

6. Chapman, L., Morabito, D., Ladakakos, C. Schreier, H., & Knudson, M. (2001). The effectiveness of art therapy interventions in reducing post traumatic stress disorder (PTSD) symptoms in pediatric trauma patients. *Art Therapy: Journal of the American Art Therapy Association*, 18(2), 100–104.

   Gantt, L., & Tinnin, L. W. (2007). Intensive Trauma therapy of PTSD and dissociation: An Outcome study. *The Arts in Psychotherapy*, 34, 69–80.

   Tripp, T. (2007). A short term therapy approach to processing trauma: Art therapy and bilateral stimulation. *Art Therapy Journal of the American Art Therapy Association*, 24(4), 176–183.

7. Rubin, J. A. (2016). *Approaches to art therapy* (3rd ed.). Routledge.

8. Gantt, L., & Tinnin, L. W. (2009). Support for a neurobiological view of trauma with implications for art therapy. *The Arts in Psychotherapy*, 36, 148–153.

   Malchiodi, C. & Steele, W. (2012). *Trauma-informed practices with children and adolescents*. Routledge.

   Talwar, S. (2007). Accessing traumatic memory through art making: An art therapy trauma protocol (ATTP). *The Arts in Psychotherapy*, 34, 22–35.

9. Shapiro, F. (2001). *Eye movement desensitization and reprocessing. Basic principles, protocols and procedures* (2nd ed). Guilford Press.

10. Klorer, G. P. (2005). Expressive therapy with severely maltreated children: Neuroscience contributions. *Art Therapy: Journal of the American Art Therapy Association*, 22(4), 213–220.

12. American Art Therapy Association. (2013). Ethical principles for art therapists. Retrieved from. http://www.arttherapy.org/aata-ethics.html

13. Hocoy, D. (2002). Cross-cultural issues in art therapy. *Art Therapy: Journal of the American Art Therapy Association*, 19(4), 141–145.

14. Talwar, S. (2010). An intersectional framework for race, class, gender, and sexuality in art therapy. *Art Therapy: Journal of the American Art Therapy Association*, 27(1), 11–17.

15. Nolan, E. (2013). Common ground of two paradigms: Incorporating critical theory into current art therapy practices. *Art Therapy: Journal of the American Art Therapy Association*, 30(4), 177–180.

16. DeCandia, C.J., Guarino, K., & Clervil, R. (2014) *Trauma informed care and trauma specific services: A comprehensive approach to trauma intervention*. https://reurl.cc/xGX41z

17. 同註 3。

18. Giles-Sims, J. (1998). The aftermath of partner violence. In J. L. Jasinski & L. M. Williams (Eds.), *Partner violence: A comprehensive review of 20 years of research*.

19. Huss, E. (2009). A coat of many colors: Towards an integrative multilayered model of art therapy. *The Arts in Psychotherapy*, 36(3), 154–160.

20. Potash, J. S., Mann, S. M., Martinez, J. C., Roach, A. B., & Wallace, N. M. (2016). Spectrum of art therapy practice: Systematic literature review of art therapy, 1983–2014. *Art Therapy: Journal of the American Art Therapy Association*, 33(3), 119–127.

21. Gipson, L. R. (2015). Is cultural competence enough? Deepening social justice pedagogy in art therapy. *Art Therapy: Journal of the American Art Therapy Association*, 32(3), 142–1.

Sajnani, N., Marxen, E., & Zarate, R. (2017). Critical perspective in the arts therapies: Response/ability across a continuum of practice. *The Arts in Psychotherapy*, 54, 28–37.

家庭關係裡的藝術治療

國立清華大學教育心理與諮商學系　副教授

朱惠瓊

●●● 家族／伴侶藝術治療的概念 ●●●

　　家庭是個複雜多元的系統，有親子系統、手足系統、伴侶系統等，內含著互動、規則、情感甚至是家庭不同週期等，對於在系統中的每位成員都有著相當程度的影響（Bowen,1995）[1]。家族治療是以家庭整體結構為觀點，認為在家庭成員間彼此都會產生一定的影響，無論是何種取向，多藉由口語表達進行家庭與個案工作。家族藝術治療結合了家族治療與藝術治療，認為使用藝術創作技巧，可以處理非語言的溝通和投射行為，診斷與評量家庭的症狀，探討家庭結構和家庭動力，也可促進

溝通、表達感覺和釋放情緒,以介入困住的家庭系統(Nelson & Trepper, 1998)[2]。Kwiatkows(1978)[3]為首位使用藝術治療來幫助家庭成員互動的先驅,透過藝術創作讓家庭成員可以在共同參與的過程,因為家庭動力,進而覺察與處理家庭核心議題。

伴侶藝術治療結合伴侶治療與藝術治療,伴侶諮商的核心概念在於能夠透過諮商歷程形成對於關係的安全感受,開啟主動且有效的溝通模式,增加對於比次的理解。融入藝術媒材在伴侶諮商中,與家族藝術治療的概念相同,讓伴侶雙方以創作的方式,跳脫彼此口語溝通理解的困境,讓創作品能夠激發出更深層的內在理解與互動模式。

親子藝術治療目前多是修改自親子遊戲治療(filial play therapy model),主要是受 Landreth(1998)[4]兒童中心的親子遊戲治療師發展出來的工作成果所啟發(Chapman & McCarley, 2002;McCarley,2008)[5]。然而,親子遊戲治療仰賴使用一系列的玩具,包括一些視覺藝術材料和沙

朱惠瓊

學歷
- 國立臺灣師範大學
  教育心理與輔導學系　博士
- 英國藝術治療短期課程進修

現職
- 國立清華大學教育心理與諮商
  學系　副教授

經歷
- 高中專任輔導教師
- 國小教師
- 家防中心、家扶中心、
  世界和平會、大心協會、
  榮欣基金會、新女性聯合會、
  恩主公醫院等社福／醫療機構
  特約諮商心理師／藝術治療師
- 桃園生命線／新竹 EAPC ／
  師大 & 就業情報
  特約講師／諮商心理師
- 諮商督導

證照
- 諮商心理師
  (諮心字第 000946 號)
- 台灣藝術治療學會專業認證
  藝術治療師(TRAT 2014-004)

盤，親子藝術治療則將焦點放在符合發展的視覺藝術材料（非玩具）的使用。Deaver 和 Shiflett[6] 於 2011 年發展出以藝術為基礎的親職訓練方案（Art-based parental training，簡稱 ABPT），讓父母親可以透過藝術創作歷程與孩子互動，發展親職效能。家庭是一個小型社會系統，因此家庭中無論是伴侶、親子，或者是整個家庭系統，都是多於一人且有親屬關係的小團體，應用上除了需要具備系統觀念之外，另具有共同創作並透過創作溝通的特色。有時候，個別治療也會應用家庭藝術治療的概念，以系統觀理解作品。以下為運用藝術治療的理論技術在家庭中的特色：

一、**藝術媒材的表達能突破年齡限制：**透過藝術媒材的創作或者是圖像象徵，讓成員有機會以不同的形式表達個人內在感受或者故事，即便是年紀很小的小孩也能夠擁有機會表達自我，甚至是投射出對於家庭的理解和情緒。

二、**透過藝術產生家庭成員的互動：**系統中成員的藝術創作活動進行時，可以讓伴侶、親子或家庭之參與的成員在歷程中展現出平時的互動模式，進而探查家庭議題、家庭互動與系統中的根本問題。

三、**非語言藝術形式增進家庭溝通：**透過非語言的藝術創作，使用另一種形式來增加家庭成員間的溝通，協助解決問題，拓展家庭成員的視野以催化行動上的改變。

四、**家族創作帶來溝通與新經驗：**圖像或者是創作是反映了潛意識，讓家庭成員或伴侶可以有創意且具彈性的藝術創作來進行溝通，重新賦予家庭新意義。

● ● 家族／伴侶藝術治療的使用時機 ● ●

　　台灣受到華人文化影響頗深，相較於歐美更重視家庭。過往因帶著「家醜不外揚」的概念，一般對心理諮商的家庭服務常存有標籤化的負面印象。因此，接受心理諮商者，以個別參與為大宗。這個概念導致國內對於進行親子治療、家庭或者伴侶治療的意願較低。今日隨著大家對於心理諮商的接受度越來越高，也逐漸提升了以親子、家庭或者是伴侶的方式參與心理治療服務的比例。

　　即便當今眾人逐漸能接受以家族系統觀的不同形式參與心理治療，卻時常可見系統中的問題來源者前來求助，要求治療師協助有狀況的孩子或伴侶。例如，父母前來求助的理由是因為家中有個偏差行為的青少年，期望能透過諮商來「改變」青少年，在「陪伴」的概念下進入親子諮商；抑或是伴侶中認為對方無法理解自己，想要透過伴侶諮商來改變另一方。

　　心理治療場域上，諸如此類想要改變家族中某個成員的概念比比皆是。同樣也發現到，前來求助者若是沒有辦法意識到個體在關係互動中產生的影響，那麼在會談初期通常都比較處於抱怨、指責的認知溝通，較無法回到個人影響性的層次上進行省察，也就是在會談過程裡產生溝通困境。此時使用藝術媒材的創作方式，可能突破口語限制，協助參與成員以不同方式進行覺察，進而意識到個人狀態帶來的影響，進而得以改變關係。

　　台灣的家族治療目前仍以口語諮商為主要取向，若治療師本身同時擁有家族治療與藝術治療專長，會先以一般的家族治療作為開始，然後評估合適的時機點，邀請成員改以藝術創作的方式進行。以我個人的實務經驗而論，目前提供家族藝術治療的場合常是提供家族治療、婚姻諮

商的諮商所，或是醫療單位為主，若是遭受家庭暴力經驗的家庭、家庭教育中心服務的對象，有時候機構也會提供家族藝術治療服務。

伴侶與家庭在治療過程，由於治療師這個外人的介入，時常在口語交流的過程上顯得較為防衛，因此常會陷入一個迴旋的困境裡。彼此間的故事、指責、抱怨不斷重複在認知層次的口語表達上，這個過程讓整個家庭互動呈現停滯狀態，甚至陷入惡性循環的情境中而無法脫離。此時運用圖像創作，有利於成員暫時忽略文字上的運用，或是表面上認知的理解，在藝術治療師引導之下，透過藝術轉化出內在感受與潛意識，有利於家庭互動的前進與討論。藝術治療提供非語言表達的管道，讓成員透過較為精細的對話來檢驗家庭的意義與系統的涵義，看透其他成員在家庭互動的觀點，進而能有較為良好的溝通與相互理解力。

當家庭系統中的成員需要發展共同對話、評估理解以及產生新的動力對話時，藝術創作的歷程可以讓一起創作的家庭成員之間具有互動的機會，因此能觀察家庭中的次系統間之互補性、階層、界限、流動性、聯盟等狀況。界線的清晰、僵化或模糊，成員間聯盟的穩定與迂迴，都可以在創作過程的互動，以及作品形成過程的動力當中清楚呈現。狀態清晰具體化之後，甚至可以深入澄清家庭失功能產生的衝突、焦慮、疏離關係。透過治療師引導家庭成員去思考圖像象徵的意涵，看見家庭成員間所建構出來的真實心理關係，得以在家族藝術治療的過程浮現。藝術創作在家庭這個小團體中可作為喚起感覺的（sensual）歷程，同時強化當下的感受（Moon, 2010）[7]，例如家族藝術治療過程是平日生活情境的縮影，創作分享互動時若沒有人回應女兒畫的〈哭泣女孩畫像〉，治療師可以指出這個現象並帶動討論，後續能促進成員間的關係互動。

簡單而論，家族治療或伴侶治療的時機點，仍需要評估個案的需求以及接受程度，同時也要考量其他家庭成員參與的意願，才能開啟這樣

的互動治療契機。若過度堅持或強求進行家族治療或伴侶治療，有時反倒會造成其他成員的抗拒或者是破壞的反效果行為出現。邀請的過程，要讓參與的成員有其暫時性的目標，例如以協助孩子為前提這樣的暫時性目標，提升其參與動機；而進入治療後，也要留意家庭動力間的流轉情形，避免只關注某人偏差行為的孤立結盟出現，治療師務必要適時的引導，讓每個成員在適當的時機可以覺察到自身對於家庭議題的影響性，這樣才能讓家族治療或伴侶治療順利前進，達到合理的諮商目標。

●● 應用家族藝術治療時的注意事項

　　家族藝術治療常用的引導創作為家庭動力圖（Kinetic-Family-Drawing, 簡稱 KFD），這個主題作品的內容為包含有家中的人物及每個家庭成員所做的事情或者是動作。是由 Burns 和 Kaufman（1972）[8] 觀察 5～10 歲兒童的家庭動力圖，在美國西雅圖兒童矯正治療醫學中心（The Children's Orthopedic Hospital and Medical Center）蒐集了一萬張有關兒童創作的家庭的繪畫，觀察家庭成員的特徵、成員間的互動關係、使用的象徵符號、空間結構等等，以理解兒童在家庭中的自我概念以及家庭成員的心理互動關係。原先是請兒童畫一張圖，指導語為：「請你畫出你家 的每一個人，他們在做平常最常做的事，不用擔心自己畫得好不好，或者是像不像，只要畫出你想畫的就可以」。在兒童畫完之後，以晤談方式進行了解，就圖畫中的風格樣式（style）、象徵符號（symbols）、動作或活動（action）、身體特徵（physical characteristics）、格局（grid）五個向度，探索兒童對於家庭成員感受，是一種投射測驗工具，主要的概念是運用對於家庭成員互動關係的心理現象，展現出對

於家庭生活的特殊意義和態度（Koppitz,1968）[9]。後續發展出伴侶動力圖，其中可留意到的相關資訊包含以下幾個內容：

一、**表達**（Expression）：此概念是包含家庭動力畫中的象徵符號（symbols）、和身體特徵（physical characteristics）。用以了解使用了什麼樣的圖像，如玩具、植物、動物或者是其他幾何圖像，針對其連結的意義以及詮釋進行討論。更細節的部分，可以觀察代表家人的圖像其臉部表情是開心的？難過的？生氣的？迴避的？情緒展現，同時亦須留意圖像中家庭成員的身體語言特色的描繪，例如手臂是下垂或是高舉？側面或是正面？身體特色有無被忽略的部分？觀察亦可納入家庭成員衣著的創作形式是否為同一款式？同一顏色？……等去探索成員對其他成員的認同或接納程度。

二、**親密度**（Closeness）：可先從原有家庭動力畫中的樣式（style）向度，觀察人物創作的形式，放在創作空間（畫紙）上的邊緣、中間或底部。成員間有無特定的區劃式形式，如劃出幾個方格再把人物放進去方格中；或者是把特定人物上圈起來、畫底線、Spotlight 等等；接著前述的相關觀察，再進而評估每個成員間的距離、疏離和親近（Proximity members to each other）的狀況，特別是當家庭成員表示喜歡和某位特定成員互動，但在作品中卻將自己與對方的距離放置得最遠，可能展現出其某種內在的心理矛盾狀況；若是整個家庭共同創作裡，也可以去看大家對於所自認的主要案主，是否有環繞某個特定成員進行活動或者是關注的行為，探詢在家庭動力中代罪羔羊的象徵，可理解家庭成員如何界定與思考家庭目前所遭遇的問題。

三、成員與人物相對位置（inclusion of members）：如原有家庭動力畫中的、格局（grid）概念。無論是團體創作或者是個別創作，都需要留意家庭成員在圖像中排列的相對位置，例如左上方是父親圖像、右下方是女兒圖像；或者最常見的站成一排，家庭成員由左到右的相對位置；有時候家庭會刻意將已逝去的家庭成員放在圖像的重要位置，以某種儀式感顯示逝去成員的重要性，甚而有時候會刻意忽略家中某個成員未放入，或者是描述該成員在創作空間之外的某處，這些都會反映出成員對於其他成員在家庭互動關係裡的心理感受；除此外，觀察其圖像出現的先後順序，抑或是成員如何進行或形成「創作先後」的順序，可看到家中成員彼此間的主導性與配合性。

四、人物動作（Figures actions）：觀察圖像中家庭成員所呈現出來動作、正在做些什麼（有可能共同做一件事情、也可能是各自做其他的事情）；探索成員互動狀況（探問是否彼此間有對話、一起做某件事情、或者是某成員指派其他人去作某件事情）、理解家庭成員動作其主動性或被動性（透過參與創作的成員描述，例如是自己做的事情、被交派的任務、完成某項任務，抑或是每天的例行性活動），以上這些內容都可以透過對話的歷程或是創作過程中家庭成員間互動訊息來評估。

五、環境（Environment）：首先要理解家庭成員所處的物理空間為何，是在同一個空間，例如客廳、花園、草地上等；或是在不同的空間進行各自的事情，空間的共同性有時展現出成員是否與其他成員間產生共同生活的心理連結；接著再觀察空間中或是周遭背景物件，如在客廳中是否有沙發、電視、家具等各種硬體物件，當然也要考

量成員在所創作的空間是否提供安全感，還是存在種種威脅或被拒絕的空間中，這些亦反映出成員對於這個家庭的正負向感受內涵。

與家庭工作時，通常會考量：1. **整體性**：認為家庭是一個整體組合，並非是單一個別的組合；2. **動態**：亦即為了保持家庭系統某種形式的運作，在內外部動態性的維持模式；3. **功能性**：除基本的生理、經濟功能外，更重要的是不同發展階段所提供的心理社會功能；4. **家庭界域（界線）**：個體在家中扮演的角色，以及家中的次系統（親子、夫妻、手足等）；5. **家庭規則**：這是一個家庭中所形成的某種互動默契或者是某種規範，影響家庭成員的行為展現，包含彼此間可能改變家庭規則的後設溝通形式；6. **文化建構的影響**：不同的文化脈絡下會形成不同的家庭結構與家庭概念（Goldenberg & Goldenberg, 1999；Nichols, 2010）[10]。其中強調關係取向的華人家庭的文化動力特色包含：1. 家庭角色階級影響個體化的發展；2. 關係和諧優於個人需求；3. 委婉、間接溝通，甚至是曖昧溝通，擔心破壞關係；4. 常用負向言語行為表達關心；5. 強調父母親的教養責任甚於個人適應（趙文滔等，2016）[11]。這樣特有的華人家庭文化動力，也就形成了成員在家庭中面對事務上的特殊性，例如生涯抉擇考量父母的期待、家族治療歷程裡常重視父尊子卑的階級關係，避免過度挑戰等。

然而這些考量的要素，有時候又會因為家庭當下所處的生命週期階段而有所不同，亦即家庭發展階段，隨著時間演進，會出現連續性和轉變的特徵，而依據階段發展，從原有的新婚階段著重在夫妻間的彼此承諾；家庭初生兒的誕生，開始發展親職角色；面對學齡前的小孩，開始形成孩子教養態度；面對上小學的孩子，從家庭為主轉移到社會化的轉變歷程，某種依附關係的遷移；到了青少年階段，則需要面對孩子青春

期的身心理變化，以及同儕影響甚於家庭的接納；而當家庭有踏入社會的子女，父母親要開始接受空巢期以及接受孩子的獨立發展，最後將又再度中年父母面對孩子的離家、成家、延續下一代的變動，以及退休生活的適應與調整（Duvall & Hill , 1948）[12]。可以看見，在這些不同的發展階段，所需關切的議題也將會有所不同。

　　與家庭或者伴侶進行藝術治療的時候，有時候會先進行家庭或伴侶普遍客觀性的資訊評估，猶如收集家系圖的相關資訊，例如家庭基本成員、人數、婚姻狀況、年齡、生理性別、宗教信仰、職業、居住狀況、多元文化（如有無其他國籍）、居住地（國內外，甚至有無特殊的環境）、慢性疾病（如精神疾病、生理障礙等）、目前表面上關係是衝突或是互動緊密。這些訊息收集的目的主要在於先就客觀性的訊息，初步了解整個家庭的關係系統，甚至是整個家庭如何認定主要的案主，彼此間對於問題的形成是來自於主觀、互動後或者是被動何種形式下的產物，通常可以採取家庭會談或繪製家系圖的方式，作為整個家庭個案概念化的評估與診斷。

　　再來便是家庭中的溝通與互動行為，例如雙重束縛的語言行為對整個家庭會產生情感上的疏離。所謂的雙重束縛（Double-bind concept）概念（Bateson、Jackson、Haley, & Weakland,1956）[13] 是指，關係中傳遞出一個指令的訊息，而接收訊息的相對方，無論反應為何，都會得到拒絕或是否認，例如當孩子開心的抱住母親，然而母親卻全身僵硬，孩子感受到僵硬的身體反應立刻鬆手，而母親卻反問道：「你不再愛我了嗎？」孩子不知道該如何回應時，母親接著又鼓勵孩子可以自在的表達個人的情感。或者是母親口頭上不斷對孩子表達愛意，希望孩子能夠常回家與母親互動，但孩子返家後，母親顯現出不在乎、冷漠的態度，孩子會很容易因此感到困惑或者是退縮。如果家庭成員間的互動時常出

現類似雙重束縛的訊息時，的確會讓彼此間產生情感上的矛盾與心理疏離感受。

此外，家庭的結構屬於大家庭、核心家庭、繼親家庭、單親家庭等不同形式，也會影響家庭成員對彼此關係的理解。例如在單親家庭中，單親家長對於離婚與孩子間的連結理解，有可能會影響到接續面對孩子的態度，若認為是孩子引發夫妻間的衝突與矛盾，那麼對孩子將會產生許多怨恨與埋怨。若認為自己的婚姻狀況影響孩子的權益，彌補的心態可能允許更多的縱容，而取代合宜的親子教養態度。而若是三代同堂或有其他親屬的大家庭裡，父母親職教養偶爾會受到其他家族成員的干擾，有時候也有可能形成某種競爭，例如，大家庭中常見的，就是將子女成就與其他堂兄弟妹比較，造成某種競爭心理壓力；而繼親家庭的家庭成員重組過程以及態度，例如親生與否教養嚴格程度的掌握，也都會是繼親關係理有待磨合之處。

最後，關於創作圖像中的主題和隱喻內涵，創作中所呈現的主題代表著整個家庭的核心關鍵以及主述議題，可能來自於成員的潛意識或是過往經驗的投射，這些都會展現在圖像當中，需要加以留意與觀察。以家庭動力畫的內容常出現的畫面就是在家庭中每個成員所做的事情，母親常常會與家務處理有關、父親則是以肩負工作、承擔家庭責任的形象出現，而孩子則是呈現各自做個人事情，例如做功課、看電視等，這樣的家庭圖像，一方面表現出可能來自於過往的早期經驗，當然也反映了對於家庭成員其功能或是家中角色的任務與功能。有時候在兒童家庭動力畫中亦可以觀察到在呈現父母親形象時，父親的身形大小有高比例，相較下都會是整個家庭成員裡較大的，意味著潛意識感受到父親是家中權力的掌控者亦或是主要經濟來源。因此圖像中的創作與內涵，觀察圖像的展現以及晤談中探索創作主題對於家庭成員的意義，是家族藝

術治療中很重要的關鍵。

除此外，進行家族藝術治療時，需要留意以下幾個面向（Landreth & Bratton, 2006; Landreth & Lobaugh, 1998；Glade & Risë, 2011；Kerr, Hoshino, Sutherland, Parashak, & McCarley, 2008）[14]：

一、家庭成員創作的先後順序：例如，當一個指令下來，是哪個成員開始進行口語討論或是畫出第一個圖像、線條、符號。成員在家庭創作時，先發言者往往代表著對家庭存有某一種的掌控或引導性，而未發言或未參與者，亦有可能反映出其對於家庭的漠視或者是保持距離。當然，更細緻的觀察應該要包含，有些口語上的首位發言者，未必會是首位創作者，因此需要留意口語與創作動作發言的先後順序。

二、家庭成員意見採納的程度：亦即成員間的討論如何被運用、誰的動作、言語、建議被採納或者是被忽略。很有趣的是，家庭進行共同創作時，有些成員可能會不斷進行口語討論，期待能夠有較明確的共識後才開始創作，但有些可能會直接創作，任由圖像自由發展，再與他人融合，當然也有成員忽視討論結果，更不在意畫面的和諧，逕自完成作品。這些都可以觀察到成員與其他人的融合程度。有時會有些奇妙的氛圍，口語主張似乎已達成某種共識，創作歷程卻又依循另一個共識進行，這可以發現家庭動力間真正的決定者。

三、家庭成員個別的參與程度：成員參與的程度與頻率，足以反映對於關係的關切態度。在伴侶藝術治療中，常可以看到會有某一方會較為投入，另一方則是處於較為被動配合的創作，這反映著雙方對於關係互動的關注程度或配合程度。

四、成員創作過程的位置移動：特別是成員是停留在原地、不斷移動，還是刻意與某位成員靠近或疏離，都需要予以紀錄。若是共同創作，一開始時參與成員會選定某個位置進行創作，有可能是相對、相鄰或者保持距離，在生理上的距離非常明顯，隨著創作時間推進，可以觀察成員間的位置是否有所差異，去評估在關係流動下彼此會採取何種方式回應或參與對方的創作。

五、成員對於其他成員創作的介入狀況：例如圖像創作間有無刻意避開、重疊，或刻意在一旁模仿，或者是跟著畫，甚至是有無抹滅他人之圖像動作。某些成員可能因為一開始處於領導的先驅，但有些成員可能會因著對繪畫技巧缺乏自信，採用模仿或者受到家庭動力的影響而畫出類似的圖像，例如孩子畫出圓圈，母親緊接著在圓圈外加上邊框，這些都可能反映出個人心理特質受到家庭的影響或保護程度，若出現刻意抹滅他人圖像的動作，治療師要務必小心此一舉動可能帶來的風險、傷害性等，必要時可能要採取切斷的處理方式以避免造成傷害。

六、成員間創作圖像的呼應情形：成員在面對他人已經創作的圖像或者是作品，是否有某種象徵程度上的呼應狀況。例如孩子畫了一顆無根的小樹，而母親則在其上增加了花盆，象徵缺乏穩定的小樹，獲得愛的涵容與承接。

七、成員參與歷程的順序行為：當成員參與創作時，其動作是輪流、共同還是分組的評估。進行共同創作時，特別是無聲創作時，成員創作是如何進行的，輪流、同時還是分組進行，這些細微的參與動

作，都需要加以觀察，因其有可能反應平時的某種互動模式，是共同面對或相互承擔。

八、**媒材應用與改變情形：**在家族治療或伴侶治療歷程裡，成員所使用的媒材、方式的轉換，是因為對話，或者是跟隨某位成員的動作而產生改變？不同成員間創作形式的轉變，有可能反映出成員是否容易受到其他成員的影響。

九、**成員在群體內相對的位置展現：**指的是成員在共同創作中原本所處的位置，相對於整個家庭而言是在中央、旁邊、角落或是正中心？常常可看見在家庭中，核心或具有掌控性的成員，會將自己放置在創作作品的中間，有可能反映出視其為家庭最受注意的焦點，亦有可能顯示出其期待被大家環繞的需求。

十、**成員創作作品大小的相對性：**即每個人成員創作的圖像在整個作品中所佔的空間比例大小。成員創作的圖像大小，也常與個體如何看待在家中角色的重要性有關，若再加上出現在整個共同創作作品圖像中的位置，能更為精確地觀察到成員在家中的分量以及影響力。

十一、**伴隨創作所流露的情緒觀察：**創作過程中，每位成員是否有展現出獨特的情緒、言語或肢體動作等，創作過程裡，有時候會讓成員連結到特殊事件而產生獨特的情緒、關鍵言語，或者是不經意的反射性動作，這些可能都與其家庭生活經驗有關，然這些細微的反應，卻又常是隱而未說的訊息，治療師可以將其做些反映，引導成員進行討論。

十二、整體性評估：整體性包含整個家族進行創作的風格型態。創作作品的風格，可能是簡單、複雜、豐富、具有一致性等，這些都會反映出家族或是伴侶如何去理解彼此的內在世界，以及彼此間是否存有某種連結。這些都可以透過創作或是討論凸顯出來。

●●● 家族藝術治療的實務應用 ●●●

　　家庭、伴侶或者是親子藝術治療，皆為至少兩人以上的小團體，因此在進行過程中，亦可被視為一種團體藝術治療的形式。只是家庭團體動力與一般成長團體或是心理治療團體不同，並非是從零開始建立，而是彼此間早已存有某種關係或者是次系統存在。治療師需要透過藝術創作的歷程，運用介入技巧，讓這些關係或次系統真實呈現。在團體形式的治療中呈現家庭的真實狀態之後，再由治療性質的活動加以調整，讓每位成員能夠產生對於家庭動力、家庭結構、家庭組織、家庭衝突等向度的覺察，以求得合理的平衡狀態與有效的溝通互動。

　　在此分享一些我平時常使用的家族藝術治療活動以及案例作為說明：

主題活動一：家系圖概念的應用

1. 自由創作

以家系圖三代的概念，繪製各個圖像代表家中成員。可以採用分開各自創作，最後進行核對與討論，也可以共同創作，成員各自創作代表自己的圖像，討論個人圖像與其他圖像間的關聯，以及在家系圖中所觀察到世代所傳遞的傳統或訊息。

2. 家族動物園

每個家庭成員使用一種動物來代表自己，說明不同動物間的相處模式；相遇或相處後，是否會變身成另一種動物（互動模式、家庭動力結構），進一步形塑出理想狀態下的動物（理想、期待、希望）。也可以討論，若家庭中的動物可做區分，會如何分類或是圈養。

3. 家庭花園

邀請成員共同創建一個家庭花園，每個人可以繪製花園中的任一種植物或花朵，可以觀察成員間的關係、距離或者是相似性等。例如讓成員去討論，在家庭花園中，是否處在相同或者是不同花圃，其所代表的意義為何，進而聯結家庭結盟情形。

4. 幾何家系圖

先繪製一幅幾何家系圖，用簡單幾何圖形和顏色來代表家中成員，這樣的作法較不具威脅性，包含圖形大小、顏色、形狀等，都可以做為討論，接著再繪製理想幾何家系圖，討論這兩幅圖間的差異，或者是成員間幾何家系圖的差異。因為藝術作品會比口語治療更能清楚揭露家庭動力。

5. 圖卡代表家中成員

例如人像卡＋青年人像卡、抑或是臉卡，分別創作出可代表家人的關係以及象徵樣貌。可透過圖卡上的表情或者是圖像，選取其表情、給人的感受、特質等以作為代表家中特定的成員，然後將圖卡在特定空間（通常是 8 開紙張）上進行相對位置的擺放（如示意圖）。治療師可觀察擺放的先後順序、相對位置以及圖像意涵，並與家庭成員討論。也可以讓

家中成員選取代表自己的圖像，然後輪流在紙張空間上擺放，說明與分享擺放的概念。

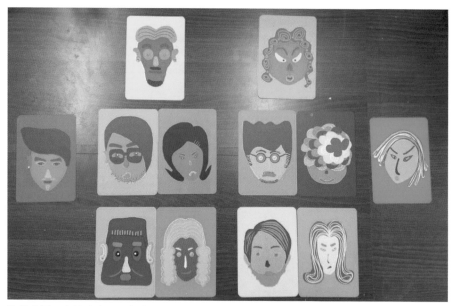

▌示意圖。卡片出處：王釋逸，《臉卡》。

　　服務過的藥癮家庭，家中有兩個具有毒癮的孩子，父母親自認對於家庭付出以及關照頗多，無法理解孩子行為的產生原因。參與家族治療的過程，運用人像卡＋青年人像卡進行排列，其中父親創作了一個家庭樹，描述家庭如大樹一般穩固，中間部分由左到右依序排列大兒子、太太、小兒子的代表圖像，接著再將自己放在太太上方，然而兩個孩子的圖像都是背對著代表太太的圖像。

　　治療師嘗試將兩張圖卡對調後，父親突然感受到許多的不舒服，意識到自己對於家庭關係的抗拒與排拒。而母親則是嘗試想要移動自己的圖像與先生一起，表示如此才是共同奮鬥，但也透過這樣的移動對話，發現夫妻兩人其實是抗拒面對孩子帶來的問題。

6. 家庭樹

繪製一棵代表家庭的大樹，可以使用不同大小或不同顏色的葉子，或是家庭成員肖像畫放置在大樹上，討論家庭成員間的位置與關係。亦可以再加上樹枝進行連結，評估彼此間的情感連結，甚或是心理距離的親疏遠近。也可以邀請家庭成員共同繪製屬於這個家庭的大樹圖像，可採取輪流或一人代表創作，然後在大樹上畫出代表自己的象徵物，可以是大家使用相同的樹葉圖像，也可以換作以大樹為主題，每個人在其上畫出可代表自己的象徵物，例如蘋果、樹枝、小鳥、鳥巢等等，創作完後，再進行討論與分享創作的動機與意涵。

主題活動二：共同畫

1. 共同創作家庭動力畫

可使用無聲的方式進行創作，創作完成後再進行討論。治療師需要觀察無聲創作的歷程，每位成員的主動性、反應、圖像呈現、順序等等，完成後邀請成員分享在歷程中所感受到自身與其他成員的投入狀態，在當下內心的感受，甚至是否有在圖像中嘗試做些回饋與反應，分享個人與其他成員間無聲狀態下的溝通互動。

2. 共同創作動力畫

先討論後創作。讓成員對於將要進行的創作，先有一定程度的討論，確認如何完成。治療師在過程中要適時地去觀察，甚或是平衡成員間的討論或參與狀態，盡量邀請每位成員都可以有所表達或進入共同創作的歷程，適時反應與討論創作歷程裡每個成員的表現，提升整個家庭結構互動的覺察。

有一組單親家庭，媽媽帶著兩個女兒生活。媽媽感受到女兒有明顯爭寵的行為而感到困惱。然而前幾次的家族治療歷程，媽媽陳述自己採用那些態度已是尊重孩子，更覺得家庭互動狀態實屬正向，但還是想要參與家族治療更認識彼此。但是就治療師的觀察，母女間似乎存有一種奇妙、不可言喻的互動氛圍，因此邀請她們進入家族藝術治療歷程。

在其中一次共同做畫的歷程，媽媽立刻在畫面上畫出三個區塊，彼此各自進行創作，三個區塊的界線非常清楚，媽媽表示彼此間不影響比較容易完成，然而對於畫面的整體性不是太過在乎，而兩名女兒原先很期待能夠與媽媽有所互動，但是在看到那個界線出現後，頓時有回復到自己是一個人的孤單心理，和母親之間產生了一道隔閡，進而在意起手足之間誰畫的跟媽媽比較類似。

3. 黏土雕塑或立體創作

每個成員型塑代表自己的黏土或立體物件（如立體摺紙），放入共同創作的空間裡，探討彼此間的距離，以及從不同角度來理解各個物件間的距離與感受。

曾有一位媽媽帶著有亞斯症狀的兒子進入到治療室，表示想要協助解決兒子的人際困擾，提及兒子雖然能力不佳，但很喜歡進行藝術創作，但又擔憂他無法獨自與治療師相處，因此母子兩人共同進入親子藝術治療歷程。

一次的創作歷程裡，兒子繪製了一個具有天線的立體房子以及數個桌椅的摺紙，母親協助著色，但過程中很在意桌椅的數量以及桌椅與房子的距離，想要做些調整。治療師反映母親口語上所表達上的尊重，似乎在某個程度上也期待能夠掌控整個畫面的擺放。然而母親認為，就她的角度而言，感覺較為遙遠，治療師邀請她轉換到兒子的位置上，母親

才發現，原來從兒子的視角，其實這樣可以關照到每個家庭成員。

4. 單一色系共同作畫

　　每個成員選定單一顏色，創作歷程全程都使用相同顏色與其他成員共同創作一幅圖畫，完成後討論對於其他成員（顏色）出現的感受，以理解彼此間的觀感。

主題活動三：理想中的家庭畫像

1. 成員分別進行理想中的家庭畫像或親密關係圖像的創作。可提供指導語：「請創作一個你感受到的家庭（或彼此關係）的想像為何？」

　　曾有對夫妻因為暴力衝突事件來到治療室，雙方對於彼此的行為以及態度都有相當程度之論述，偶爾也會反思自己的狀態，但彼此間的衝突依舊存在。後來進行對於理想家庭圖像進行創作，彼此觀看與分享後，才發現太太在意的是家庭對外的圖像，而先生在意的是家庭成員間的關係與信任感受。發現到對方對於家庭期待的差異後，反而讓彼此的關係趨於緩和，以及較能夠接納對方的想法。

主題活動四：家庭接力畫

1. 創作概念與共同繪畫相類似，只是這個創作方式是採取家庭成員間輪流的方式完成。可設定每個成員是畫一個線條、圖像或者是區塊作為接龍單位。

2. 運用拼貼的方式來組成圖像。每位成員透過圖像輪流剪貼，共同完成創作品，完成後彼此討論創作過程中的感受，思考對於彼此的理解與對家庭分為的感受。

主題活動五：家庭曼陀羅

1. 共同創作一個家庭曼陀羅圖像。可採用正圓或者是正方，讓成員自己選定一個位置共同進行創作。繪製完成後，再共同討論創作歷程裡的各種感受，並依據討論共識確立正圓或者是正方的方向性。此一活動可以讓成員從原有的角度理解關係，經過討論以及轉換視角後，體驗他人角度的理解。

2. 家庭曼陀羅的關係探索。首先繪製一個家庭曼陀羅圖像，每個人並再製作一隻代表自己的手，讓手的圖像進入到家庭曼陀羅圖像裡，探討彼此間的關係、距離。可以由某位成員作為決定者，決定這些代表家庭成員的「手」，與自己的手的圖像間的距離，甚或是重疊與否，決定歷程去感受內在的觸動。

主題活動六：家庭同心圓

1. 以同心圓的方式創作整個家庭以何主角為核心的圖像創作，可以有父親、母親、自我，或者是現在自我為中心的同心圓展現方式，可以用來理解成員間的關係以及獲得家庭資訊。

2. 以同心圓的圖像進行家庭關係的分配創作。邀請家庭成員以同心圓的方式來創作，在不同層級的圓裡，會出現哪些關係或意象，討論如此創作的背後意涵，理解家庭的核心衝突。

● ● 家族藝術治療的倫理考量 ● ● ●

或許是受到大眾媒體不當的資訊影響，許多人認為可以透過創作來解析與斷定個人的內在潛意識，甚或分析人格特質，實則不然。有時候一個家庭中的最初求助者會期待透過家族藝術治療歷程，來分析家庭中

所被認定的主要個案之作品的心理意涵。

　　常見的例子是，有些家長帶著問題青少年進入到家族治療中，因著對於藝術治療的迷思，想要透過這樣的歷程去看見青少年的創作中是否存在哪些訊息，企圖藉此理解孩子。更想要因此得到藝術治療師的主觀詮釋，卻忽略自身與青少年互動所產生的對話與交流，才可能是問題的根本原因。藝術治療師要非常小心，在引導討論的過程中，要避免讓成員過度解讀，忽略創作當下互動、溝通模式以及個人自身在家庭關係中的角色覺察功能。

　　有些家庭會帶著非常認知層次的角度來進行創作，主觀的認定引發家庭失能的問題都是在某位特定成員身上。因此，在創作過程裡，會不斷環繞著該成員，疏忽自身對於家庭整體，或者是對其他成員的影響。更過度者，會變成一種聯手攻擊單一成員的創作行為，以刻意孤立、刻意包圍、批評作品等創作行為模式，凸顯該成員的問題。此時藝術治療師要非常小心家族藝術治療的過程，不要將焦點一直集中在單一成員，被家庭中的某些狀態帶動，而認為家庭問題就是該成員所造成。

　　家庭、伴侶或親子藝術治療的歷程中，治療師所需扮演的角色以催化者為主，尊重成員間彼此的互動模式，適時的做介入反應。例如，若成員間可以很自由的進行創作，那麼就不過度設定題目或主導媒材的選用或限制。但是若成員間的被動性較高，則可適時提供主題活動，引導創作。治療師不用過度僵化，堅持要使用某種治療形式來進行，更需要尊重家庭成員間的創作自主性，以及家庭關係在創作過程的自在流動與展現。

　　家族藝術治療師需要有家族治療的訓練，對於理論要有深刻理解，也要能進行實務操作。以工作內容，藝術治療的介入使用要有專業的訓練，對於家族治療專業資訊也要有相當程度的理解。理論部分，例如策

略取向家族治療、經驗取向家族治療、行為取向家族治療等，與藝術治療實務操作方式結合時，整合方式皆不大一樣。唯有兼顧理論與實務的操作內容，才能提供更專業的家族藝術治療服務。

藝術治療師需要營造一個讓每成員都感受到安全被接納的創作空間，才能夠讓他們放心投入創作。家族藝術治療的過程，治療師這個外人的介入，在在挑戰著家醜不外揚的觀念，相對的更需要安全的創作表達之心理空間。藝術治療師的涵容扮演重要角色。

此外，在藝術治療的過程裡，也要適時讓每位成員都能夠有「參與」的機會，避免讓某個成員過度引導或過度被忽略，引發成員強烈的負面情緒。

●●● 實務工作上的省思 ●●●

過往個人工作的場域以青少年為主，面對情緒困擾的青少年，聽著他們談論家庭帶給他們的限制，互動過程裡，感受到他們對父母期待的無奈。我曾經嘗試邀請家長參與家族治療，然而初期的工作狀況，不免會發現，往往都是指責那個具有困擾行為的個體，而忽略了家庭關係脈絡對個體產生的影響。有時候可能是不知道如何教養的家長來到我的面前，訴說著家中孩子種種不是，殊不知自己或許才是那個主要個案。

身處華人文化下的治療工作裡，感受到那家庭關係的強烈連結，然而每次被送進來諮商的個案卻又都是單一個體，需要去肩負整個家庭互動下的包袱，總需要花費許多能量，才能夠邀請整個家庭參與，甚至在工作初期要引導家庭去思考個人對家庭的狀況產生了什麼樣的影響，就可能需要耗費許多的能量與探討，才能將歸咎單一個體的思維，轉換成原來自己也是扮演著某種重要角色。

經驗中，曾與一個有虔誠信仰的青少年工作，父母親對於孩子的偏差行為有許多的無奈與無力，認為自己花費許多時間陪伴，也給予足夠的尊重，共同參與許多活動，認為似乎是環境造成了孩子的偏差行為。然而在一次次的探索裡，發現到青少年個案對於家庭有許多憤怒，憤怒竟然是來自於對共同信仰活動的怨恨，甚至是看見父母親權力的不對等，採用一個消極性的保護策略，期待能夠獲得新的家庭平等。

　　因此在一次家族治療中，我邀請整個家庭，包含父母與青少年的手足共同參與治療歷程。從共同創作的分工裡，看見父母親的權力支配、手足的置身事外，透過治療師的反應，所有的家庭成員似乎獲得了頓悟，在當下立即調整了彼此的心理位置以及展現出對於家庭的真實情緒。

　　還有一次是與一對高知識分子夫妻進行伴侶治療。過程中，雙方不斷表達對於家庭與婚姻的共識，卻又無法理解為什麼彼此衝突不斷。他們做了一次創作，各自進行對家的想像，檢核了彼此真實的信念。在那當下，夫妻似乎理解了原來彼此間存有這麼多的差異。

　　過去與家庭或伴侶的這些互動經驗，總是需要很敏銳並專注的去聆聽每個個體所要表達的內涵，並透過適合的創作活動去引導他們反思，有時候可能是透過活動歷程的互動，有時候可能是從圖像中進行理解，需要對家族、伴侶、圖像、藝術治療、團體等等的概念與技巧，才能夠讓整個治療進行得較為順暢。除了專業知能與技巧的具備，身為一個家族藝術治療師，與整個家庭的工作經驗裡，務必要將自己處在一個客觀的立場裡，並要時時刻刻提醒自己並非是個和事佬，而是讓整個家庭或者是伴侶間的功能能夠運轉的更加順暢，面對家庭中看似弱勢的角色，有時候或許未必真的是受害者；強勢者有時候或許是來自於害怕失去的擔憂造成，因此客觀中立結合細心觀察將會是執行整個家族藝術治療非常重要的關鍵。

註　解

1. Bowen, M. (1995). Clinical View of the Family. *Family Systems Journal* 2(2): 153-156.

2. Trepper, T.S., & Nelson, T.S. (1998). *101 More Interventions in Family Therapy* (1st ed.). Routledge. https://doi.org/10.4324/9781315810072

3. Kwiatkowska, H. (1978). *Family therapy and evaluation through art*. Thomas.

4. Landreth, G.L., & Lobaugh, A.F. (1998). Filial therapy with incarcerated fathers: Effects on parental acceptance of child, parental stress, and child adjustment. *Journal of Counseling and Development*, 76, 157–165.

5. Chapman, L. M., & McCarley, L. L. (2002). *A playful palette: Blending art therapy and play therapy techniques*. Workshop presented at the annual conference of the American Art Therapy Association, Inc.

   McCarley, L. L. (2008). Filial art therapy: A Rogerian Approach. In Kerr, C., Hoshino, J., Sutherland, J., Parashak, S. T., & McCarley, L. L. (2008). *Family art therapy : Foundations of theory and practice*. Routledge

6. Deaver, S. P. & Shiflett, C. (2011) Art-Based Supervision Techniques, *The Clinical Supervisor*, 30:2, 257-276, https://doi.org/10.1080/07325223.2011.619456

7. Moon, C. H. (Ed.). (2010). A history of materials and media in art therapy. In C. H. Moon (Ed.), *Materials and media in art therapy: Critical understandings of diverse artistic vocabularies*. Routledge/Taylor & Francis Group.

8. Burns, R.C.& Kaufman, S.H. (1972). *Actions, styles and symbols in kinetic family drawings(K-F-D)*. Brunner/Mazel

9. Koppitz, R. M. (1968). *Psychological evaluation of children's human figure drawing*. Gune and Straction.

10. Goldenberg, I. & Goldenberg, H. (1999). *Family therapy: an Overview*. Thomson Learning.

    Nichols, M. P.(2010). *Family Therapy: Concepts and Methods* (10th ed.). Alliant International University.

11. 趙文滔、徐君楓、張綺瑄、徐蕾、謝宜芳、李如玉、呂伯杰（2016）。在關係中，讓愛流動：華人家庭關係的評估與修復。張老師文化。

12. Duvall, E. , & Hill , R. (1948). *Report of the committee on the dynamics of family interaction*. Paper presented at the National Conference on Family Life.

13. Bateson, G., Jackson, D. D., Haley, J. & Weakland, J. H. (1956). Toward a theory of schizophrenia. In Jackson, Don D. (ed.) (1968). *Communication, Family and Marriage* (Vol. 1, Human Communication Series). Science and Behavior Books.

14. Landreth, G.L., & Bratton, S.C. (2006). *Child parent relationship therapy (CPRT):A 10-session filial therapy model*. Routledge.

Landreth, G.L., & Lobaugh, A.F.（1998）. Filial therapy with incarcerated fathers： Effects on parental acceptance of child, parental stress, and child adjustment. *Journal of Counseling and Development*, 76, 157–165.

Glade, T. & Risë. V. (2011). Filial Therapy: A Structured and Straightforward Approach to Including Young Children in Family Therapy. *Australian and New Zealand Journal of Family Therapy*, 32. 10.1375/anft.32.2.144.

Kerr, C., Hoshino, J., Sutherland, J., Parashak, S. T., & McCarley, L. L. (2008). *Family art therapy: Foundations of theory and practice*. Routledge/Taylor & Francis Group.

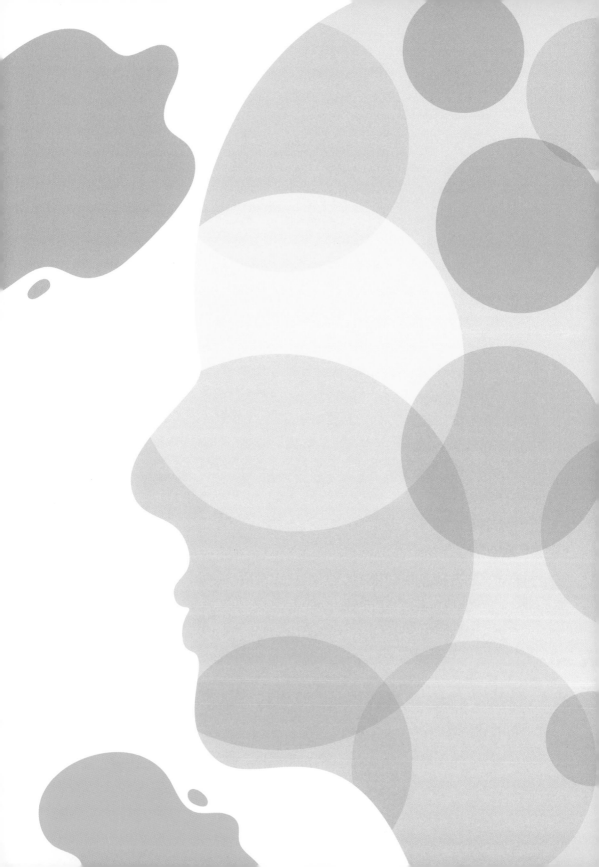

第三部

醫療場域的
藝術治療工作

　　歐美的藝術治療發展初期，醫療場域以精神科的日間留院病房為主要工作場域，因此，每一位國外訓練返臺服務的藝術治療師都曾在這個領域學習。由於醫療進步與疾病治癒的生命延伸，病期間的情緒抒發便成為重要的事。本篇共包含四個領域的工作實務：兒童癌症病房、高週轉率兒童病房、安寧療護，以及賽斯取向的成人精神科。

在生命的荊棘處繫上悲歡的色彩

——兒童癌症病房的床邊藝術治療

中華民國兒童慈善協會　花蓮區約聘藝術治療師

林曉蘋

●●● 串起兒童病房與藝術治療間的連結 ●●●

當年於英國畢業後，在東海大學社工系教授，也是藝術治療前輩王秀絨老師推薦下，開始了我第一間醫院的工作。一開始是以兼職的方式進入臺中榮總的緩和療護病房，也就是大家所熟悉的安寧病房。那時，醫院癌症中心還沒有諮商心理師進駐，藝術治療師是當時唯一在安寧與癌症中心中照顧病患心理健康的心理專業人員。這期間，除了原本需要照顧的成人病患，癌症末期孩子和長期住院孩子的心理照顧一定會轉介給藝術治療師。

這些轉介讓我認識了負責兒童病房的社工師黃蒂，她對孩子有著滿腔熱誠。她發現藝術治療的特別之處，也看到藝術治療對於住院孩子的益處，於是她開始著手尋找資源並迅速地寫了計畫，開啟了全臺灣第一個於兒童住院病房提供床邊藝術治療服務的方案（當時方案是以支持性藝術治療為名）。由於資源有限，藝術治療師以兼職方式於醫院任職，住院病童必須在醫療人員或社工師轉介下，才有機會獲得藝術治療的介入。兒童床邊藝術治療方案並未限制疾病對象，但由於癌症病童需要長期往返醫院，療程時間冗長且反覆，因此成為這個方案的主要工作對象。

這個方案從西元 2006 年 12 月開始持續至今並未停歇，並且在瑞信兒童醫療基金會首次來臺中榮總參訪後，兒童床邊藝術治療成為瑞信兒童醫療基金會推動國內政府單位以及醫療單位提供兒童友善醫療環境的重要內容之一。時至今日，國內許多大型醫學中心都有這樣的床邊藝術治療計劃。

林曉蘋

學歷

- 英國瑪格麗特皇后大學
  藝術治療碩士

現職

- 兒童慈善協會花蓮區
  約聘藝術治療師
- Sapientia 工作室藝術治療師、
  督導
- 國家衛生研究院兒童醫學及
  健康研究中心兒童友善醫療專家
  推動小組成員

經歷

- 花蓮門諾會醫院復健科
  （早療）兼任藝術治療師
- 臺中榮民總醫院緩和醫療中心及
  兒醫部藝術治療師
- 瑞信兒童醫療基金會之
  藝術治療方案督導
- 瑪利亞愛心家園兼任藝術治療師
- 大臺中區各社福團體兼任
  藝術治療師
- 東海大學推廣部藝術治療講師

證照

- 台灣藝術治療學會專業認證
  藝術治療師（TRAT2012-016）
- 台灣藝術治療學會專業認證
  督導（TRATS-2016010）

●●● 床邊藝術治療的空間 ●●●

　　藝術治療的工作因為涉及內心私密空間，因此需要外部的安全空間配合。換言之，藝術治療師需要提供一個安全的空間給來接受藝術治療的人（後文將以個案稱之）。在這具體的空間中，藝術治療師與個案的相處不僅不會被看到，也不會被聲音所干擾，可以讓個案感到放鬆與安全。這種放心的感覺，讓個案內在產生安全感，治療師進而有機會與個案建立信任關係，個案內在真實的困難得以透過創作呈現，內在感受才有機會在現實的空間中被看到。後續隨著療程進展產生有利於治療的同盟關係，在這樣的治療關係中，內在的真實得以有機會漸次被看到、釐清、撫慰、整合、轉化與修復。

　　在兒童癌症病房要做到這樣的空間條件是困難的。癌症病童因為化療，入住醫院的特殊保護病房——「正壓隔離病房」，它與一般普通病房最大不同在於空調系統設計，透過空調設備進入正壓隔離病房的空氣，都是乾淨無菌的空氣。當病房門打開時，正壓隔離病房的壓力設計比一般大氣壓略高，會讓病房內的空氣往外流，避免外面未經過濾的髒空氣進入病房內。這種設計是為了保護因化療而免疫力低下的病童，減少外來感染的機率。由於化療期間病童都需要住在正壓隔離病房內，因此治療師也只能去到病房，在床邊跟孩子一起工作，病房成為藝術治療室，這也是為什麼我們將這樣的藝術治療形式稱為床邊藝術治療。

　　在臺中榮總的兒癌病房，一個病房內會有兩張床。大部分時候，兩張床都會同時有病童入住，因此在這病房空間中，會有兩組病童、家屬同時在病房內。這種情況造成無法維持空間的絕對私密性，與個案談話時，隔壁床的病童和家長可能都會聽到，或是隔壁床的孩子在看電視的聲音也都會干擾工作。三不五時，還會遇到護理人員來執行例行工作，

或是主治醫師帶著大群的住院醫師來查房，打斷了創作過程，藝術治療瞬間成了醫師關心孩子的話題，變成了一般的美術課，醫師和孩子像是被打了鎂光燈，成為眾人的焦點。

這個實體空間名為正壓保護病房，保護孩子們的身體安全，而孩子脆弱的身軀，倚靠著一道一道的門隔離保護，成為在醫院治療的唯一避風港。但諷刺的是，保護病房對於病童內在深層的恐懼與抗拒，卻是不安全的，反而形成身體的禁錮。病房對病童而言是一種矛盾的意象，雖然是一個擁有強大醫療團隊支持的治療空間，卻也同時代表要接受可怕療程，限制他行動自由的地方。對藝術治療師而言，病房之於心理，不是一個足以產生前面所提到的安全感與信任感的安全空間。

我很清楚知道沒有足夠安全的空間，治療的元素不容易發生，因此除了拉上病床布簾，小聲說話之外，我還做了一些方式來處理空間上的問題。

一、首先，我在安排個案順序時做了調整，防衛比較強、不容易建立關係的個案，或是已經知道這孩子有很多深刻的內容需要表達，我會安排在醫師不會來查房的時間過去。我會先跟這個案當日的護理人員說好，請他在我工作的時間，暫時先不要過來，或是請他先處理完例行工作，我再過去。我也不用早上的時間工作，因為大部分孩子這時間都有很多醫療處置或檢查要做，藝術治療常常會被迫中斷或被干擾。

二、其次，我會跟病童的主要照顧者會談，發揮我在緩和療護病房工作學到的會談技巧，與家屬建立關係，並且讓家屬知道我在做的工作是什麼。重要的是，讓家長知道這是心理工作，而不是畫畫課；然後請家長配合，在我來的時間去辦自己的事，或到樓下喝杯咖啡稍

做休息。許多家長因此得到一小時或一小時半的喘息而非常樂意配合。

三、有些家長並不願意離開孩子，或是難以理解什麼是心理工作，因此我只好把陪伴的家屬視為工作對象之一，邀請家屬一起創作或遊戲，成為親子藝術治療的模式。

四、必要的時候，將個別一對一藝術治療變為一對二的藝術治療。由於兒癌病童通常都需要漫長的療程，他們會因為時常住院而與其他病童成為好朋友，甚至有些家庭會請護理人員事先安排兩家人住同一間病房，或是跑去隔壁病房串門子。在符合工作目標，不危害個案利益的前提之下，我會把當次的藝術治療以一個小團體形式進行。

這些方式雖然仍無法提供如傳統藝術治療室般的完整安全空間，但已經比什麼都不做而好太多了，也讓很多孩子有機會開始用創作表達難以言語的感受。

●●● 床邊藝術治療的時間與持續性 ●●●

藝術治療需要在一個穩定與持續的約定中進行，可以是密集一週數次，也可以一週一次或兩週一次。每一次的開始時間和持續時間也是固定的，約定在什麼時間開始，就會準時持續地在約定的時間進行，與在約定的時間結束。這個固定性與持續性的特質，在其他不同的心理工作種類也是一樣的。

時間的穩定與持續性，就像是織布機上的梭子，帶著緯紗固定住經紗。藝術治療的空間條件如同一條條平行的經紗，透過時間持續性的推

移，也就是緯紗的穿梭纏附，才能織就出立體的彩布，這塊彩布因為時間與空間的交互影響，交織出安全與信任的魔法，拋上天空，延伸而為一個立體的時空舞台，跨越時間與空間，個案在這個魔法舞台上，無論是現在還是過去的經驗，都得以在此展現、重新上演、轉化與修復。時間與空間在藝術治療中扮演缺一不可的重要治療結構基礎。

但是在床邊藝術治療中，時間的結構一樣受到挑戰。由於病童住院治療所停留的時間大約是一到兩週，而藝術治療師受聘到院工作時間是一週兩次（現在已增加至一週三至四次），再加上有時候病童會因為治療過程中所產生的不適而沒有體力接受藝術治療，只好臨時暫停一次。也就是說，每次病童入住時，可以去探視病童實施藝術治療的機會只有約莫 1 ～ 3 次而已，接下來又要再等下個月個案住院，下次個案住院也不一定會碰到。

有時病童只是回來做疾病控制，只會住院幾天，可能錯過治療師的上班時間，就會剛好遇不到。治療師去探視病童時，病童有可能在進行身體的醫療處置，或正在吃東西、或睡覺休息，種種因素都可能導致藝術治療無法順利準時開始。此外，病童身體狀況的差異性有時落差很大，因此每次床邊藝術治療的時間長度，不一定能確實做完 40 分鐘或一小時（依年齡不同，工作時間長度會不一樣）。種種原因，造成藝術治療中所要求的固定性與持續性都無法穩定維持。

為了在這麼多不穩定的因素下，持續提供穩定持續的安全感給病童，我採取了以下方法來減少這些不穩定性因素發生的頻率。

一、調查孩子的生活作息與療程時間表，找到較適合的時間，盡量穩定地在這時間去探視病童。

二、與孩子約定好什麼時間過去，請孩子在那之前吃完飯，看完想看的卡通……等。

三、每次轉介病童住院時，必定安排一週至少一到兩次的藝術治療，如此持續到病童完成癌症治療的療程，大約持續 2~3 年的時間，如果發生復發的狀況，時間就會拉更長。即使持續工作的個案入住加護病房，也一樣需要進加護病房探視。

漸漸地，有些可以穩定工作的對象與治療師之間，會產生一種熟悉的默契，孩子通常都會非常期待藝術治療師的到來。當然也會有些孩子因為生病而封閉心房，變得非常冷漠，總是拒絕治療師而難以靠近。

●●● 床邊藝術治療的媒材 ●●●

創作媒材在藝術治療中扮演重要的角色，我可以在自己的個人工作室中放滿各式各樣的媒材任個案挑選，但是在床邊藝術治療工作，媒材是放在推車上推到病房去的，因此種類就會有所篩選，而無法應有盡有。為了讓孩子可以輕易地看到媒材，我挑選了一台工作推車，病童可以看到所有的媒材，並輕易挑選想要用的東西。

媒材包含創作類和遊戲類。創作性媒材包括各式各樣的紙張、畫筆，彩色筆、粉蠟筆、粉彩筆、色鉛筆和水彩類的畫具，以及複合媒材，包括剪刀、各式黏著劑、貼紙、兒童雜誌、色紙、藝術紙、造型泡棉、亮片、金粉、冰棒棍、毛根、毛線、吸管、保力龍球、壓花器、針筒、紗布、藥用膠帶、環保回收媒材等等。捏塑類的有：陶土、輕土、培樂多、紙黏土和彩色油黏土等。遊戲類則有：扮家家酒玩具、醫生玩具、布偶、交通工具、塑膠恐龍、昆蟲、士兵、戰爭武器等。也會因孩子的特殊需求，而準備一些特殊媒材，例如玉米粉、面具、石膏粉、繪本等。

●●● 預防感染的措施

　　由於病童本身治療過程中會出現骨髓功能低下甚至喪失，造成身體無法抵禦生活中常見的細菌與病毒，容易引發感染，因此預防感染的防護措施是非常重要的。

一、治療師在一天的工作之前，就必須先安排好個案工作的順序，必須特別留意感染問題，在可工作對象中，具有傳染疾病給他人風險的病童一定排在最後；嗜中性白血球數最低的病童，最需要預防感染，會排在第一個。

二、媒材消毒是每天例行治療工作，工作完成時，會將所有媒材推放至紫外線消毒室，進行表面消毒，有些媒材則會以酒精擦拭消毒。

三、工作車上隨時放一罐乾洗手液，需要時可以用擦拭的方式消毒畫筆、玩具及雙手。

●●● 床邊藝術治療的自發性創作與引導性創作

　　在一對一的藝術治療中，自發性創作被視為最能自然呈現個案當下內在迫切需要表達的情感，因此藝術治療師在工作時，沒有提供主題給個案，鼓勵個案自由創作，有些孩子有豐富的創作動力，永遠都知道自己要作什麼；可是也有些孩子，面對自由創作時，是焦慮與不知所措的，這往往暗示了個案要面對內在的自己也是有困難的。

　　因此，為了緩解個案初次面對媒材的焦慮以及內在探索的抗拒，我會觀察個案的情緒表現，依據個案年齡挑選適合的幾種媒材作介紹，並提供簡單適合個案年紀的使用示範，假如個案還是不知如何開始，我就會帶入簡單的互動遊戲或創作遊戲。如果個案與人相處的距離比較疏

離，我就不會使用互動遊戲，而改以更多種類的媒材使用介紹，甚至自己也可以先作一些簡單的創作，觀察等待個案的反應。

　　圖一的病童，在自發性創作中嘗試使用玉米粉加水和顏料，雖然剛開始他將顏料倒入盆中，以手抓取粉漿，讓粉漿自然滴落在紙張上成為一幅圖畫，這過程仍是在意識可以控制的狀態。但當他把粉漿滴落愈來愈多之後，我知道有股來自潛意識的情緒開始源源不絕的流出，他將紙張包覆粉漿揉成一坨，最後將整坨紙放入粉漿中，加了各色顏料，並開始興奮起來，用手不斷搓揉紙團，過程中流露出來的不僅僅是有趣，

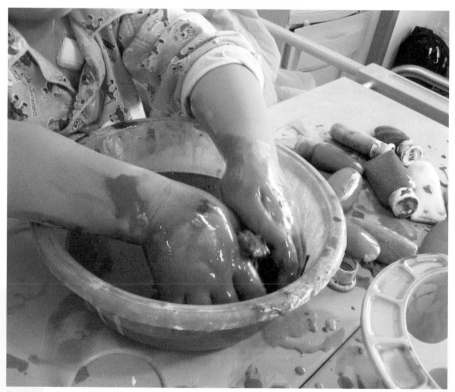

▋圖一　病童以玉米粉漿進行自發性創作。

還充滿許多潛意識釋放情緒的滿足感，似乎生病以來，心理說不出的的混亂、恐懼、焦慮、憤怒、矛盾，都在這自發性的過程中得到釋放與處理。

●●● 兒癌病童的情緒表現 ●●●

我從臨床觀察及文獻參考，簡單整理一些床邊藝術治療師與病童工作時可能遇到個案呈現的心理狀態：

一、**恐懼：**醫療環境對孩子來說是陌生而可怕的，醫療處置也都會帶來身體的不適，罹患疾病所帶來的恐懼，任何年紀，都可以感受到強烈的死亡威脅。Klein 認為人類的生死本能之中，死之本能誘發生命消逝、被滅絕的恐懼，這種對於失去生命的恐懼，可以平衡死之本能的存在，而恐懼死亡成為所有焦慮的來源[1]。為了克服減緩死亡焦慮所帶來的感覺，人類在漫長的歷史中，擅長運用象徵的方式得到永生不朽的追尋，例如繁衍、神學信仰、創造等[2]，而孩子在創作中，將死亡擬人化，例如鬼魂、骷顱頭等，就是以緩和的方式在緩解焦慮，以及表達難以面對的恐懼。

二、**焦慮：**面對癌症的威脅，以及漫長治療過程中所帶來的諸多身體不適，孩子心理的死亡焦慮迅速提升，雖然臨床上的醫護人員都會說這病童有分離焦慮，但我仍採取相信 Klein、Yalom 和 Winnicott 的觀點[3]，基本上焦慮是對毀滅、自我消失的焦慮，因為分離引發死亡危機，因此分離焦慮的本質是死亡焦慮。對父母而言，孩子罹患癌症，一個生死交關的疾病，父母親除了感到哀傷，情緒上也總是帶有焦慮，病童很快感受到父母親的焦慮，父母親的情緒如果處理

不好，反而增加了孩子本來就有的焦慮狀態。Rollo May（2015）[4]
提到，人會焦慮於喪失自己，成為無物，這種焦慮的感覺會從各個
面向來攻擊我們。我相信病童罹病期間所產生的死亡恐懼和無意
義感，都會增強病童內在的焦慮程度。

三、**疏離：** 部分處於青少年期的病人，正值需要建立同儕接納與認同的
　　年紀，同時也是表現反抗父母，尋求自我獨立與自主的階段，卻因
　　為生病而無法就學，為了預防感染，減少社會接觸，這些變化，讓
　　青少年變得必須要依賴父母照顧，無法滿足心理發展上的需求，如
　　果在兒童時期，自我發展就已經產生缺陷，面臨這生命事件的重大
　　變化時，心理的內在基礎不足以因應死亡焦慮，疾病威脅所帶來的
　　被迫害感，勢必開始產生更不當的防衛變化，變得更不與人交談，
　　與家人和醫護人員，都保持淡漠與疏離的關係，與內在的自己，也
　　變得更逃避與疏離。

四、**逃避：** 青少年的癌症病人可能會逃避談論任何有關疾病的問題、感
　　覺，包括死亡的議題，一律都拒絕瞭解，或假裝不知道，將所有的
　　醫療責任賦予父母親來決定。孩童因為內在強烈的恐懼與焦慮，
　　拒絕面對疾病，或是因為父母很焦慮，無法處理自己的焦慮，孩子
　　就有可能會傾向用壓抑和逃避自己情緒的方式，假裝自己很樂觀，
　　一切都很好。這些都是防衛的心理表現，也是人生存的自然機制。

五、**失落與哀傷：** 罹患癌症，所有的生活都被打亂，快樂被剝奪，失去
　　健康，生活僅剩下住院治療和身體病痛的反覆循環，身體健康狀態
　　的失去，與原本穩定生活的驟變，引發內在強烈的失落感，伴隨失

落感受而來的是哀傷的感覺。

六、**憤怒**：失落感淹沒內在世界之際，隨失落感受發芽的，很可能是憤怒的情緒，生氣為什麼自己要遭受這些痛苦？生氣為什麼父母親、醫生無法解除他的痛苦？生氣為什麼大家都欺騙他？對於現實狀態的無法理解與無法解決，憤怒情緒油然而生。

七、**存在孤獨**：Yalom[5] 指稱：「存在孤獨是指自己和其他任何生命之間無法跨越的鴻溝。」兒童的成長過程，是一個朝向分離與獨立的過程，「分離成長的代價，就是孤獨。」成長的過程原本是緩慢的，但是疾病的發生，將孩子瞬間拉出被父母保護的舒適成長環境，強烈的身體痛苦不被瞭解，可怕的死亡威脅無法停歇，痛苦的療程必須自己承受，父母親似乎離自己愈來愈遙遠，這些經驗，都讓孩子提早深刻體驗到孤獨的感受。

八、**無意義感**：對兒童來說，尚無法明確認知自己存在的意義，可是在兒童成長過程中，經過努力付出而獲得的學習、創造成就；生活中父母的關愛；與同學相處中獲得快樂，這些對兒童而言，累積成重要的內在個體存在意義。可是癌症治療的過程，這些原本日常中的快樂、學習與收穫，都可能被中斷或減少，心理的無意義感增加，呈現存在空虛，變得對生活中的所有事務經驗都興趣缺缺，質疑批判許多經驗，生命變得索然無味，孩子變得冷漠與空洞[6]。

九、**否認**：癌症治療並非能有百分之百的成功率，以兒童癌症中最常見的急性淋巴性白血病來說，五年存活率約七成，因此隨著疾病的

復發與惡化急轉直下，死亡已漸漸成為迫切需要考慮的結果，但是此時，有些親屬會否認並拒絕接受這個事實，部分孩子也有可能否認永遠與父母分離的未來。而否認的心理防衛，源自於對死亡的恐懼，Yalom 指出，小孩以兩個基本且根深蒂固的防衛機轉來否認可怕的死亡，一個是深深相信自己神聖不可侵犯性，另一個是相信自己有專屬的拯救者[7]。

●●● 床邊藝術治療的三角關係 ●●●

面對個案可能出現上述如此多而困難的內在感受，但時間有限的狀況之下，也沒有任何可以快速處理的秘方，心理的工作仍然就是一步一步地慢慢攜手同行。建立信任的關係絕對是第一步，信任關係的建立有賴前述時間與空間的配合。其次是治療師所表現出來的態度，對個案是關注與和善，願意親近與傾聽的，讓個案願意與治療師建立關係，願意信任治療師，願意在治療師面前創作或與治療師一起遊戲。此時，治療師即已對病童產生影響力。因為感到安全與信任，病童開始將內在的潛意識情感內容透過創作與遊戲表現出來。而治療師不是只是陪伴孩子創作和遊戲，治療師必須能看懂創作的表達意涵與遊戲內容，瞭解視覺表達背後所隱含的意義，並以適當的方式回應個案的非語言表達。

動力藝術治療中重視三角關係（如圖二）[8]，治療師與個案間的關係，個案與藝術作品之間的關係，治療師與個案作品的關係，這三條關係形成一個三角形，並且每一條關係都是雙向關係。這三條關係要能明確建立且交互作用，仰賴時間與空間的治療結構維持，可是，由於床邊藝術治療的形式有許多結構維持上的困難，因此這三條關係有時無法明顯的形成與運作，特別是在治療師與個案的關係中，移情不一定發生，

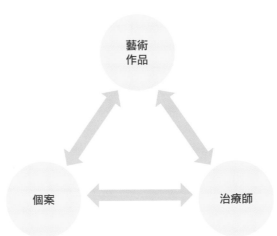

┃ 圖二　藝術治療三角關係。

就會影響個案與作品間的關係，個案要能與自己內在形成很好的創作表
達流動管道，仰賴治療師與個案信任關係的建立，以及治療師對個案作
品的回應，這兩條關係必須是穩固與良好的，否則，個案的創作就容易
流為手工藝的嘗試，一旦流為手工藝，創作所能引發的強大療癒力量，
就會減少許多，治療師對個案創作的回應，也變得缺乏影響力。

　　Bion（1962）[9] 的涵容（containing），是動力藝術治療中的核心概
念，也是克萊恩學派（Kleinian）[10] 所發展的重要內容。嬰兒（被涵容
者，contained）將內在無法承受的感受投射至外在現實世界的人，而
具有沉思能力的照顧者（涵容者，container）經驗投射者的情緒，並
將之轉化成可以承受的形式回饋給嬰兒，成為有意義的經驗（Fonagy,
2001）[11]。涵容的現象會發生在前面所說的三角關係中。從癌症病童的
情境做簡單解釋，病童將內在無法承受的負面感受丟給身邊的人，這人
通常是照顧者或醫療人員或治療師，而這些人經驗病童不好的情緒後，

協助病童面對自己的真實感受，並將病童所丟出來的負面感受轉化成可以承受的形式回饋給病童，這個過程經過反覆之後，對病童產生有意義的重要經驗。

「移情（transference）意指一個人在分析或治療中將其情感移置到其他分析師或治療師身上，而那些是源自於早期生命中與他人關係的情感。」[12] 舉例來說，病童在一個典型的藝術治療情境中接受治療時，會隨著時間推移，逐漸對治療師產生正向移情與負向移情（positive transference and negative transference，Casement 2013）[13]，正向移情發生時，個案會對治療師產生許多想要親近依附、討好及吸引關注的行為；而負向移情發生時會帶給治療師許多情緒上的挑戰與衝擊，個案可能對治療師不滿、測試、生氣、挑戰、刻意孤立治療師等。移情現象也會發生在前面所說明的三條雙向關係之中，也就是說，創作關係中也會發生移情，個案將不想面對與無法忍受的情感以創作形式表現，並情緒性地對這作品加以拋棄或傷害等，於是形成了代罪羔羊移情（scapegoat transference，Schaverien 1992）[14]。

當負向移情或代罪羔羊移情發生時，治療師接受並同理個案的行為與情緒，並沒有以牙還牙，反而將這些扭曲的情緒轉化成個案可接受的話語或創作內容回應給個案，這些回應有助於個案看到自己的感受，這樣的情緒經驗處理模式，幫助個案的衝動可以與思維產生連結（Waddell, 2008）[15]。但是在床邊藝術治療中，因為空間、時間、穩定性上的限制，發生負向移情的機會很少，個案的情緒會直接以創作或遊戲的方式展現出來，通常比較不會直接發生在與治療師的關係中，因此關係中的涵容比重弱化了，治療師涵容個案透過創作或遊戲表達出來的內容，成為床邊藝術治療的主軸。

床邊藝術治療的力量，主要發生在個案的創作與遊戲中，我們可以在某些孩子身上看到源源不絕的創造力，並且充滿豐沛的生命力與潛意識內容。只要治療師對個案和作品的回應持續存在，個案與就能夠以創作療癒自己。治療師的存在，成為支持個案有勇氣與安全感繼續往內在探索的重要心理依靠。

床邊藝術治療的小故事與治療師的詮釋

第一次去病房探視婷婷（化名），當時她才兩歲半，顯得非常安靜與缺乏安全感，不敢與陌生人有眼神上的接觸，依偎在母親身旁，只敢看媽媽，跟媽媽說話。對於媒材，就如同面對陌生人一樣，也是不敢嘗試，需要我和媽媽的鼓勵及引導，才會稍稍開始嘗試，但使用媒材的方式並非始於個案自己的行動，並且沒有融入創作，注意力是分散的。

幾次工作下來發現，當母親在現場時，婷婷會顯得敷衍與不專心，軟弱而沒有安全感，在使用媒材的過程中，會需要確定母親就在一旁；母親如果不在，婷婷就可以自發性地專注投入於塗鴉創作之中，彷彿是另外一個人。母親的陪伴，並沒有讓她感到安心，反而提醒了她，自己隨時會失去母親，因而引發了內在的焦慮。案母提到婷婷從小是由保母帶，這讓我知道婷婷可能從小就缺乏經歷與母親親密關係的回應與安全依附的完整經驗，由保母代替母親安撫個案，提供生理的照顧。至於婷婷嬰兒時期與保母一起的精神生活如何？就不得而知了。因此我採取親子藝術治療的模式，讓婷婷有機會體驗由母親陪伴或參與的創作經驗，重新與母親經驗鏡映（mirroring）、護持（holding）與協調（attunment）的過程。

母親是婷婷住院時的主要照顧者，也很有意願與孩子一起遊戲和創作。初期觀察母親陪伴孩子的方式，她會主導與控制，例如抓著婷婷的手畫畫，或是替婷婷決定要用什麼媒材。與案母溝通後，年輕的母親學得很快，她很快學會知道不要去主導孩子的創作決定和探索方式，也不要控制小孩的肢體，母親的陪伴，是在孩子需要時，提供適當的回應，像是在跳一場雙人舞，彼此在和諧的律動中有著默契的回應與調和的共鳴感覺，而不是在控制這個孩子成為另一個自己或期許中的自己。回應的方式可以分為：**口頭回應**，包括鼓勵、認同、讚美、同理和回答孩子的疑慮等等；**表情回應**，給予符合當下孩子情緒的表情；**動作和行動上的回應**，包括符合情緒的肢體動作，以及運用創作和遊戲的方式參與孩子正在投入的活動。這些回應，不管是模仿孩子的表情、動作、遊戲，或是其他自然回應，都具有同理孩子內在的性質，營造出一個護持的環境，讓孩子得以在這護持環境中感到安全感並看到自己。

圖三是婷婷與媽媽在中期共同創作的作品，婷婷要母親一起畫，一開始只是塗鴉，母親模仿孩子的塗鴉，後來媽媽自主開始邊說邊畫出人臉，婷婷也理解並於模仿中畫了人臉，此時期的她，無法清楚畫出五官和人臉的線條，只能說是命名塗鴉（陸雅青，2016）[16]，她知道自己在畫媽媽，婷婷清楚說出她畫的是媽媽。那她有沒有畫自己呢？是無法判斷的，婷婷沒有明確指出哪個部分是她自己，她說，自己在媽媽裡面。

在創作的表達中，我們看到個案渴望並幻想自己與母親是一體的，雖然這樣的感覺是嬰兒出生前三、四個月的重要心理狀態[17]，但是此時的婷婷已經三歲，不應該還處在這樣的心智狀態，明顯的，這是個案心理的退化。推測個案心理退化的可能原因有幾個，可是我沒有足夠的時間與機會去探索個案的過去，因此我比較傾向於相信個案是因為面對罹病的焦慮，讓自我不得不退行到比較幼小與母親一體的安全狀態以自我

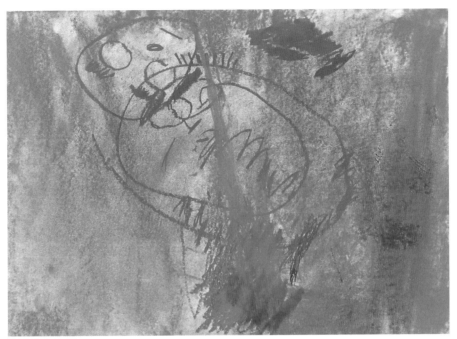

保護，這是內在自我的需求，也是必要的（Kris, 1953）[18]。

　　婷婷反覆玩著倒水的遊戲，將玩具杯子中的水倒入玩具壺中，再將壺中的水倒入杯子中，水會因為傾倒而溢出些許。水愈來愈少，婷婷會再繼續加水，以便可以繼續倒水，如此反覆許久。後來轉換成畫水彩時，婷婷畫兩筆就要求母親的手給她畫，畫完，母親想要畫婷婷的手，她卻不願意，結束時，個案顯得焦慮而發脾氣。這個倒水的過程，看似無聊沒有意義，但是因為個案的專注與投入，我相信它不僅僅只是倒水。當時缺乏經驗的我，並沒有看出倒水背後所隱涉的意涵。現在的我，推測在潛意識中，水壺似乎象徵著母親，水是源源不絕的乳汁，小杯子是婷婷自己，水從水壺中流入杯子中，象徵母親餵養孩子，但是由

於嬰兒的早期心理經驗中，那個充滿愛與餵養的母親，與造成嬰兒心理痛苦的迫害者，其實都是同一人，被餵養的美好感受，在下一刻又被給予者收回，讓個案內在又陷入一種匱乏與飢渴的感覺，需要再度接受被餵養。

這也讓我明瞭當時為何婷婷倒完水之後，顯得心情有點沮喪，需要在現實情境中拉媽媽的手過來，在母親手上作畫，這讓婷婷心理可以重拾一點自戀的全能與掌控感，讓自己感覺好一點。可是當母親要回應，也在婷婷手上畫畫時，她卻是拒絕的。顯然潛意識此時停留在那個剝奪美好感受的壞母親身上，在個案潛意識中，對這壞母親的強大能力，是感到既畏懼又生氣。

這裡要特別說明的是，我所指的壞母親，並非指現實世界中的母親是壞的，而是個案潛意識中無法被滿足的痛苦會在內在形塑成一個壞的意象，並且投射到現實世界中週邊環境的人、事、物。由於每一個人在嬰兒時期的成長過程中，總會遇到無法被滿足的時刻，而無法被滿足的感覺，對嬰兒來說是痛苦的，在嬰兒的潛意識幻象世界中，會把他自己每天在被哺育時所接觸的乳房，分裂為好與壞兩個極端，保全好的乳房，讓它成為一切美好感覺的來源，也將心理所無法承受的痛苦，全部投射歸咎給這個壞的乳房（Klein, 2005）[19]。在一個平凡無奇的倒水遊戲中，個案反覆表達著接受母親滿滿的愛，美好的感覺又再被收回（消失）的焦慮與挫折，這是婷婷透過遊戲在處理內心對母親的矛盾（ambivalent）感受。

在不同的媒材嘗試中，發現婷婷不喜歡把手弄髒，我也不會勉強婷婷去嘗試當時她很抗拒的媒材。初期她喜歡用硬筆做隨意或控制塗鴉，漸漸地，因為與媽媽彼此互相畫手，成為婷婷與媽媽連結的一個方式，讓她感覺母親的手，是她可輕易取得與可控制的，慢慢地，她開始

不再抗拒會弄髒手的媒材，願意主動使用會弄髒手的顏料、粉彩、玉米粉等。圖四是婷婷以廣告顏料塗鴉表達困難感覺的作品之一，一旁則有媽媽蓋的手印。

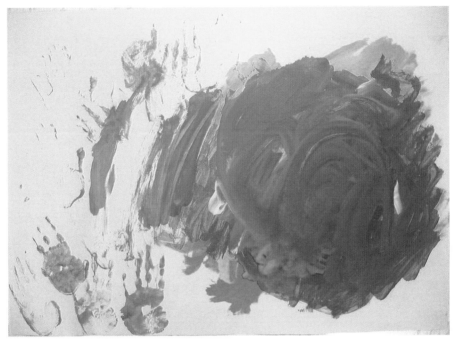

▌圖四　婷婷以廣告顏料塗鴉表達困難感覺的作品之一，一旁則有媽媽蓋的手印。

　　有些孩子從小就會非常討厭自己的手弄髒，其實這跟孩子心理面對處理負面感受與經驗的能力很有關聯。手弄髒就像是不好的髒東西附著在自己身上，擺脫不掉，甚至恐懼自己會被這討厭的髒東西滲透至體內。事實是，這些討厭的感覺其實總是時時刻刻與我們共存，即使你可以擺脫掉手上的髒東西，卻永遠擺脫不掉心理難受的感覺。因此對孩子來說，當心理有能力可以面對處理不好的感覺時，也會表現在對媒材的接受度上。流質與粉質的媒材，對於釋放情感有相當好的效果，但同時

也很容易弄髒手，會帶給手一種滑滑或黏黏的感官感受。一旦個體願意開放自己的防衛，讓這些不是很舒服的手部感覺，隨著媒材帶領，從心理深層一起將困難的感覺流出，療癒即開始發生。

婷婷常常會因不願結束而拖延時間或哭鬧，即使有時她很享受創作過程，對於時間到必須結束感到焦慮與哀傷；或是當次藝術治療時間，婷婷內心似乎感到害怕時間流逝，心理焦慮造成不斷變換使用的媒材，最終只流於媒材的探索而已；無法享受當下，也讓個案無法接受結束分離。即使床邊藝術治療工作到了中期，個案在獨自創作或與母親一起創作等各方面，都有了明顯的進步，可是分離的情緒，始終是每一次要與個案結束前必須共同承擔的感覺。每一次，都需要花時間安撫婷婷不願意結束的情緒。焦慮是初期分離時間到時所展現的主要情緒，面對婷婷的分離焦慮，我會嘗試用口頭安撫或做個小東西留下來陪個案，這個方法有時有用，有時則沒有用。當治療工作持續進展，婷婷可以獨自創作之後，面對結束，焦慮與鬧脾氣的情緒不見了，取而代之的是哀傷的心情。我以黏土捏一隻小白兔留下來陪伴她，以一個象徵物來持續連結與治療師之間的關係，雖然看不到治療師，似乎小白兔可以代替治療師稍稍安撫婷婷哀傷的心情；似乎只要小白兔在，治療師就還會再出現。

婷婷的床邊藝術治療工作，持續了一年半的時間，總共實施 11 次，到了最後兩次，個案在自發性創作上顯得相當穩定與自信，甚至不被隔壁床的食物吸引干擾，嘗試想安撫隔壁床小姊姊的情緒（雖然隔壁床的小姊姊心情不好，完全不想理她），也不需要時時刻刻確認母親的存在，不管母親有沒有在一旁，也不會影響個案的創作。隨著化療療程結束，這兩次的分離是順利與平穩的。我覺得婷婷有種長大的感覺，對於可預期的分離，不再表現哀傷與不捨，而是充滿對未來即將重新開始的自信。哀傷，因為曾經好好經歷過，被聽到、看到，被瞭解，被安

撫，哀傷變得不再是失去的傷痛，哀傷轉化成為曾經擁有過回憶的淡淡美好與哀愁。

沒有機會說再見

分離是人生必經的歷程，在藝術治療中也是，分離的議題一直都是治療中重要的關注。經歷治療過程中真誠的相處與互動，個案會對治療師產生感情，因即將分離而產生失落感，但在床邊藝術治療中，分離往往來得突然，讓彼此都來不及準備說再見，來不及表達哀傷失落的感覺，一切就已匆匆結束。有些病童因為被父母轉到其他家醫院，突然不再回診，從此也就不會再見面；有些則療程即將結束，因故在最後一兩次住院期間，都恰巧錯過治療師上班的時間，也會沒有機會道別；有些則是病情發展急轉直下，突然離開人世，令人扼腕。

對我而言，病房猶如一座連通死亡與生存之間的通道電梯，瞬間電梯斷了纜繩，迅速往下掉至冥王的地界，從此這孩子的病房再也回不來。在這生死間來回的場域工作，自己過去未決或當下正在進行的失落經驗，都會浮現與這個來不及說再見的孩子結合而為一股強大的情緒狂潮。這種再也回不來的感覺，再也沒有機會說再見的感覺，以及其他被誘發的情緒，是否淹沒治療師，端賴治療師個人生命早期處理失落與哀傷的模式，也仰賴治療師當下的自我覺察，如何回頭看自己，如何走過自己的哀傷，在失落與復原之間來回擺盪，對生命現象，有了新的理解，面對當下的情境賦予新意義。

沒有機會說再見，只是換了種形式說再見，如果我們學會了哀傷。

註　解

1. Klein, M. (2005)。嫉羨與感恩（呂煦宗、劉慧卿 譯）。心靈工坊。

2. Yalom, I. (2003)。存在心理治療（易之新 譯）。張老師文化。

3. Klein, M. (2005)。嫉羨與感恩（呂煦宗、劉慧卿 譯）。心靈工坊。
   Yalom, I. (2003)。存在心理治療（易之新 譯）。張老師文化。
   Winnicott, D. W, (2009)。遊戲與現實。（朱恩伶 譯）。心靈工坊。

4. May, R. (2015) *The Meaning of Anxiety*. W. W. Norton & Company.

5. 同註 2。

6. 同前註。

7. 同前註。

8. Schaverien, J. (2000) the triangular relationship and aesthetic countertransference in analytical psychotherapy, in A. Gilory and G. McNeilly (eds) *The Changing Shape of Art Therapy*.Jessica Kingsley.

9. Bion, W. R. (1962) *Learning From Experiences*. Heinemann.

10. 克萊恩學派：指一群兒童分析先驅 Melanie Klein (1882-1960) 的追隨者。（引自註 12）

11. Fonagy, P. (2001) *Attachment Theory and Psychoanylasis*. Routledge.

12. Case, C. & Dalley, T.（2017）。藝術治療手冊（陸雅青 審閱，陸雅青、周怡君、王秀絨等 譯）。心理。(原著出版於 2014)

13. Casement, P. (2014) *Further Learning From the Patient: the analaytic space and process*. Routledge.

14. Schaverien, J. (1992) *The Revealing Image: Analytical art psychotherapy in theory and practice*. Roultedge.

15. Waddell, M. (2008)。內在生命－精神分析與人格發展（林玉華、呂煦宗譯）。五南。(原著出版於 2002)

16. 陸雅青 (2016)。藝術治療－繪畫詮釋：從美術進入孩子的心靈世界（第四版）。台北：心理。

17. 同註 1。

18. Kris, E. (1953) *Psychoanalytic Exploration in Art*. Allen &Unwin.

19. 同註 1。

看見限制下的
無限可能性

輔仁大學應用美術學系　兼任講師

金傳珩

全人照顧：不只醫治疾病，也關照心靈

　　台灣藝術治療學會定義藝術治療為結合創造性藝術表達和心理治療的助人專業，因此一般人可能以為藝術治療只局限應用於心理疾患。然而早在大約 1945 年藝術治療專業發展之初，英國藝術治療師 Adrian Hill 即將藝術治療應用於醫療體系的生理疾患，發現藝術治療有助住院肺結核病患復原（Malchiodi, 1999）[1]。

　　生理疾病不僅帶來生理病痛或身體上的症狀，隨之也引起相對應的連鎖心理反應，即使是一般非心理背景的民眾，也能理解身心之間會交互影響。罹患疾病的感受和對症狀本身造成身體不適所引發的情緒，例

金傳珩

學歷

- 美國紐約長島大學
  臨床藝術治療碩士
- 輔仁大學應用美術碩士
- 輔仁大學織品服裝學系
  服裝設計組學士

現職

- 輔仁大學應用美術學系兼任講師
- 達心聯合治療所藝術治療師
- 行動藝術治療師

經歷

- 瑞信兒童醫療基金會駐
  新竹馬偕紀念醫院　藝術治療師
- 瑞信兒童醫療基金會駐
  臺北市立聯合醫院陽明院區
  藝術治療師
- 行動藝術治療師，與各級學校、
  醫療院所、社福單位、美術館等
  合作

證照

- 美國藝術治療證照委員會
  註冊藝術治療師（ATR19-223）
- 台灣藝術治療學會專業認證
  藝術治療師（TRAT2014-006）
- 台灣藝術治療學會專業認證督導
  （TRATS-2023001）
- 教育部講師證書（講字 087542
  號）

如痛苦、煩躁、疲倦，或是對疾病發展與預後的擔憂與害怕，對於療程或檢查的焦慮等感受，或可能因為疾病或症狀擔心影響工作、家庭、日常生活、未來計畫等各種情緒。相對的，這些因疾病產生的各式情緒，又可能影響疾病康復的進展，形成身體影響心理，心理影響身體的惡性循環。

撰寫本文之前，我剛經歷一場手術。術前擔心手術是否順利成功，害怕全身麻醉不知是什麼樣貌。小至擔憂甦醒後可能發生的頭暈嘔吐，大至害怕過敏或嚴重副作用，以至於躺在手術台上的當下，心跳加快、全身僵硬。由於肌肉過於緊繃，導致麻醉醫師置針不順，需拔起再重新尋找第二個適合靜脈注射的位置。這就是生理（需手術）影響心理（緊張），心理（緊張）再影響生理（肌肉緊繃，無法順利置針）的真實例子。

即使是心智健全的高功能成年人，面對疾病與醫療處置的過程都可能出現各式情緒與感受，更何況是生、心理各方面尚在發展中、脆弱易受影響（vulnerable）的兒童？罹患疾

病、醫療處置或住院經驗對兒童的發展與情緒成長具有重大影響，美國國家兒童創傷壓力組織（The National Child Traumatic Stress Network，以下簡稱 NCTSN）將醫療創傷（Medical Trauma）列為兒童創傷之一，其影響力不亞於其他家庭或社群暴力、肢體虐待、霸凌、災難等造成的創傷經驗。

NCTSN 認為，兒童面對醫療創傷的態度，通常與他們主觀感受到醫療處置或事件有關，而非客觀事實上醫療處置或事件的嚴重性（NCTSN, 2021）[2]。兒童病患通常經歷三種壓力源：第一種是因為住院需要與主要照顧者暫時分離；第二種是失去掌控感與獨立性；第三種則為因應醫療處置產生的焦慮與害怕。面對認知功能尚未發展完全的兒童，如何以他們可以理解的「語言」，讓兒童明白自身疾病的情況與相應的醫療處置執行，以及在以父母為尊的文化下，讓未成年兒童有機會表達自我的感受與想法，甚或參與醫療決策，是至關重要的事。

藝術治療中的創作，除了本身有趣、具吸引力、較低威脅性等特質，是兒童在口語之外熟悉的表達方式，若結合遊戲或玩（play）的元素，能更加親近兒童。當兒童面對多數醫療處置只能被動接受時，藝術治療能讓兒童拿回主導權，不論是或捏或敲、或剪或貼、或畫或折等創作活動，讓兒童感受自主與主動參與的創作特質，協助兒童降低無助感、進而提升掌控感（Malchiodi, 1999）[3]。藝術治療提供機會讓病童表達難以言喻的情緒，協助緩衝情緒、恢復社會功能，以及促進復原力（resilience）等。

●●● 包辦小病大病的兒童病房 ●●●

近年國內非營利組織、醫院及政府等機構，開始留意並推動兒童友

善醫療，硬體環境與設備以兒童為本位出發，打造溫馨、舒適、童趣、主題性的多彩室內空間，添購兒童專屬醫療設備，還增設如子母蓋馬桶、兒童安全座椅、傾斜鏡等。另外，軟體服務透過多元專業介入，如兒童醫療輔導師協助病童理解醫療處置程序、做好接受治療的準備，並發展面對生病住院等合宜的因應方式；表達性藝術治療師透過藝術、音樂、戲劇、舞蹈等形式，不僅關注病童心理健康，也協助生理、認知、社會、靈性等面向均衡發展；小丑醫生則以量身訂做的即興演出，用歡笑陪伴病童。因著這些軟、硬體提升，逐漸發展全面性的醫療照顧服務。

兒童病房的病患

以我工作的兒童病房為例，主要收治 18 歲以下的生理疾患病童。兒童病房基本包辦了各式各樣的疾病，包括常見的急性病症如腸胃炎、流感、腸病毒、支氣管炎、肺炎、蜂窩性組織炎、蕁麻疹、泌尿道感染……等，慢性疾病如氣喘、糖尿病、營養不良……等，重大傷病或罕見疾症如兒童癌症、免疫相關與遺傳相關病症……等，同時也收治因心理因素而造成生理症狀之患者，如自殺未遂、身心症……等。至於病童的輕／重症比例、急性／慢性疾病比例則視醫院規模或定位而有不同的差異，我工作的醫院屬於區域醫院，輕／急症佔了約七成，重／慢性疾病則約三成，因此整體而言，住院週轉率相當高，也就是病患住院時間相對很短，短則數天到長則數週，即使是慢性重症兒童，也可能在階段療程告一段落後，即可出院，待下次療程時再入院。

●●● 高週轉率兒童病房的藝術治療樣貌 ●●●

記得剛到病房工作、尚未身著治療師袍的我，推著三層媒材推車

（圖一）在病房穿梭，屢屢引來周遭注目與疑惑的表情，當我第三次推著推車經過清潔阿姨面前，阿姨終於忍不住開口問了：「妳是賣玩具的喔？」雖然感到好笑，但這就是在病房藝術治療的樣貌。

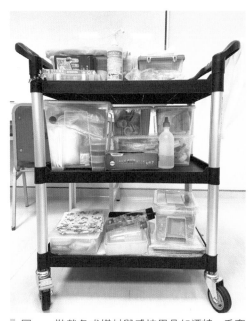

在病房工作，因著病房環境空間，以及病人打點滴或連接各式醫療儀器的需求，藝術治療師大多提供床邊治療。載滿媒材的活動推車、床邊桌、病床隔簾拉上，就形成了一個小型的治療空間，雖然無

▌圖一　裝載各式媒材與感控用品如酒精、手套等的媒材推車。

法具備完整私密性，也易受隔壁床聲音影響，卻能提供個案表達情緒的場域與機會，也因著先天環境的限制，讓個案可以看見自身無限的可能性。

床邊藝術治療以一對一為主，為避免旁觀者影響個案心理動力、幼齡個案因依賴父母而無法獨立與自發的情況，也為了維護個案隱私及自主權，我會向家屬說明需要一對一治療的原由並請其離開，另一方面，家屬也因此有機會得以短暫休息與處理要事。單次治療時間視兒童年齡與情況而定，持續四十至五十分鐘不等。治療頻率與次數也會隨著病童需求情況與住院時間而有不小的差異。治療時段則是事先與醫護確認、和其他已排定療程錯開，且治療時於隔簾外懸掛「藝術治療進行中，請稍後」等字樣的吊牌，盡可能讓治療不被打擾而中斷。（關於病房藝術治療空間與時間的特性，請參見兒童癌症藝術治療章節，這邊不再重複贅述。）

藝術治療目標

在高週轉率病房，同一位個案接受藝術治療的次數常常只有一到二次，相對住院較久的個案則可能達四到七次，因同個病症反覆多次入院的個案則可能累積治療次數八次以上。又，出院時機是由主治醫師每日早晨查房時，視病人狀況而決定，大多無法提早得知出院日，因此，治療目標通常需以當下／當次為主，常見目標如下（包含但不限於）：

1. 專注當下、促進放鬆與調適壓力

當兒童能全心投入創作過程或體驗時，注意力可暫時從身體不適或對醫療環境的害怕與焦慮等情緒轉移開，專注當下也能讓高漲情緒得以恢復平穩。比較大的青少年，除了生理疾病外，一起帶入病房的還常有生活中的各種壓力，像是原生家庭、課業、人際等議題，也較常出現共病情感疾患如憂鬱症、焦慮症，飲食疾患如厭食、暴食症等情況。單次或短期治療無法針對議題深入探討，而是將焦點放在促進個案專注當下，並學習如何放鬆與自我照顧。

2. 促進情感表達

治療師能夠提供足夠的心理支持與有品質的同理、同在，讓孩子有機會去表達對於疾病的擔憂、對於各式療程或住院所引起的種種複雜情緒，而不是要求孩子「不能哭」、「要乖乖聽話」或「堅強面對、正向思考」。

3. 提升掌控感與賦能

除了疾病本身帶來的限制與影響，住院病童必須待在醫院，絕大多數手上都有置針打點滴，只剩單手可靈活使用；接受醫療處置時無法說「不」，也多無法參與醫療決策，因此容易感到受制於人。透過治療師引導去選擇、操作媒材或創作，能提升掌控感，成功的創作經驗也可以賦能個案。

4. 正常化醫療環境

醫院病房環境相對單調，藝術治療能透過不同媒材的特性與多元創作形式，提供病童多元感官刺激，以及創造相似於日常生活、像在院外一樣玩耍的環境，例如以鹽巴、小道具模擬公園玩沙坑，或以創作成品佈置病房空間，例如畫作張貼於牆、床欄杆掛上吊飾、床邊櫃擺放紙花、黏土類擺飾，打造屬於病童自己的溫馨小天地，也能製作小玩具，如紙箱彈珠台、流沙瓶、不織布玩偶等，協助病童面對住院時光。

5. 搭配醫囑目標

成人都不見得會完全遵從醫囑，更何況是兒童。曾有位罹患肺炎的孩子，在胸腔鏡膿清除與胸管置放後，變得對任何醫療處置與醫護人員非常害怕與抗拒，也不願依醫囑吹呼吸訓練器或下床走動來促進肺擴張。因此我透過吹泡泡畫與遊戲，帶領病童每吹一次泡泡前，做深呼吸，以協助達成醫囑。

透過藝術治療讓個案的心理能處於相對安適與平靜的狀態，又間接回饋到生理疾病復原的進展，形成良性的循環。此外，藝術治療師也會視個案年齡與需求、住院期間長短，同步關照其生理、認知、社會、靈性等多元面向的健康發展。

藝術治療師角色

上述針對個案本身的治療外，藝術治療的介入，提供醫療團隊另一個了解個案心理狀態的視角與機會。藝術治療師亦扮演著橋樑的角色，能協助孩子傳達無法直接對父母、醫師表達的想法與情緒；必要時，提供其他相關後續資源或轉介建議。治療師透過藝術治療降低病童對醫護人員或醫療處置的恐懼，也能間接增進病童與其他醫療照護人員的醫病關係，並減輕家屬照顧的負擔。

病房藝術治療師亦扮演教育與推廣的角色，每一位個案的介入，藝術治療師均向家屬簡介藝術治療、說明為何需要藝術治療介入，以及身心完整照顧的重要性。藝術治療進入病房，日積月累也逐漸影響其他醫療專業，以及醫院行政單位對於健康與照顧的觀念。當社會愈來愈多人能夠認同，健康「不僅是沒有疾病或衰弱，而是在生理、心理和社會面向的完整良好狀態」（WHO 對於健康的定義），最終臺灣各醫療院所也才能走向真正完善、而非徒有口號的全人照顧與兒童友善醫療。

●●● 高週轉率兒童病房下的藝術治療理論依據 ●●●

　　有鑑於兒童病房收治形形色色、各式各樣疾病的病人，因此不可能有單一取向能符合所有人。我通常依個案情況與需求，採取折衷取向，亦即以多個理論為基礎，綜合或靈活彈性地運用，去因應個案的需要。以下是我常融合運用的三個主要取向：

一、個案／個人中心（client-centered/ person-centered therapy）

　　個案中心取向是由人本心理學家 Carl Rogers（Schultz & Schultz, 1998/2006）[4] 提出，核心價值認為每個人都有其自我價值與尊嚴，以及自我成長與實現的傾向，且都具有能力改變或改善自己。因此，此取向是非指導性（non-directive），意即是由個案來主導其改變，治療師扮演的是協助或促進改變的角色。這點與藝術治療的基本精神十分相似，藝術治療兩大核心取向，不論是由 Margaret Naumburg 提出的「藝術心理治療」（Art Psychotherapy），還是 Edith Kramer 倡導的「藝術創作即治療」（Art as Therapy），均強調個案的獨立與主動，鼓勵自發性創作，創作過程可以安全地宣洩高漲情緒、緩和內在衝突，成功的創作經驗有助個體自我認識與成長。即使需要討論作品，也應由個案來詮釋自己的

創作，而非治療師。Rogers 的女兒 Natalie Rogers 以父親的理論為基礎，再結合藝術、音樂、舞蹈、書寫等藝術形式，發展出個人中心取向表達性藝術治療（Person-Centered Expressive Arts Therapy）（Rogers, 2001）[5]。

　　Rogers 主張，每個人對於周遭世界有其獨特的感知方式，都活在自己主觀的世界裡，因此如何了解當事人的主觀經驗至關重要。在此取向下，治療師必須以開放、真誠一致、同理、關心的態度去傾聽個案與促進改變，並展現無條件的正向關懷（unconditional positive regard），意指治療師不帶任何主觀、批判的態度，去接納個案的想法與感受，治療師的態度比任何諮商技巧或治療方法都來的重要（Rogers, 2001; Schultz & Schultz, 1998/2006）[6]。

　　不論與哪種族群工作，以個案為中心一直是我最重要的治療核心原則，但在高週轉率兒童病房工作，我發現個案中心取向特別有幫助。因為與每位個案工作的次數非常有限，常常可能只有一到二次，個案中心取向有助快速地與個案建立關係，在短期療程，甚或單次療程，給予個案足夠的心理支持，或是獲取足夠的資訊以進一步提供個案其他出院後的資源、或轉介，或者提供醫師後續門診追蹤的參考。

　　我常常在病房聽見：「你乖乖吃藥，我等一下買玩具給你」、「不要哭，你再哭，阿嬤就走掉、不理你了」、「你要勇敢，打針一點都不可怕」等諸如此類的話語，這樣的話語充滿了有條件的關懷，以及不允許負面情緒出現。因此治療師的無條件正向關懷就更加重要，要能承接住孩子的情緒。

　　實務工作上，我推著載滿各式媒材的推車來到病床邊，我會先向孩子說明我來的目的，再介紹我有的媒材與工具，以及簡單舉例媒材有哪些可能的應用方式。接著依孩子當下身體的條件與限制下，讓其自由選擇想要使用的媒材或想做的創作、遊戲體驗，光僅是自由選擇，就能讓

孩子感受到被聽見、被尊重，以及提升孩子掌控感。

　　針對比較大的青少年，我會額外說明：「這段時間是屬於你的，你可以決定是想要跟我聊一聊、還是做創作，或者邊做邊聊，都可以，由你決定。」由個案主導療程的形式與發展，同時我也會讓個案知道，在我面前，任何情緒與感覺，不論是正面的、負向的，都是真實的，都能夠說出來，也不會被批判。我會對個案說：「我來這邊不是想要對你說教，也不是企圖要說服你，而是想要知道，我能怎樣幫助你？」我常常發現，僅僅只是表示尊重個案自由表達的權利、無條件地接納其各種情緒，就有助建立關係，即使是首次療程，也能讓防衛心較重的青少年卸下心防，開始訴說心事。此外，由個案主導的療程，也能賦能個案，發掘他們有能力找到屬於自己的答案，並為其人生負責。

　　我常有機會與第一型糖尿病患者工作，需要住院的糖尿病患者大多是因為血糖控制不佳，導致酮酸中毒，嚴重的酮酸中毒會導致昏迷、甚至死亡。主治醫師常常感嘆與不解，已經衛教多次，為何這群孩子還是不能好好定時施打胰島素，而造成多次酮酸中毒、反覆入院。藝術治療介入後，發現原因通常不是單純只與打針有關，即使施打胰島素的針頭很細，僅會造成細微的疼痛感，但經年累月地打針，常會讓當事人產生無力、無法掌控的感覺；再者，個案原生家庭的複雜動力、微弱的週邊支持系統、自身人格與感知事件的方式等因素交織著，才是造成個案無法定時打針的主因。只有單次或數次的療程，雖然無法深入探討或處理個案背後的複雜議題，但卻能在燃眉之急提供心理支持、讓個案在危機中看見轉機與希望，並提供後續可能的資源，或提供醫療團隊出院轉銜後如何與孩子工作所需的資訊，短期治療仍有其必要性與價值。

二、正念（mindfulness）

正念起源自印度最古老的禪修方法之一，長久失傳後，被釋迦牟尼佛於兩千五百多年前重新發現，並整理出最詳盡的修習方法。正念意指「正確的覺知」，正確地覺察此時此刻的心，透過觀察呼吸與身體掃瞄，專注地覺察當下的任何感覺與感受。當代西方正念主要的推動者與實證研究者，也是正念減壓（Mindfulness-Based Stress Reduction，簡稱MBSR）的創始者，麻州醫學院榮譽醫學博士 Jon Kabat-Zinn，他認為正念是不帶批判、刻意地留心覺察當下的時時刻刻。

佛陀關注的是心與煩惱的本質，人類的心容易胡思亂想，常常活在過去的記憶，或是幻想、擔憂著未來，然而透過正念練習，覺察當下，才不會重複過去的錯誤，也才能完成未來的理想；正念關注的是全世界普遍性問題，因此無關宗教，任何背景、種族、文化，任何人都可從中獲益。

當大腦接受刺激（如外在壓力源）後，會做出反應（如情緒／想法／感受／行為）。習慣性的反應有助節省大腦運作、增加效能，然而卻也可能讓人看不清事實，無法釐清是事件本身或是因事件所引起的情緒、想法與感受，形成外在刺激引起情緒或生理症狀的反應，而這些情緒或生理反應又再形成新的刺激，而產生交互影響。

人類面對令人不愉悅的事件如疼痛、壓力、擔憂……等，通常出現幾種常見的因應模式，包含積極正面的對抗它、消極逃避不去面對，或是想要解決它，然而這樣的想法與念頭，反而更令我們受苦。疼痛是事實，但真正讓我們受苦或加重程度的是因疼痛引起的情緒、想法或感受（圖二）。透過正念的練習，能讓我們學習不帶批判、不起立即反應，學習接納苦難存在的事實。以身體的疼痛為例，覺察到疼痛的存在是事實，但不對其產生情緒反應，雖然無法讓疼痛消失，卻能明顯降低主觀

感受疼痛的強度。接納生病是個事實，但不對其反應，也能減少因疾病所帶來的憂鬱或憤怒等情緒。

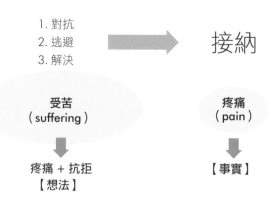

1. 對抗
2. 逃避
3. 解決

接納

受苦
（suffering）

疼痛
（pain）

疼痛 + 抗拒
【想法】

【事實】

▌圖二　面對事件的因應方式會影響對事件的主觀感受。

　　正念的觀息與身體掃瞄方法都需要教導，也需要個案持續的練習再練習，當事人才能不起立即反應、得到效益。針對住院期相當短的病童往往沒有時間允許這麼做，急性症狀造成的不舒服恐怕也無法讓病童專注於觀習，而且看不見摸不著的呼吸，對幼童相對抽象，有時反而較難掌握。因此，我大多不直接指導正念練習，而是運用正念精神，透過正念藝術治療取向（Mindfulness-Based Art Therapy，簡稱 MBAT）的方式。

　　如同正念課程中有名的「一顆葡萄乾」練習，我透過具體可見、可觸及的媒材，引導個案聚焦當下，覺察對媒材的感覺。不論個案選擇的是黏土、紙材、顏料、或鹽巴，我都會先邀請他們毋須立即進入創作模式、也不需要覺得有必要做出什麼具體或完整的作品，而是先單純的、以彷若從未接觸過該種媒材的全新視角，分別從視覺、觸覺、聽覺、嗅覺逐一去感受媒材。體驗過程也請他們留意不同的動作、力道、經驗、探索媒材的方式，如何影響他們的感覺，通常個案在這樣的引導之下，

多半能專注當下，不再聚焦原先身體的疼痛與不適，或者沉浸於對未來醫療處置的恐懼、疾病的擔憂、生活面向的各式煩惱，因而感到暫時的放鬆與平靜。

著重當下感官的體驗與探索，以及嘗試運用各種方式經驗媒材後，個案相對也較能自發性地創作，進入心流狀態（flow）；或是繼續體驗媒材，找尋讓自己感到舒服、放鬆的經驗方式，以史萊姆為例，有的人是對其戳出聲音感到放鬆，有的人則可能是透過拉扯而舒壓，這些都可成為平時照顧、舒緩自己情緒的一種方法。

三、表達性治療連續系統（Expressive Therapies Continuum，簡稱 ETC）

表達性治療連續系統是由兩位藝術治療師 Sandra (Kagin) Graves-Alcorn 與 Vija Lusebrink 所發展的系統化理論，依照人們與媒材互動過程的訊息處理與圖像形成的發展方式，分成動覺／感覺層級（kinesthetic/ sensory level）、感知／情感層級（perceptual/ affective level）、認知／象徵層級（cognitive / symbolic level），以及橫跨三個層級的創意層級（creative level）（圖三），這個發展階層不僅包含認知發展心理學與藝術教育的概念，同時也整合了心理動力取向藝術治療、藝術即治療、完形取向藝術治療、現象學取向藝術治療、認知取向藝術治療等許多重要的藝術治療概念（Hinz, 2009/2018）[7]。

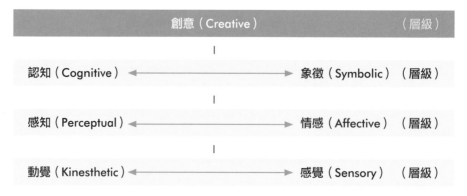

圖三　表達性治療連續系統層級。資料來源：Hinz，2009/2018

　　動覺／感覺層級是人類最基本處理訊息方式，常常也最容易被忽視。動覺包含了因著身體動作、律動與行動所帶來的感覺；感覺則是經由視覺、聽覺、嗅覺、觸覺、味覺等五感探索所產生的內／外在感覺。認知功能尚未發展完全的嬰幼兒，透過感覺與重複動作來學習，所形成的基本經驗，影響後續情感的理解與記憶的發展。

　　感知／情感層級是第二層級，與視覺發展的基模階段有關。感知是指人們如何看待與理解現實，感知也需要人使用視覺語言如色彩、線條、形狀等，來表述內在世界；情感則是人類與生俱來的最基本經驗，如快樂、悲傷、憤怒、恐懼、厭惡等，情感用來做抉擇、記憶運作與激發行為。

　　認知／象徵層級是最高度發展的層級，認知處理複雜的思維運作，包含使用語言、抽象概念形成、分析與邏輯性思考、現實導向訊息處理、做抉擇與解決問題等；象徵則牽涉到直覺與自我導向概念的形成，也與獨特、幻想虛構的思維有關，象徵的多重面向也包含我們可能沒有意識到的層面。

創意層級可能發生於上述任一層級或整合運用所有層級中，涉及個體的整合與自我實現傾向，就如同榮格主張的「完整性」（wholeness）與 Rogers 的「全然發揮功能者」（fully functioning person/full potential）。

ETC 假設人們運用媒材時的訊息處理與圖像形成的方式，也反映出他們在生活中如何思考、感覺與行動，並認為過度運用特定功能或是特定功能受阻會導致問題。因此，每個層級都一樣重要，需要均衡發展與運用，功能良好的個體應能開放、整合地運用 ETC 所有功能。

媒材向度變因（media dimension variables）

Graves-Alcorn 與 Lusebrink 亦將媒材的特性加以整理，從流動性到抗阻性的連續向度上作分類，並說明不同特性對創作過程的影響，稱為媒材向度變因（Hinz, 2009/2018）[8]。抗阻性媒材指的是先天具有固有結構的媒材，如石頭、木材、鉛筆等，使用它們時需要出力，並因著對壓力產生的阻力來產生作用；反之，流動性媒材則較少固有結構，很容易推動與快速流動，如水性顏料、粉彩、濕黏土等。抗阻性媒材可能較容易引起認知的回應，而流動性媒材則可能引發情感的回應。

此外，媒材物理（實體）上的界限與數量，亦影響了創作經驗。透過媒材先天的界限（界限先決）或給予的數量（數量先決），限定了表達的可能性，卻也提供了能涵容情感的界限與安全感。例如給個案一張 8 開的紙（界限先決媒材）去創作，8 開紙的大小，就是基本的實體界限，個案僅能在這張紙的範圍內去創作，但也能涵容其情感於此界限內，而非無限擴張導致情緒一發不可收拾。又譬如顏料（數量先決媒材），給予蛋糕紙盤大小的顏料量，遠遠比約 10 元硬幣大小的顏料量，能引起更多的情感表達。

再者，使用中介物或工具，也會影響創作經驗與表達的可能性。直接以手接觸媒材，容易啟動感官經驗並誘發情感；運用工具，如筆刷、剪刀、雕塑工具等，減少感官上的直接接觸與刺激，因而增加了反思距離，使創作者能去思考當下的表達性經驗。

治療師給予的指示型態，意即指導性創作活動的結構性與複雜度，也能影響表達性經驗、訊息處理與圖像形成的方式（表一）。高結構性活動通常涉及特定回應型態、導致特定結果；高複雜度活動通常需要多個執行步驟，較易引起認知經驗，反之低結構性或低複雜度活動則易誘發情感或象徵經驗。

▌表一　活動指示複雜度及結構性與作品結果之關聯

活動指示	低程度	高程度
結構性 （特定回應有或無）	不需要特定回應 任何或各種不同的結果導致情感功能或象徵形成 *舉例：畫你著迷的事*	需要特定回應 團體成員均會達到類似結果 導致增進認知功能 *舉例：畫出你兒童時期的家的室內隔局*
複雜度 （指示的數量或需完成作品的步驟數）	一個指示；只需一個步驟即可成功完成創作 導致情感經驗、象徵處理或兩者 *舉例：畫出恐懼*	很多步驟 需要很多步驟才能成功完成創作 導致增進認知功能，必需記憶與執行許多步驟 *舉例：面具製作*

▌資料來源：Hinz, 2009/2018

接下來我以疑似轉化症的青少年為例來說明 ETC 應用。青少年小安因肚子抽動厲害及下肢麻痺沒有感覺、無法行走而多次反覆入院，經醫生看診及各式理學、實驗室檢查後都找不出原因，主治醫師判斷應為心因性因素造成，藝術治療開始介入。爾後個案第三次入院時會診精神科醫師，診斷為疑似轉化症。考量醫師的判斷，以及個案住院時間短無法深入處理議題的外在限制下，藝術治療目標設定在促進放鬆、專注當

下、提升覺察、促進情感安全宣洩與表達。

　　小安三次入院之間，共接受藝術治療五次，首次藝術治療療程，從言談、外顯行為與媒材探索過程等，發現小安似乎與感覺失去連結、有壓抑情感的傾向，他常常回應「沒有感覺」、「還好」、「不知道」。雖然小安口語少、沒有特別面部表情，但經驗媒材的動作卻十分有力與多變，好像內在的張力雖無法透過口語，卻透過這些動作流洩出來。

　　ETC 主張治療應由個案偏好的功能／層級開始，治療師提供多樣性媒材供個案選擇，以評估個案偏好的功能／層級。在高週轉率病房工作，雖然無法達到完整至少三次療程的評估，但讓個案自選媒材，有助降低威脅感與提升安全感，也讓我從個案經驗媒材的方式初步判斷其可能的偏好。即使在個案不知如何選媒材時，ETC 層級及媒材向度變因仍提供了基本參考依據。

　　首次療程，透過小安自選的史萊姆，讓我得知他不怕把手弄髒、不排斥有豐富觸感的媒材，透過他快速、急切，甚或用力的多元動作，我知道可以引導他運用動作（動覺）去宣洩心理壓力、透過動作引起感覺，進而透過感覺誘發情感。流動性媒材較能引起情感表達，這正是與感覺脫鉤、情感壓抑的小安需要的，但若直接採用不具固有結構的媒材如水性顏料，無法與小安收斂、壓抑的特質相符，可能讓他感到威脅與惶恐。僅有數次的短期治療也必須確保不讓個案情感泛濫過度而產生退化，因此同時具備固有結構與流動特性的媒材，如史萊姆、粉彩與鹽巴、水晶土（亦稱水晶寶寶）（圖四）等媒材是較適合的選擇。

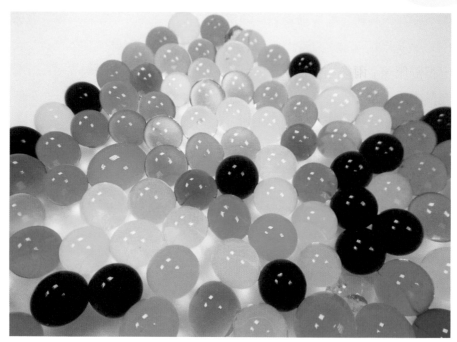

▌圖四　具備固有結構外形與流動特性的水晶土。

　　小安第一次從載滿各式媒材的推車中選擇了史萊姆，我鼓勵他嘗試以不同的動作、力道玩史萊姆，運用 ETC 動覺功能釋放內在能量，釋放說不出口的情緒與壓力。同時也引導小安去感受與表達對外界客觀事物的感覺，譬如史萊姆是軟軟的、黏黏的，進而才有能力去表述內在主觀的感受，譬如「這個軟軟的感覺，你覺得怎麼樣？」，軟軟的可能引起舒服的感覺、黏黏的可能讓人覺得噁心或有趣，透過 ETC 感覺運用，促進專注當下，有助個案覺察內在感受，並學習如何運用媒材舒緩自己。

　　第二、三次療程是在小安第二次入院，那時正值學校期末考週。經小安同意，我引導他運用粉彩條摩擦鹽巴，使其上色，過程中逐一帶

領小安運用視覺、嗅覺、觸覺、聽覺等不同感官去感受媒材，特意運用ETC 感覺功能，放慢感覺體驗而發展出緩慢韻律，小安告訴我：「磨鹽巴很舒服。」爾後請小安自由使用彩鹽於約 40×40 公分大型塑膠圓型淺盤中「作畫」，再度運用動覺釋放高壓的情緒，過程也讓他想起小時候玩沙的開心經驗。

小安第三次入院，是在即將來臨的會考前，進行了第四、五次藝術治療療程。第四次療程先透過一張個案自選代表壓力色彩的色薄棉紙來評估壓力，請小安依據感受到的壓力來處理紙張，不論是揉、撕或折等任何動作都可以，並以動作執行次數來呈現壓力程度，亦即壓力愈大，對紙的動作愈多次，反之亦同。小安十分用力地折、捲、揉、撕等動作，直到紙張成為很小的一團，我接著與小安討論，像是：「你覺得這張紙現在看起來如何？有什麼樣的轉變？」、「你想要它看起來是長怎樣？」等聚焦在外在形體的討論。

這個活動幫助個案運用感知功能，透過使用視覺語言，以相對較客觀的方式來分辨與描述內在壓力，過往小安總是告訴我「還好」，他覺得課業對他影響還好、沒有造成壓力，但這個活動藉由紙張樣貌的改變、過程的動作與力道，小安清楚看見自我的內在壓力，並能以口語表達更多內在感受，如「壓力起起伏伏的，不知怎樣它就來了」，以及談論父母對課業的要求與期望。

ETC 感知功能讓個案有機會以較客觀、安全的方式面對問題，聚焦談論創作外形，能讓個案將感受與自身分開，進而能較理性地思考、以全新方式看待自身的情況。治療師提供 A4 大小的紙，也為個案預先設下可表達情感的界限，有助安全涵容情感。

透過第四次療程，小安回應對於撕紙的感覺是「爽」，再度讓我確定，仍需回到動覺與感覺的應用來調適壓力。第五次療程使用水晶土，

先透過對一顆水晶土的覺察，到使用整盤水晶土自由玩耍，過程中一樣請個案著重在動覺與感覺的覺察，最後再加入溫水，引導個案從強有力的快速動作，走向緩慢輕柔的動作，透過同步化（entrainment），讓外在一致、緩慢節奏的韻律動作，為內在帶來舒緩平靜之感、促進放鬆。

不論小安是罹患因巨大心理壓力而引發身體症狀的轉化症，或是假裝病痛逃避心理壓力的詐病，對我來說，最重要的不是去釐清何者才是真相，而是處理小安心理壓力存在的事實，短期療程無法處理深度心理議題，但能協助個案調適壓力，才可能有能量繼續面對人生的困難與挫折、走下去，並從療程中促進覺察、學習合宜表達情緒與平時自我照顧的可能方法；療程外，則是和家屬持續溝通與衛教，提供出院後相關資源。

相輔相成的三個理論取向

三個不同時期發展出來的理論取向，其實都闡述著共同的智慧：全心全意地投入、開放心胸、真誠一致（Chang, 2014；Hinz, 2009/2018）[9]（表二）。

1. **全心全意地投入**：個案中心取向認為，全然發揮功能者能覺察所有經驗，時時刻刻都活得充實而豐富；正念主張全心全意、有意識地覺察與感受當下的一切；ETC 則相信健康、功能良好的人能整合運用所有層級及功能、全心生活。

2. **開放心胸**：個案中心取向認為每個人都有正向關懷的需求，治療師應以開放、無條件的正向關懷面對個案，並且主張全然發揮功能者對所有經驗都是無防衛地開放；正念倡導以初學者的心（beginner's mind），不帶批判的去接納每一刻所發生的事，保持對各種可能性的開放態度；ETC 則是強調，每個層級功能有其獨特的作用，透過開

放地運用所有功能，能提昇個體處理資訊與做抉擇的彈性。

3. **真誠一致**：個案中心取向主張健康個體的自我概念與經驗之間的一致性，也認為治療師應以內外一致、真誠的態度來與個案工作；正念能幫助人們覺察與面對真誠一致的自我；ETC 則是透過彈性運用所有功能、接納自我的陰暗面、整合自我，讓感覺、思想、情感與行動達到一致，持續以多元方式來體驗生活與做抉擇。

　　此外，這三個理論亦有其他兩兩相似之處。個案中心取向與正念均說明了個人的主觀經驗如何影響個人看待事件；個案中心取向以同理、關心的態度去傾聽個案，亦與正念透過不帶批判的覺察，發展出對自我與他人的慈悲心相似。正念透過有意識地覺察當下的感覺能減壓，也與 ETC 中，特意運用感覺功能，因高度沉浸在感覺上，難以引起反思，因而達到放鬆狀態相似。

▌ 表二　個案中心、正念、表達性治療連續系統的共同或相似處

共同或相似處	個案中心	正念	表達性治療連續系統
全心全意地投入	全然發揮功能者全心投入生命	覺察當下一切	功能良好者全心生活
開放心胸	無條件正向關懷	接納、開放、不批判	彈性、開放地運用所有功能
真誠一致	真誠、內外一致	覺察一致的自我	整合自我、內外一致
主觀經驗的影響力	個體獨特的感知影響其世界觀	個體主觀的情緒、思緒等影響其看待事件的角度	
同情同理	同理、關心	慈悲心	
專注於感覺的作用		覺察感覺，不受情緒、思緒等影響而減壓	運用感覺功能，反思少，因而放鬆

高週轉率兒童病房下的藝術治療工作模式

　　除了從轉介醫護得知個案的基本資訊如性別、年齡、主訴診斷、入院日期、目前身體狀態，我在早晨與個案約定當天治療時間時，會先快速評估個案基礎的生理限制與口語認知、精力程度等狀態，孩子是否回應我的詢問以及如何回應，還有與其照顧者互動的方式，都可能顯現端倪。

從「OK」評估到有限度自由下催化的自發性創作

　　藝術治療需要個案動手操作，手帶領我們進入內心世界，因此手部功能評估至為重要。醫護通常為了避免孩子動到置於手背的點滴針，會置放長條形厚紙板於手指、手掌內側，並將整隻手以膠帶纏繞固定，置板位置高低會影響手指靈活度，所以我會先確認置針置板的手是否與慣用手一致，請個案嘗試比出「OK」手勢，若拇指及食指仍可碰觸圈起，則大多數的創作在治療師引導與協助下仍可進行，反之，則會預先備好適合單手操作的活動清單。即使是只剩拇指可動，無法比出「OK」，我也會在爾後的療程中向孩子示範，如何藉由拇指左右扭動，並運用虎口夾住或固定媒材，如黏土，再由另一隻完全自由的手執行主要動作如捏、撕、敲等。

　　透過「OK」手勢不僅能確認手部功能，也能初探孩子特質、認知理解力或內在安全感等的可能狀態。任何孩子都有機會生病，平時接受早療的兒童也不例外，但這通常無法從病歷得知，家長也不會主動告知，然而早療兒童的實際發展能力常低於生理年齡，不能只單憑病歷上的年齡判斷，因此孩子的回應方式與家長互動方式，可以初步窺見可能的認知理解力、個性內／外向特質、內在安全感是否足夠、家長教養方

式；若孩子無法回應去嘗試比「OK」手勢，是無法理解指令、怕生不敢回應、恐懼置針疼痛或擔憂移位而不敢移動手、或是因住院恐懼不安引起的暫時性退化行為、還是不想搭理的抗拒，都需依現場整體情況來作出判斷。

當我請孩子比「OK」的同時，一旁家長的反應是跟著溫和鼓勵並耐心等待、還是催促孩子趕快配合，抑或是事不關己的態度等等，孩子因為家長的態度又出現如何反應，這些都是我在短時間能快速評估的參考依據，再依此去預先準備接下來的療程。即使如此，我也總是銘記於心，這初步印象僅作為參考，並非絕對如此。

我通常先讓病童自發性地選擇媒材與想做的創作，不主動提供指導性創作活動（art directive），但仍會依上述的快速評估，準備好幾個使用不同媒材的創作點子備用。藝術治療鼓勵個案的自發性，但自發性並非治療師坐著等待就會自動出現，個案特質與內在安全感、家長教養方式、疾病或住院所引起的暫時性退化等，都可能讓自發性無法展現，不同個案需要不同程度的結構促進自發性創作。

譬如，高功能且雙手都可自由運用的個案，也可能因為內在批判聲音，或習慣接受填鴨教育，而不知如何從媒材推車中選擇自己想要的媒材或創作，我通常會與個案討論他平常生活中的喜好，以及介紹哪一些媒材不需要自己無中生有（如拼貼、串珠、圓點貼紙等），或是哪一類媒材著重在探索過程，而無須擔憂成品樣貌（如黏土、史萊姆、泡沫畫等），以促進個案自發性選擇與創作。針對慣用手置針置板的個案卻仍喜歡繪畫，我會先引導他理解目前的手無法握筆，但仍可以嘗試非慣用手握筆，或是以顏料搭配海綿、滾輪、滴管等工具、以手指塗抹粉彩，鼓勵個案除了具象，還有抽象表現的選擇，以及強調實驗性、發掘與探索自己的不同面向。只有單手可運用的個案，則是事先篩選適合單手操

作的媒材讓其選擇，如黏土類、拼貼類、多元感官探索類如水晶土、現成物組合創作如用回收寶特投入串珠作成小樂器，或是加入小物、水、膠水、亮粉／片作成流沙搖搖瓶等，治療師依個案現況與需求，提供限度下的自由選擇，才能避免帶給個案不必要的挫折，並幫助個案提升掌控感。

　　ETC 理論也提供媒材選擇的基礎參考。由於 ETC 是依據人類訊息處理與圖像形成的連續發展過程分出不同層級，能對應到皮亞傑的認知發展理論，因此，透過 ETC 可依個案年齡初步判斷適合的媒材或活動參考，譬如學齡前兒童主要發展在動覺／感覺層級，他們透過感官與重複動作形成回饋來學習，因此適合選擇主要運用動覺或感覺的媒材或活動；另一方面，也可依據個案需求設定的治療目標，運用媒材向度變因，提供流動性或抗阻性媒材、不同結構性與複雜度的活動，以誘發情感或認知經驗。

　　除了媒材的考量外，治療師扮演的「第三隻手」：適時適地的介入，且不侵入或扭曲個案原義，或強加治療師個人意念於個案創作上，亦是催化住院病童自發性創作的關鍵所在。病房常有不少學齡前幼童，可能因為家長教養方式或疾病造成的暫時性退化、內在安全感匱乏等因素，雖然自身有想法要做什麼，卻沒有執行能力或嘗試動機低落，期待治療師直接幫他做。直接幫忙做雖然看似能快速回應個案需求、帶給他溫暖、安全感及支持，卻無助於提升個案內在復原力及掌控感，幫他做反而更讓個案看見自己現況的被限制與強化目前的失控感或失能。

　　因此，我會在療程中引導孩子逐步看見自己的能力，例如認識基本幾何形狀的學齡前病童，想要用黏土做大象，卻不知從何下手。我會透過開放式詢問，先跟孩子聊聊大象的身體有哪些部位，如頭、身體、腳、鼻子、耳朵等，接著逐一去討論哪個部位看起來像什麼形狀，譬如

頭像圓形、腳像長方形等，通常有基本黏土捏塑能力的孩子，到此就會露出得意神情或興奮地大喊「我會！我會！」即使是不會搓圓的孩子，也能透過治療師示範，嘗試搓出自己的第一個圓，接著捏出自己創造的大象或小動物。透過治療師引導，看見自己的能力、自己找出解決問題方法、自己動手做出來，才能得到真正的掌控感！而這隻放在病床旁的大象作品也成為過渡性客體（transitional object），病童每一次看見大象，不僅能感受到治療師的支持，更能看見自己發展出來的能力與獨立性。

病房內藝術治療的感染控制

　　藝術治療在醫療院所，相對於其他場域有更多潛在的感染風險，感染控制能確保所服務個案、其它患者以及相關醫療工作人員安全。

　　為避免交互感染與預防感染傳播，以及藝術治療過程需頻繁協助、接觸個案的特性，對於傳染性較高或病症症狀較嚴重的疾病患者（如流感、新冠肺炎等）、患有酒精無效的病毒（如腸病毒、諾羅、輪狀、腺病毒等）的病症患者，無法提供藝術治療服務。在服務其他病症患者時，治療師需視情況，身著相關保護配備，如口罩、隔離衣、手套等，關於媒材、創作活動與環境也有如下相應措施：

1. 治療前／後，治療師與個案均需消毒雙手，以及消毒使用桌面。治療過程，只要有接觸到個案，包含個案曾碰觸過的工具、媒材或作品，治療師需即刻消毒雙手，才能再去拿取媒材推車上的物品。

2. 治療師透過展示（圖五）與詢問，讓個案選擇媒材，再由治療師拿取與給予，而非讓個案自由拿取。同時告知個案這樣做是因為感染控制的需求，以避免個案誤解而影響其掌控感。

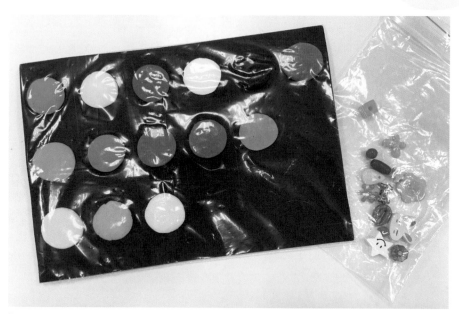

▍圖五　媒材展示樣本（左為黏土，右為串珠），方便個案選擇色彩或式樣，也容易感染控制與消毒。

3. 媒材與工具：

A. **媒材基本特性**：大部分媒材都能在醫療場域使用，但考量感染控制以及病房床邊桌創作空間小、病童可能不便下床清洗等因素，有些媒材相對較不適合，但能用類似特性媒材取代。譬如以全新鹽巴取代沙，達到類似效果、又降低滋生細菌的可能性；輕質土雖然無法完全取代陶土的特性，但輕質土延展性佳且質地輕、較無異味，對於體弱或接受特殊療程如化療的病童，容易操作，不易引起噁心感，也降低了滋生細菌的機會。

B. **使用一次性媒材能將傳染機率降到最低**，例如毛根、形狀泡棉、紙材、黏土、貼紙、串珠、繩類……等，一旦經個案選擇而取出的媒材，若未使用完均會贈予個案或丟棄。

C. 重複使用性媒材與工具均需確實消毒，例如彩色筆、色鉛筆、麥克筆、剪刀、筆刷、海綿、亮粉（罐）、顏料（罐／管）……等，不能水洗的媒材以 75% 濃度酒精或醫療專用消毒濕紙巾消毒，可水洗的媒材與工具，則以醫療消毒液水洗清潔。

D. 因媒材特性或包裝材質而無法徹底消毒的媒材，如粉蠟筆、粉彩……等，若預算充足，可贈予個案全新品供個人使用，反之，在個案患有傳染性疾病時則不建議使用。若特殊情況、非不得已需使用，事後必須以酒精消毒，且放置夾鏈袋內靜置相當時間待病毒死亡後，始可另供他人使用。

4. 創作類型：在重大呼吸道傳染疾病疫情期間不適合執行與吹氣相關的創作活動，如吹泡泡畫、吸管吹畫、口吹氣球等。

●●● 一次治療也很重要 ●●●

記得初到高週轉率兒童病房工作時，我面臨不少挑戰與困難，主要來自於這裡能做的治療不符合我心中治療的樣貌，我以為治療要固定頻率、持續一段時間才會有效果。在這裡，我與多數個案只有機會工作一到二次，輕症個案單純因疾病住院或醫療處置引起的心理不適，單次治療便會有所助益，然而有些個案因醫療處置產生醫療創傷、或因重大疾病造成生理、心理、社會全面性的影響，還有生理症狀包裝下的複雜原生家庭、學校人際與課業等造成的長久心理議題，這些都不是一、二次治療可以深入處理的。另外，定期頻率治療的結構也被打破了，即使有些個案能進行很多次藝術治療，但也因反覆出入院切割了治療工作的連續性。

然而工作持續一陣子後，我發現就算只有一次治療也至關重要。治

療內，個案臉上綻放的笑容、情緒從焦躁轉為平穩、直接口語回饋告訴我對他的幫助，以及在療程中和個案一起看見他們內在的力量或轉化；治療外，家屬真誠的道謝、護理師們的回饋，告訴我，接受過藝術治療的孩子心情變好了、晚上睡得比較安穩、開始願意跟醫護人員互動、願意配合其他醫療處置，這些都見證著一次治療的價值與必要性。只能進行一次或二次的藝術治療，就如同救起正在溺水的孩子，救起來後很可能還需要其他後續處置，但若沒有這一次的即刻救援，可能也就沒有後續的其他機會。藝術治療的介入，也提供個案、家屬其他後續資源或醫療團隊的追蹤參考，就像不僅從水裡拉起溺水者，也需通知相關救護人員到場一樣。

　　無意間曾聽到護理師說我是「神奇的藝術治療師」，因為我做完藝術治療後，病童的心情一百八十度大轉變，不僅從哭泣、生氣轉變成笑顏，也願意配合後續療程，很不可思議。我當然沒有神奇的魔法，我能做的，是把每次治療都看成是唯一一次機會，每一次治療都是第一次，同時也當作是最後一次，在 50 分鐘的治療中，無條件正向關懷個案，提供安全、涵容的環境，接納個案的情緒，與他們此時此刻的同在，並引導個案看見，在身體及環境限制下仍擁有的自由與自我力量，儘管只有一次治療，也能帶來催化轉變的契機。亦如同團體治療大師 Irvin D. Yalom 於近期受訪時曾說：「如果我只能跟病人見一次面，我會注重此時此刻，這是我能做到的事。」

　　據文獻記載，即使是以長期精神分析著名的佛洛伊德也曾做過一次性治療。約西元 1990 年代，將單次治療（single-session therapy，簡稱 SST）系統理論化的 Moshe Talmon 博士，主張治療師應充分利用治療時間，聚焦個案此時此刻人生中的個人優勢、資源與解決方法（Dryden, 2019; D'Souza, 2019）[10]。他說道：「不論你需要多少次療程，如果你以

假設只有一次療程的機會去與每位個案工作，那這將可能是你最有效的治療。」並透過研究證實單次治療能幫助個案面對悲痛、減輕焦慮與恐懼、建立自信、減少自傷行為等（DeMelo, 2018）[11]。

　　身為治療師，我常在療程中向個案傳達，即使在不容改變的現實限制下，每個人仍能改變、擁有無限可能性的訊息，反問我自己，在高週轉率兒童病房的工作不也是一樣嗎？我很喜歡海明威於《老人與海》著作中的一段話：「現在不是去想你沒有什麼的時候，而是去思考你能用現有的去做什麼。」我滿懷感恩，因著這份工作，打破自身過往對治療既定印象的框架，我也能和個案一起在各自的環境限制下學習成長、一起尋找無限的可能性！

註　解

1. Malchiodi, C. (1999). *Medical Art Therapy with Children*. Jessica Kingsley Publishers.

2. The National Child Traumatic Stress Network. (2021, July 15). *Trauma Types*. Retrieved from https://www.nctsn.org/what-is-child-trauma/trauma-types

3. 同註 1。

4. Schultz, D. & Schultz, S. E. (2006) 。人格理論，第二版（陳正文等譯）。揚智文化。（原著出版於 1998）

5. Rogers, N. (2001). Person-centered expressive arts therapy. In Rubin, J. (Ed.). *Approaches to Art Therapy: Theory & Technique*. Routledge.

6. 同註 4、5。

7. Hinz, L. D. (2018)。表達性治療連續系統─運用藝術於治療中的理論架構（金傳珩 譯）。洪葉。（原著出版於 2009）

8. 同註 7。

9. Chang, F. (2014). Mindfulness and Person-Centered Expressive Arts Therapy. In Rappaport, L. (Ed.), *Mindfulness and the Arts Therapies* (pp. 219-234). Jessica Kingsley Publishers.

   同註 7。

10. Dryden, W. (2019). Moshe Talmon: 'It forced me to think in different ways about single-session therapy'. *The Psychologist*, 32, 40-46.

    D'Souza, J. (2019). Walk-In Clinic: A Model for Single Session Therapy. *COGNICA*, 51(3), 15-16.

11. DeMelo, J. (2018, July). Bull's eye! One-and-done sessions give new meaning to the phrase targeted therapy. *O: The Oprah Magazine*, 63–64, 67.

最後藝哩路
——在安寧緩和療護遇見藝術治療

臺中榮總家庭醫學部安寧緩和醫學科　藝術治療師
王華雯

「你是重要的，因為你是你。

即使活到最後一刻，你仍然是那麼重要。

我們會盡一切努力，幫助你安然逝去，

但也會盡一切努力，讓你有品質地活到最後一刻。」

——現代安寧療護之母　桑德絲醫師（Dame Cicely Mary Saunders）

● ● 活著不是目的，好好活著才是 ● ●

　　在臺灣，每年約有 17 萬人因疾病死亡，倘若每位病人至少有 3 ～ 5 位家人、20 位親友與病人一同面對生死關頭的巨大壓力與痛苦、以及親

王華雯

學歷
- 英國雪菲爾大學　博士班研究
- 英國里茲都會大學
  藝術心理治療碩士

現職
- 臺中榮總家醫部安寧緩和醫學科
  專任藝術治療師
- 崇仁醫護管理專科學校
  兼任講師
- 東海大學推廣部
  藝術治療講師

經歷
- 家扶中心、世界展望會等社福機構
  特約藝術治療師
- 耕莘醫院安寧病房
  兼任藝術治療師
- 童綜合醫院安寧病房
  兼任藝術治療師

證照
- 英國國家健康與保健專業人員
  委員會（HCPC）
  註冊藝術治療師（AS13929）
- 台灣藝術治療學會專業認證
  藝術治療師（TRAT2012-026）
- 教育部審定專科以上講師
  （講字第 150538 號）

人逝去後的難過不捨，那麼每年就約有 350 萬人要面對至親好友的末期照顧課題。不論任何人，進入醫院接受治療的期待都是一樣的，就是希望疾病能夠被治癒，然而再先進的醫療也有跟不上病情進展變化、面臨疾病無法治癒的情況。

而在面對疾病不可治癒、死亡不可避免的最後這段路上，一提到「安寧」兩個字，大部分的人聯想到的就是「我（家人）被醫療放棄了」，只能等著未知的死亡來臨，開始感到不安、對醫療團隊憤怒，然而當醫療團隊開始將治療目標從疾病治癒轉為善終、親友善生，就是為了幫助病人及家屬把握時間，協助即將離開的人在人生最後一哩路上毫無遺憾，也讓留下來的人在面對親人逝去後能夠心靈平安，所以安寧，是放心、不是放棄。

安寧緩和療護為疾病末期的病人及家屬提供更適切的醫療照護來提升其生活品質，因此安寧緩和療護不是消極的不治療、更不是放棄，而是積極地減輕末期病人的痛苦、紓解心理焦慮不安的困擾、以及家屬哀傷不捨

的情緒調適，以達到身心靈的平安。蘇格拉底曾說：「活著不是目的，好好活著才是。」所以想要學習好好活著，先要學習好好死去。對你來說，怎樣才是好好死去呢？有尊嚴地走？！環遊世界？！沒有遺憾？！你愛的人都在身邊？！如果想要達到自己期望的善終，現在就可以讓自己盡力完成這些心願，在時間、能力、體力都還足夠的時候。

● ● ● 安寧緩和療護的「六全照顧」

　　安寧緩和療護講求全人、全家、全隊、全程、全社區以及全心的「六全照顧」。全人照顧（Holistic Health Care）在於體認末期病人的需求，不僅是生理疾病的醫療照護，也包括在心理、社會及靈性層面的整體照顧；全隊照顧（Interprofessional Team Care）有賴於一個完整的團隊，包含在每個領域受過專業訓練的各職類人員等，藉由團隊合作提供多元品質服務，協助病人與家屬面對疾病所帶來的衝擊，全面性介入照顧末期病人及家屬的心理及靈性方面之需求。依據世界衛生組織對於安寧療護的定義，照顧對象由 1990 年的「沒有治癒希望」的末期病人及家人，到 2002 年「罹患疾病而面臨死亡威脅」的末期及重症病人及家人，這樣的服務從診斷之初持續到遺族居喪哀傷期，因此是全程照護（Whole Procedure Care）的一部分。

　　安寧緩和療護不僅只局限在安寧病房，安寧緩和醫療團隊也包括了安寧共同照護以及安寧緩和居家照護。安寧共同照護是指在住院中之重症末期病人有安寧療護服務之需求，但尚未準備好或無法入住安寧病床時，可由原醫療團隊之醫護人員照會同院之安寧共同照護醫療團隊，安排安寧共照團隊人員至病床旁提供安寧照護服務，而原醫療團隊仍持續提供住院照護服務，因此病人不需入住安寧病房亦可得到安寧療

護之服務。安寧緩和居家照護則不同於一般醫療模式，它是針對生命末期臨終病人及其家屬的特別照顧，是整個安寧緩和醫療照顧服務過程的中端與末端，將安寧緩和共同照護延伸至家中，視病人狀況調整訪視頻率，與安寧病房照護模式互相交替服務（**全社區照護**，Community Comprehensive Care）。

根據生活壓力事件量表，配偶或家庭成員的死亡及個人受傷或患病、家庭成員健康變化分居壓力最高事件中的第 1、5、6 與 11 位，安寧緩和照顧的病人和家屬一直處於高壓之中，因而更加需要多團隊多方的介入照顧（Holmes & Rahe, 1967）[1]。除了醫師、護理師與社工師的合作外，心理人員依照各醫療院所的需求規劃，可由臨床心理師／諮商心理師、藝術治療師／音樂治療師……等負責，協助病人面對日漸衰弱的身體、死亡恐懼及失落哀傷，進而在心理或靈性上得到舒緩與平安，透過提供藝術治療、心理諮商、情緒支持以及連結社會福利資源等服務，多面向的提升病人及家屬之生活品質（**全家照護**，Whole Family Care），協助與陪伴病人及家屬走完臨終這最後一哩路，維持其生命品質與尊嚴，同時也將自己的專業與經驗無私的傳遞分享給其他同樣在為末期病人與家屬的照護團隊，安寧緩和療護不只看到了病人的病，而是用心照顧每一個人（**全心照護**，Wholehearted Care）。

●●● 非語言表達的力量與特色

藝術治療的創作過程以及作品呈現，提供個案一個隱喻性的機會去表達自身的失落。── C. Mango（1992）[2]

藝術治療有著非語言表達的治療特色與力量，透過藝術媒材的運用及藝術創作的過程，引導個案將內在情感轉化成具象的表達方式，因此

藝術治療師在醫療團隊與病人、家屬之間，扮演著非語言溝通橋梁的角色。藝術治療師因應病人當下的身體狀況與操作能力，適當地運用不同的媒材，引導病人與家屬將無法用言語表達的感受、想法、情緒等，以創作過程及視覺藝術作品的方式傳達。媒材及作品可以視為媒介物，藝術治療師引導當事人表達內心的感受，並進一步把模糊、混亂、複雜的情緒做釐清與統整。

在藝術治療的過程中，治療師會為當事人提供一個能感受到包容支持、安全，以及有充分的時間讓當事人專注於創作的環境，透過藝術創作表達真實的自我、可以探索思考與釋放其情緒困擾之衝突並達到平衡，此時作品的美醜或完成與否是不被強調的。而在安寧療護領域中，作品的價值與意義，對病人而言是個生命回顧的機會，對家屬來說，是在最後陪伴的這段路留有共同回憶的紀念品。

在安寧緩和療護的過程中，團隊時常幫助病人和家屬親友們，在適當的時機互相表達「四道人生」：道謝、道歉、道愛、道別，這是病人與家屬送給彼此最後、也是最珍貴的禮物。

《道謝》，謝謝你出現在我們生命裡。
《道歉》，對不起，讓我們寬恕彼此曾經的過錯，放下內疚與虧欠。
《道愛》，我愛你，在我們心裡永遠保有你一個重要位置。
《道別》，再見了，我們永遠不會忘記你。

然而四道人生總有不好意思說出口、不知道如何表達，或是面對死亡失落悲傷、內心害怕不安的時候，這時就有賴藝術治療師專業的引導，以下我將以在安寧緩和療護中的臨床服務對象，分為成人、兒童與青少年的創作過程及作品故事進行分享與說明。

信奶奶・77 歲・長期住安養機構
在安寧病房的膀胱癌患者

大女兒難過但也滿足的說：
「沒想到在媽媽生病末期的住院期間，
還可以有機會跟她一起回顧小時候的點滴，
以及留下媽媽親手做、親手畫的這些物品。」

　　信奶奶育有兩女，其中大女兒與其關係緊密，由於防疫期間的陪客規範，大女兒是奶奶住院期間的主要照顧者。大女兒除了承擔照顧壓力之外，也因不捨信奶奶受疾病折磨，時常躲起來難過落淚，也不斷在調適媽媽即將離世的失落悲傷情緒，於是安寧緩和醫療團隊轉介藝術治療給信奶奶與其大女兒。

　　剛開始，她們聽到要藝術創作時表示擔心不會做、做不好，以及很久沒有接觸過藝術類的東西了。我推著行動媒材車向她們介紹多元媒材與說明透過創作過程與作品呈現，可提升自我價值感、失能失落的再賦能感，同時也可以拉進與家人、醫療團隊人員之間的距離（Frampton, 1998）[3]。

　　我與信奶奶和大女兒共進行了兩次藝術治療工作，第一次的藝術治療，信奶奶與大女兒一邊挑選毛球、貝殼、貝殼砂、愛心泡棉等媒材做相框裝飾，一邊討論著顏色大小以及擺放的位置（如圖一）。信奶奶在藝術治療的創作過程中沒有提起自己的疼痛不適，即使手抖無力也沒有明顯失落沮喪的情緒表現，反而與大女兒沉浸在分享小時候的生活趣事中，大女兒開心地跟信奶奶說要把這個一起創作的相框掛在家裡的玄關處，裡面放著與信奶奶的合照，這樣一進家門就能看見奶奶的笑顏。

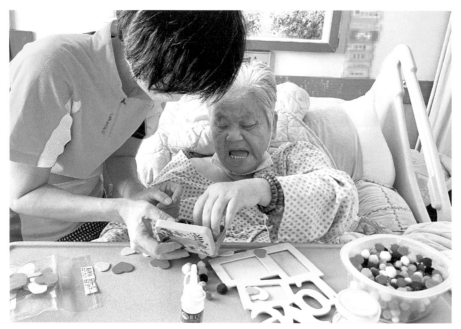

█ 圖一　信奶奶與女兒 LOVE 相框。

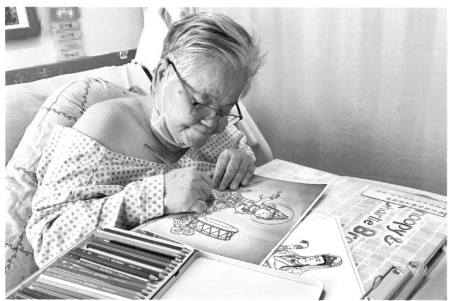

█ 圖二　信奶奶佛像著色。

第二次的藝術治療她們選擇了佛像著色繪畫，信奶奶與大女兒共同有著虔誠的佛教信仰，大女兒說信仰是支撐奶奶一生的信念，從她小時候起即以身作則，教她與妹妹做人處事的道理，並永遠要心存善念，這是生病治療期間支撐她們繼續走下去的動力。住院期間，兩個人有時會聽上師講道或一起讀經，對彼此放心不下的兩人跟我說，透過佛像的著色繪畫可以讓她們內心感到平靜平安，也可以迴向祝福彼此（如圖二）。而後因信奶奶病情狀況不佳，已進展至瀕死階段，因此我將治療目標以大女兒的悲傷治療及支持性晤談為主，在信奶奶過世的那天，大女兒將那天著色的佛像畫放在她的身旁，透過作品向媽媽道謝、道歉、道愛與道別。

林大哥・42 歲・曾在鐵路局工作
由安寧共照來到安寧病房的肝癌患者

最後與你們在一起所經歷的每件小事、每一刻歡笑的瞬間，
每一刻都只想讓你們記得：
「爸爸，曾在你們身邊。」

　　林太太是病人林大哥治療期間的主要照顧者，兩人育有兩個就讀國小的子女，分別是 11 歲與 7 歲。因疾病進展至末期無法再做治療，故由原科團隊會診安寧共同照護，安寧共照團隊轉介給我，希望提供林大哥一家心理情緒支持。

　　我先去病房探視林大哥與林太太，初步了解他們在罹病醫療過程中心理情緒的轉折，並介紹藝術治療的服務，安排了與孩子們碰面的時間。大哥懊悔地提及因為上班時間長，不僅傷了身體，也忽略了陪伴太

太與兩個孩子，感嘆自己的時間所剩不多，希望能有一些機會，在孩子們心裡多留下一些與父親的記憶。

在林大哥轉入安寧病房期間，與太太討論後，決定向學校請假，讓兩個孩子與自己有更多相處的時間，把握這最後的時光。就這樣，在安寧病房裡，病床、陪客椅、折疊藤椅，彼此互依的林家生活展開了。

某天午後，林大哥的精神與體力都還不錯，我邀請林大哥全家一起進行親子藝術治療（圖三），大女兒選擇做相框，並說要有全家福在上面，此時小兒子已在一旁拿起了黏土，開始揉捏著不同的色塊分給林大哥。過程中，林太太一直不斷錄影，拍下林大哥與兩個孩子的創作互動，時而參與挑選裝飾物，時而指定黏土想要做成的造型，時而叮嚀提醒小兒子不要調皮搞怪，時而眼眶含淚的微笑看著家人們。

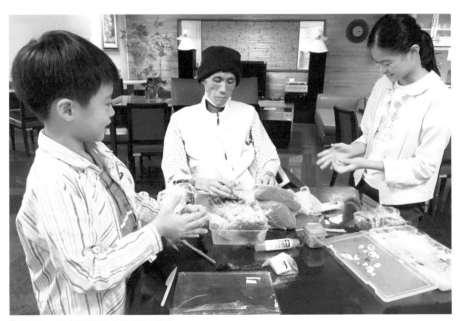

▌圖三　林大哥與子女的親子藝療。

最後的完成品如圖四，大女兒做的蛇代表林大哥，小兒子黏貼了羊飾品是林太太，相框中的猴子與牛是病人做的兩個子女，孩子們說爸爸媽媽在外圍保護著他們，這些動物是林大哥一家人

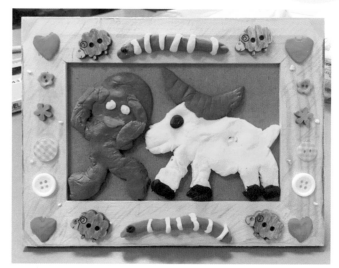

的生肖，代表著他們每個人。這獨一無二的全家福相框，以及親子創作的回憶是林大哥與兩個子女留給彼此最珍貴難忘的紀念。

　　林大哥進入瀕死階段時已呈現昏迷狀態，很明顯地看到了林太太與兩個孩子的害怕不安及悲傷情緒表現。末期病人在病程進展的過程中不但煎熬且痛苦，家人也會承受極大的壓力、焦慮。林太太除了面對自己的悲傷失落，還要一肩扛起母代父職的考驗，要對孩子解釋、告訴他們爸爸要離世的消息，這些對林太太自身來說都難以接受、倍感煎熬、甚至難以啟齒。

　　我利用繪本《爺爺的天堂筆記本》跟孩子們講了關於死後人們可能在另一個世界（天堂或地獄）的有趣故事，將死亡比喻成另一段旅程的開始，引導孩子們認知爸爸即將死亡的事實，並理解其中的意義，他們也共同畫出爸爸會去天堂，然後跟爺爺、奶奶、以前養的小狗相聚的想像畫面，將難以表達的死亡恐懼化為正向的期待與祝福。

陳阿姨・57 歲
安寧緩和居家服務的乳癌患者

勇敢不是不害怕，是心懷恐懼但能繼續向前，
從心創作出自己的生命故事畫展。

被告知癌細胞擴散並且已沒有藥物繼續治療後，陳阿姨表達不想要再住院，希望能回到熟悉自在的家裡，因此轉由安寧緩和居家團隊收案。安寧緩和居家團隊家訪時，觀察到陳阿姨的女兒自媽媽自罹癌以後，除了面對媽媽病情進展預後不佳的不安與悲傷外，還有著極大的照顧壓力。陳阿姨個性變得越來越沉默、鬱悶，尤其當被告知已到末期需轉由安寧緩和療護後，更是對很多事情都產生抗拒且喪志。這些擔心不安的焦慮情緒同時影響了陳阿姨女兒的睡眠、精神，她表示自己變得易怒、不耐煩，卻又要壓抑這些心情。

安寧緩和居家團隊轉介陳阿姨和她女兒給我，有著慈祥的眉目以及溫柔靦腆的笑容，是我對陳阿姨的第一印象。我們安排在她們每週腫瘤傷口換藥回診時進行，希望藉由藝術治療，引導陳阿姨面對疾病進展與死亡恐懼的情緒調適，並且評估女兒失落哀傷風險因子以及緩解照顧過程的壓力。

我與陳阿姨及其女兒共進行了 12 次的藝術治療，有時候是母女兩個人一起，有時候陳阿姨身體不適在旁休息、未參與創作，由女兒單獨進行。

在每週一次的藝術治療開始後，陳阿姨平時在家的日子裡，會慢慢地將罹病的心路歷程、信仰感受、一部電影或一首歌的感動、給家人的話……等，用繪畫創作的方式表達出來，經過數個月的累積，陳阿姨透

過藝術治療與創作的過程重新建構面對疾病末期的生命意義。

　　女兒在其中一次的藝術治療中，邀請了爸爸、媽媽一起，和自己做了如圖五的剪刀、石頭、布的輕脂土手模，她說這就像是他們三人之間的關係：爸爸固執得像石頭一樣硬，有時很難溝通；媽媽則是張開雙手包容每位家人與包辦著家裡大大小小的事物；而自己就像剪刀一樣，有時個性尖銳讓父母擔心、有時又像靈活的兔耳朵一樣敏銳俏皮。三個人摸著愛心造型上彼此不同手勢的印痕、一起討論挑選貼在兩旁的相片，陳阿姨說她喜歡和先生看著盤中食物的那張相片，即使是因化療而掉髮的形象也沒關係，因為那是女兒特地下廚做給她享用的大餐。

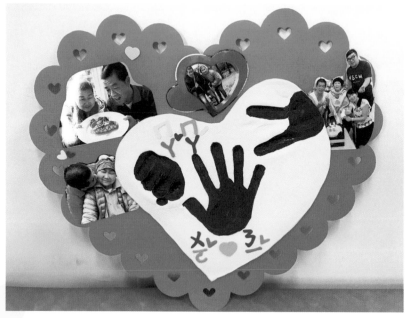

▌圖五　陳阿姨家的剪刀石頭布。

　　在陳阿姨的病況漸漸走下坡時，安寧緩和醫護團隊和陳阿姨的家人依著她的心願，在醫院舉辦了生命故事畫展──〈鳥語花香遇見祢〉。

畫展開幕那天，陳阿姨致詞時說：「謝謝大家來參加我人生中的第一次畫展，也是最後一次。雖然作品不多，但想分享給大家這些是我生病以來與疾病共處時最真實的自己。」畫作的內容是陳阿姨從罹病、復發至末期對抗身體病痛期間，用她驚人的意志力與信念繪製出來的十多幅畫作。有些描繪的是與最愛的家人相處的點滴、記憶中懷念的生活片段、她個人珍愛的小物件等等，以及許多信仰帶給無助的她在面臨孤單恐懼時的撫慰與疼惜。其中一幅作品畫著一隻樸素的鳥兒停佇在繁花盛開的枝椏上，看起來如此渺小卻堅毅，彷彿隨時要展翅飛去。

　　畫展開幕時，一絲溫暖卻又夾雜著離情依依的心境感染了與會的親友，又哭又笑的擁抱著祝福著彼此，人生中的花開、花謝，我們都明白此刻彌足珍貴。展期結束後陳阿姨的家人將她的作品佈置於病房內（如圖六）。陳阿姨安詳離世了，我們相信，這隻在繁花盛開的季節瞥見的小鳥已經回到她的天堂。

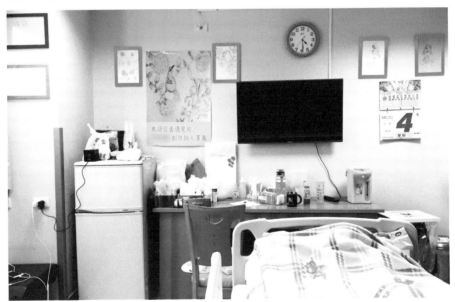

▌圖六　陳阿姨病房的作品牆。

••• 圓滿彼此的愛 •••

　　失去會如此的痛，是因為曾給予及得到那麼多的愛，如果你曾經愛，請允許自己好好的悲傷，而悲傷是一個十分個人化的歷程，每個人都有自己面對與處理的方式以及自己的步調。正常的悲傷指的是由單純事件所引起的悲傷，例如死亡，有些悲傷者會出現某種形式的身心症狀或生理不適；有些會有逝者或離開者的身影縈繞腦海揮之不去；有些人會對失落對象或死亡情境感到自責愧疚、對醫護團隊或其他人有敵意反應；有些人甚至會失去經歷失落前的生活功能，悲傷治療則是協助悲傷者在合理時間內引發正常的悲傷，健康的完成悲傷任務。

　　Edwin Shneidman[4] 認為癌末病患正經歷「情緒蜂巢（Hive of affect）」的現象，心裡充斥著各種情緒如憤怒、痛苦、恐懼、羞恥、焦慮、羨慕、冷漠、倦怠、迷惑、預設與屈服、渴望一死、憂鬱等一些複雜的理性與情感狀態（陳芳智譯，1993）。大部分家屬在繼續治療與善終之間矛盾掙扎，這種矛盾掙扎帶來很大的自責罪咎和壓抑感，該不該告訴病人病情呢？這些插在身上的管路要不要留？還有治療的空間嗎？要繼續治療嗎？矛盾掙扎在內心擺盪著，希望病人可以繼續治療，如此就能有多點時間陪在家人身邊，但是又非常不捨病人因疾病折磨受苦。預後不佳、讓家屬得到對等的病情資訊情況下，醫療團隊同樣也有矛盾與掙扎，什麼建議才是讓病人家屬安心放心、團隊人員平安的醫療處置？每項醫療建議是在滿足誰的需求？怎麼做才是對病人與家屬最好的？藝術治療師是醫護團隊與病人家屬之間非語言的溝通橋梁，透過藝術治療，引導與陪伴病人及其家屬面對病痛、失落哀傷和恐懼不安的情緒，也運用在安療護團隊成員情感釐清、心理支持以及自我照顧紓壓的團體中，協助其持續提供病人及家屬更適切的醫療服務。

因為喪失所愛而悲傷，所以好好悲傷也才能圓滿這份愛。然而人們在成長過程中，大多時候會受重要他人處理悲傷時的示範，或是接收環境與社會價值觀之暗示，而在不自覺的狀況下形成悲傷迷思。也正因為個體並未意識到自己對悲傷的處理存在著這些迷思，因此大多數的人們在其悲傷復原的歷程中，仍然帶著這些很可能是錯誤的、不盡合理的信念，縱容它們干擾正常的悲傷的復原（聶慧文，2005）[5]。

　　心理治療師 J. William Worden 博士在 1982 年出版了《悲傷輔導與悲傷治療：心理衛生實務工作者手冊》（*Grief Counselling and Grief Therapy: A Handbook for the Mental Health Ptactitioner*）一書[6]，其中提出了四項哀悼任務的概念，然而並不是每個人都能順利地按照階段走完此任務，有可能經歷到某個階段時因尚未完全接受或適應，而又回到剛經歷失落時的衝擊、否認、拒絕相信。

一、接受失落的事實：面對與接受這個人已經離開不會再回來的事實是悲傷者需要完成的第一項任務。身體五感與記憶中的點滴就好像這個失去沒有發生過，我們可能會聽見他／她的聲音、感覺到他／她的碰觸、覺得他／她們的身影在每個你們共同去過的曾經。每當我們發現找不到他／她們時，我們就更深一層地經驗到他／她們已經不在了。

二、處理悲傷的痛苦：我們對親人死亡或某人離開的反應往往是痛苦的，我們會經歷複雜情緒，如憤怒、內疚、恐懼不安、抑鬱、悲傷絕望、矛盾……等，我們無法停止尋覓、無法停止問「為什麼」，這個階段的任務需要時間。當一個人曾在我們生命中有重要的意義，即使我們對他 / 她的感覺是愛恨摻雜，那些曾經的共同時光仍在生命中留下記號，我們可能為失去擁有過而悲痛，也可能為從未擁有而悲痛。

三、適應一個沒有逝者／離開者的世界（角色）：除了調整情緒和心理狀態外，我們需要重新建立一個新的生活模式，此階段任務有時候是必須代替或身兼離開者曾經的角色或功能。例如林大哥的離開，林太太在完成這項任務時就必須考量與處理家庭財務狀況、獨自撫養孩子、找工作或重返職場等。

四、在新生活中找到一個和逝者／離開者永恆的連結：我們並沒有要停止對離開者曾經愛與珍貴的回憶，而是我們要為對他／她們的情感與懷念找到一個有意義的處所，同時也將我們愛與被愛的能力帶回或重新建立，這是 Worden 提出的最後一個哀悼任務。雖然沒有什麼能迫使我們完全忘記我們與離開者的關係，但目標是在我們的情感生活中把他／她們放在一個合適的位置，並開始新生活，這可能需要放下過去的附件，以便可以形成有意義的新關係。

Littlewood（1992）[7] 表示，悲傷是個體在心愛者死亡後所產生的經驗，悲傷使個體不可避免地會面臨不幸福感與受苦的感覺，因此悲傷可以說是一個包含痛苦、困惑與苦惱的過程。Worden 博士的四項哀悼任務，可以幫助失去親人的家屬慢慢恢復到一個新的正常狀態。

生命看似脆弱卻也令人敬畏，也像驟雨後依然挺立著的花、暴雪後仍舊聳立的樹，離開的人教會我們彼此珍惜相愛，帶著這份愛，即使彼此不在同一個世界也不孤單。當病人與家屬在面對病痛、哀傷及恐懼不安的情緒時，偶爾也會讓我有無能為力、挫折的感覺，我，只是用藝術這個媒介為病人與家屬在病痛與悲傷的黑白世界裡抹上一些色彩，以一個藝術治療師的角色，在藝術治療過程裡，運用多元媒材，透過創作過程中的引導，見證病人、家屬共同創作出具有獨一無二意義的作品，期待能陪伴他／她們沒有遺憾的走完最後這段路。

哀傷歷程階段——悲傷是一種疾病嗎？

　　淚水是莊嚴的，它們不是軟弱的表現，而是力量的表達。它們比一萬支舌頭更能有所表達，它們是排山倒海的悲傷和無聲的愛的傳信者。
—— Washington Irving

　　人的一生中會經歷很多的失去，舉凡失戀、工作失意、失去自由、失去親人或朋友、遭遇重大災難……等。人在面對失去過程中會經歷一段複雜的情緒轉變，有時絕望沮喪，有時不想相信、不能接受，有時憤怒。我們常在當下以為自己無法面對調適這些令人感到難過痛苦的歷程，感覺自己好像是生病了。Bowlby（1969）[8] 研究中提出**依附理論**（Attachment Theory），他認為人類天生有與他人形成依附關係的需求，如果關係因死亡而造成永遠分離時，會引發個體內在極深的悲傷。以身旁的親朋好友離世舉例，失去所愛的心理創傷相當於一個燒傷的人的生理創痛，悲傷是一種失去、脫離幸福的狀態，有時在復原悲傷的過程也會有無法痊癒、功能損壞的情形，只是程度的多少（Engel, 1961）[9]。

　　大部分的人慢慢走出了悲傷，經歷這類型的事件，似乎都有著相似的進程，瑞士裔美國心理學家 Elisabeth Kübler-Ross 提出了悲傷反應的五個獨立階段（The Five Stage of Grief），五個階段並非每個人都會照著這個順序走，也不必然每個人都會經歷到每個階段，分別是：

一、否認（Denial）：「不可能會這樣的；我不相信。」

　　通常此階段持續時間不長。大部分的人傾向於接受我們所「偏好」的狀況，而非「實際發生」的狀況。這樣的差異，導致發生事件或衝擊時，通常會在第一時間自然地否認發生的事情。這可視為心理防衛機轉，我們選擇逃避悲傷脅迫我們生存的可能，也只有否認的

感覺漸漸平緩消退，我們才能開始進入悲傷哀悼的歷程。

二、**憤怒（Anger）**：「不公平，為什麼是我。」對周遭事物發洩情緒。

　　當我們不否認，開始面對發生的狀況時便會觸發憤怒的情緒：「為什麼是我？！」社會上，我們常常被教導不能洩露情緒，然而事實上，許多心理健康專家，都認為憤怒是悲傷的必要過程，它是自然且健康的，壓抑反而有害身心。藉著憤怒釋放情緒，會使我們癒合得越快；另一方面，憤怒可以使我們與現實連結，而不因重大事件與現實脫節，憤怒就像繩索，是我們抓住「面對現實」的最後一線希望。釋放憤怒的方式很關鍵，如果選擇錯誤的方式發洩憤怒（如：肢體或言語傷害自己或他人），則會導致陷在這些階段無限迴圈。

三、**討價還價／交涉（Bargaining）**：「拜託再給我幾年的時間；我願意用 10 年的壽命換給他。」懷抱希望、尋求上天幫助。

　　在這個階段，我們會希望透過某種交換式的協議免去或減輕痛苦。這其中包含了許許多多的罪疚，然而，這其實是錯誤的期待。一些人之所以罹病、一些人選擇分手、一些人的離開，並不是我們「改變了什麼」就能夠喚回一個人、並不是「想回到從前」，我就能透過「改變」回到那個過往熟悉的狀態或連結，許多的意外、別離，造成的原因太多且隨時間演變，已經不具有讓疾病康復或復原一段關係的力道了。

四、**抑鬱／沮喪（Depression）**：「反正他／她也不會回來了，我還努力有什麼用；反正我都快要死了，現在做什麼也都沒什麼意義了！」

在此階段，我們已經接受了「無法逆轉」這個事實，因而體會到「絕望」的感覺。這使我們容易出現生活頹靡、沒有熱情，對任何事物感到麻木甚至是嫌惡的身心狀態。不想說話、不想接觸人群，有些較嚴重的狀況可能會因此選擇自殘或自殺。對沮喪絕望的人來說，這世界遠比我們想像的還要過分、還要不公平，而且覺得我明明沒有做壞事、是這麼善良的人，老天真是不公平。由於這個時期會是一段長期抗戰，因此請不要羞於去醫院看身心科或精神科或相關專業人士，尋求協助不代表就是不正常，因為心理問題是人類共有的。

五、**接受（Acceptance）**：「我了解現在的狀況，我就好好準備吧。」理性且平靜。

經歷煎熬的沮喪與絕望歷程，這可能需要幾天、幾個月、甚至是幾年的時間，我們逐漸平復心情、接受了「新的」現實，這現實包含了再也回不去原本失去的、仍然存在的那個熟悉架構、重回依附的關係、之後我的日子不會再有某個人了。我們對於這新的平衡感到惋惜、卻也感到慶幸，這是使人重新調整自己的絕佳時機。我們明白日子總是好壞交織，時間依舊前進，但這不意味「我們永遠不會再遇上壞事」。在這個階段，我們可能會在迷霧中看到光線，於是我們開始重新與朋友交往，也可能隨著時間的推移與他人建立新的關係，我們了解到，我們與所愛之人的記憶永遠不會被取代，但我們會持續前進、成長。

我們從來無法治癒（cure）哀慟，但我們可以從哀慟中得到療癒（healing），我們可以再一次得到完整，把那個哀慟經驗整合到我們的生活裡面，並學習創造富有意義的方式繼續我們的人生。

●●● 兒童與青少年 ●●●

小勛、小偉・5歲、3歲
期待著媽媽與新生弟弟回家

媽媽，雖然我們再也見不到您，
但我們會跟爸爸一起好好地守護著您和弟弟。

一位戴著深黑墨鏡的年輕男士在某天中午獨自來訪安寧病房，正巧遇上了剛訪視完病人的安寧共照護理師，在她上前詢問是否需要協助後，便邀請這位家屬張先生就座，傾聽他述說來意與需求。

張先生是一位人夫，同時也是即將成為三寶的父親，原本的心情該是沉浸於迎接新生兒出生的喜悅，卻沒想到妻子在待產過程中發生了羊水栓塞緊急生產，孩子出生後與母親同樣沒了呼吸與心跳，雙雙放置氣管內管、接上呼吸器住進了加護病房。

面對家中5歲小勛與3歲小偉的稚子詢問：「媽媽生完小寶寶了嗎？什麼時候可以帶弟弟回家呢？」張先生對此感到悲痛萬分，更多的是手足無措，在收到加護病房團隊建議後，張先生希望尋求安寧療護團隊的協助。安寧共照護理師在向團隊轉達張先生的困境時，同時也表達自己的內心一樣百感交集，很難想像張先生是用什麼樣的心情，訴說著這件令人難過的事，他又是如何一個人度過這些難熬的日子，而這位愛家的

爸爸首先想到的是兩個年幼兒子們的哀傷，以及要如何接受媽媽與弟弟病況嚴重到可能即將要失去他們的事實，全家人的心情猶如從天堂瞬間掉入地獄般的衝擊與痛苦。

安寧共照護理師立刻聯絡我與張先生會談，一同了解平日全家人的生活模式、溝通方式、喜好、興趣等，目的就是希望運用他們平常習慣的方式幫助小勛和小偉了解現階段媽媽與弟弟的病況。當天我也與張先生一同至呼吸加護病房以及新生兒加護病房探視張太太和小兒子；與安寧緩和醫師、原科醫護團隊了解現階段病況與照顧目標。

張先生與其他家人最擔心的是如何向兩個年幼的孩子說明目前的狀況，同時他們也對兩個孩子未來若出現不安的情緒與哭泣的反應時，感到焦慮不安、不知道如何處理。我與張先生約了藝術治療的時間，當他們來到藝術治療室後，小勛與小偉馬上先詢問可否去看媽媽和弟弟，我則開始以圖畫向孩子們說明現況。我先以輕鬆問答的方式與他們開聊媽媽來醫院前的樣子，是長髮還是短髮、身材胖胖的還是瘦瘦的、平常喜歡穿裙子還是褲子……等，並且邀請張先生在我與孩子們描述媽媽的特徵時，同時畫在圖畫紙上（如圖七）。

接著，我向孩子們說了一個「阿兵哥打仗」的故事，一邊畫出媽媽身邊擺放的機器以及身上有的管路：「媽媽和弟弟現在就像在戰場上打仗的阿兵哥，打贏的時候就可以睜開眼睛看看大家；有時候打輸受傷了，醫生護士就要幫他們打針治療；因為打的太久都沒吃飯，會很餓沒有體力，所以旁邊有掛著一瓶綜合營養果汁；打的很累的時候需要休息，就會一直睡覺都叫不醒；如果一直打輸，身體受傷的地方就會越來越多、越來越嚴重，所以有一根管子輔助媽媽和弟弟呼吸比較不喘。」

我繼續說：「媽媽和弟弟真的很勇敢也都很努力喔，只是現在醫生和護士給他們的治療都沒有辦法讓他們的身體恢復，我知道你們一定很

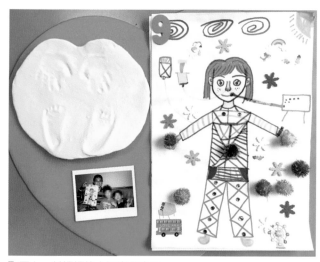

▍圖七　幫媽媽換上漂亮的衣服。

難過也很擔心，想給他們加油打氣，我們可以一起想想看，可以幫媽媽和弟弟做些什麼好嗎？！」

　　小勛和小偉決定要幫媽媽打扮漂亮一點畫了彩色衣褲，還有黏上金蔥毛球代表啦啦隊彩球給媽媽加油打氣。等他們準備好後，我帶著孩子進去病房看看他們想念的媽媽，最後也幫媽媽用輕脂土做了手模、弟弟做了手腳模。

　　這次藝術治療的過程中，我評估了兩個孩子聽完故事、了解病情後的情緒調適情形，提供相關資訊向張先生說明兒童面對死亡會有的心理及行為悲傷反應，並取得其同意後續遺族關懷的追蹤。

　　由於急救過程腦部缺氧時間過長，處於嚴重腦損傷不可回復末期狀況，團隊與案家屬們召開多次家庭會議，讓家人們了解疾病現況、進展，尋求一致性的照顧目標。然而因兩人的病況持續惡化，也依據張太太意識清楚時曾表達過對生命品質的想法，於是決定撤除維生醫療系統以維持產婦與寶寶的尊嚴，促進其舒適感，順其生命自然的進展，而非承受身上多處無效醫療管路的折騰。對整個家庭來說，這的確是個沉重的決定，同時也是因為愛他們、希望他們舒適的選擇。但，放下，談何容易啊！

媽媽和弟弟過世、葬禮也處理圓滿後，我與小勛及小偉進行了兩次的遺族失落悲傷藝術治療。第一次，他們帶來了媽媽與弟弟的手模、手腳模，希望能做全家人都在一起的，並且把媽媽和弟弟放在中間，表示會由他們和爸爸三個人一起守護著媽媽和弟弟。第二次，我以繪本《世界上最棒的葬禮》中的故事作象徵，引導他們表達媽媽離開後的心情。依據兒童對死亡概念來看，小勛與小偉的認知發展階段屬於死亡是可逆的、以泛靈觀思考死亡（兒童所認定的生命或意識，不限於真正活著的東西），他們聽完繪本故事後，各自創作繪製了卡片要送給媽媽和弟弟，並說著要把卡片燒給他們。

　　在安寧緩和療護的工作場域裡，我常會遇到一些早熟懂事的孩子，有些年紀很小，稚嫩的孩子有時卻也是最天真且充滿靈性的，即使在失去最愛親人的難過中成長，但他們總能自然地相信善良正向的純潔力量，並帶來溫柔體貼，給予他們的家人很大的安慰與支持。

●●● 兒童死亡概念認知 ●●●

　　由於兒童在悲傷情緒的表達與處理，無法像成人一樣將自己的悲傷經驗與情感做連結，也無法用口語或文字具體清楚表達，再加上兒童悲傷反應的程度與方式會因時間與環境的轉變而有所差異。在過去，成人常認為兒童太小不懂悲傷、以後長大就會懂了，使得兒童在當下的悲傷失落受到忽略，而影響往後的生活適應以及造成悲傷迷思的可能性。在台灣的社會文化中，當成人需要與兒童談論喪親的經驗時，成人常會以沉默、逃避、忌諱的方式，來回應兒童面對喪親的感受，這樣的處理方式對孩子的日後發展勢必會產生一些負向的影響。

影響兒童死亡概念發展的因素，除了年齡之外，還會受到認知能力、心理因素、個人經驗、家庭、同儕、宗教、電視、家長教育程度、社經地位等社會文化因素的影響（Wass, 1984）[10]。事實上，兒童不僅有動機、更有表達對喪親感覺的需求，而在表達歷程中是需要一位善於了解、樂於聆聽、接納他們經驗的人協助（賴念華，2000）[11]。以下為三位國外著名學者綜合各研究的成果所提出的兒童死亡概念的發展階段：

Nagy (1948)	Piaget	Stambrook & Parker (1987)
	0-2 歲感覺動作期 • 死亡被為分離或剝奪	3 歲以下 • 分離焦慮
3-5 歲 • 死亡是可逆、暫時，並非一定和最終的過程	2-7 歲前運思期 • 死亡是可逆 • 以泛靈觀點思考死亡	3-5 歲 • 死亡是可逆、非普遍性、非終止 • 死亡是在世生活的延續，身體仍對外界有感覺
5-9 歲 • 將死亡擬人化 • 知道死亡是終止，但不是普遍的，是可避免的	7-11 歲具體運思期 • 了解死亡是終止了可逆	6-8 歲 • 大部分研究支持兒童知道死亡是終止 • 仍有部分研究認知兒童覺得死亡是可逆
9 歲以上 • 死亡具有真實性、不可避免性及普遍性	11 歲以上形式運思期 • 死亡是終止、不可逆、不可避免、普遍性 • 了解死亡是所有功能的終止 • 能以抽象及真實的觀點來思考死亡	9 歲以上 • 死亡是終止、普遍性

家萱・16歲・大腸癌・媽媽服刑、爸爸長期外地工作
住院期間由高齡奶奶照顧

放下過去總得不到的安全感、不斷的想念、落空的期待，

在我人生的最後一刻，

將所有的失望憤怒，

化成全新的想望與祝福。

「不公平，為什麼是我！我都有乖乖做治療和吃藥、我還有很多想做的事……」當家萱被告知癌細胞擴散，且疾病進展至末期時，她在病房裡憤怒難過的哭喊著，身旁照顧她的阿嬤一邊落淚，一邊不斷問著醫師：「真的沒有辦法了嗎？」在我收到兒科的會診轉介單，跟著醫護團隊一起查房的那天，看到了這一幕。

待兒科醫護團隊離開後，我留在病房內陪伴家萱和她的阿嬤，阿嬤擦拭著淚水向我訴說著家萱罹病以來的辛苦歷程。家萱是個獨立又貼心的孩子，因為爸爸一直都在外地工作、媽媽現在服刑中，為了減輕家裡的經濟壓力，所以她半工半讀而操壞身體，她心疼孫女獨自面對疾病的孤單和痛苦，也自責自己的無能為力。阿嬤說到這時，家萱情緒緩和下來安慰阿嬤，然後開始討論著怎麼跟其他家人說這個消息。

家萱在與我的第一次藝術治療過程中，說起了很多在學校和同學相處的喜怒哀樂，看著同學傳給她最近的班級活動相片，她的表情顯得落寞，嘴裡說著「真希望可以一起參加，但應該沒有機會了吧」的話語。接著，她很快的轉換語氣，主動提出想要做卡片給幾個要好的同學和老師，希望他們把自己無法完成的那份也一起努力。

我陪她一起挑選媒材、顏料、卡片紙的大小，並且協助她因藥物副

作用導致手抖而無法完成的部分，讓她以這樣的方式來告訴他們自己的近況，以及因病情無法再回去學校的消息。

在創作過程中，我引導她表達心情與想法，她說晚上都會做噩夢反覆起來，或是害怕一覺不醒而不敢睡。同時家萱以詼諧的口吻告訴我，她已經在想像自己的葬禮要怎麼佈置，以及儀式中要放哪些她喜歡的歌曲。不過這些內容因不想阿嬤擔心難過，所以家萱希望我能替她保密。

藝術治療結束後，家萱感謝我讓她感受到創作的力量，原來醫院不是只有冷冰冰的天花板和此起彼落的儀器聲，原來可以用作品表達不知如何開口的內心話，原來這些平常在文具店看到很一般的媒材可以這樣讓人感到療癒。

在第二次藝術治療開始前，我得知家萱因病情變化發出病危通知，在獄中的媽媽知道了家萱生病的消息，申請保外來院探視。起初家萱與阿嬤都是拒絕的，阿嬤擔心家萱看到媽媽後，情緒會過於激動，反而加重身體不適，家萱則是生氣的表示，媽媽在她小時候就常常搞失蹤，讓她一個人在家，繳不出水電費時，也只能用冷水泡泡麵，「現在我都快死了，才來看我有什麼意義！」社工向我描述家萱在說這些經歷時的情緒反應，以及阿嬤隔著病床隔簾默默流淚的聽著，自責不知道這些情況，不然她一定會把家萱接過去照顧。

第二次藝術治療的這天，我

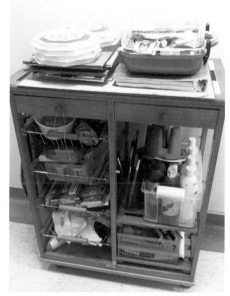

▌圖八　行動媒材車。

推著行動媒材車（圖八）來到了家萱的病房，她激動的告訴我媽媽要來探視她的事，此時家萱高漲的情緒裡，宣洩的是長久以來的孤單感，被迫獨立的被拋棄感，以及死亡即將到來的恐懼和無助感。

　　家萱表示自己有很多話想跟家人說，以前年紀小不懂事，因為沒有感受到家庭溫暖，所以朋友一約就往外跑，對家裡的事也比較不在乎。但自從生了這場大病後，她開始珍惜能和家人相處的每個時刻，生病後才發現自己最重視的還是家人。家萱說，其實她常常懷念過去全家人一起出遊的曾經，每當媽媽不在家時，她就會把想跟媽媽說的話、學校發生的趣事、這次考試第幾名等寫在信裡。然而媽媽反覆進出監獄的狀況，讓她一次又一次的失望，她的安全感、她的想念、她的期待就變成了現在的憤怒與悲傷。我引導家萱將心裡想說的話、從以前到現在內心累積壓抑的情緒和想法試著用書寫或媒材創作方式表達出來（圖九）。

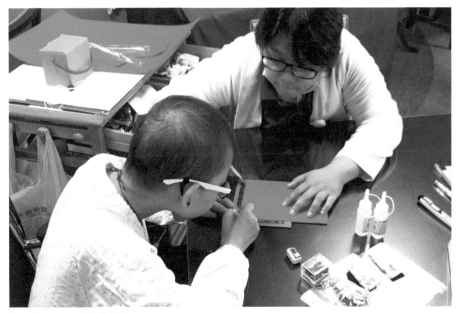

▌圖九　透過創作與媽媽和解。

過幾天再去看家萱時，她的精神和體力都明顯的虛弱許多，她向我分享媽媽來院探視那天的過程，以及她把我們前一次藝術治療的作品送給了媽媽，並且叮嚀囑咐媽媽這次出獄後就要好好重新開始。青少年的悲傷反應是很值得關切和注意的；青少年因為較少和朋友討論他們的悲傷，較強的自我意識讓他們不輕易顯露情緒，表面顯得堅強，因而使得處於易受傷的狀態（Fleming & Balmer, 1996）[12]。然而藝術治療的創作過程與作品，很難以言語的方式完整描述清楚，卻又視覺震撼地觸動人心。我看到了家萱第一次以繪製卡片寫出思念、畫著心願、說著再見，而這次，她用創作與媽媽和解、與自己和解。

安寧領域服務對象與藝術治療的媒材

　　藝術治療在與末期病人工作的安寧領域中，最首要也是最重要考量的因素就是病人的體力以及操作能力，會因病況影響而受到許多限制，同時也必須殘忍地面對，失能也是末期病人不斷在面對的失落。大部分的成人對象常因太久沒有藝術創作的經驗或是面對病情進展而沒有心情，選擇媒材沒有好壞也沒有對錯，只有適不適合，推著媒材車到病床邊或是病人來到藝術治療室，其實最重要的媒材是治療師本人，因為 being **with** 比 doing **for** 更為重要。

　　安寧緩和療護的末期病人及其家屬最常選擇的創作主題是卡片繪製與相框製作／裝飾，手寫的、親手繪製的卡片是具有溫度的表達以及充滿心意的內容。四道人生，看似簡單的話語，卻不是每個人都能自在不彆扭地以口語方式向對方表達，透過藝術創作的過程，有些媒材的選擇是具有個人或彼此獨一無二的象徵意義的，我們看到的藝術媒材是因它的形體、功能、質地、行銷等種種元素而加以取名定義，但每個人不

同的生命經驗也讓多元的媒材、視覺藝術創作過程、個別化的作品能將內心的情感與想法提升到意識層面表現出來。相框的製作或裝飾把有病人在內的相片「裝」進框裡面，象徵把這個人的樣貌、與這個人的點滴回憶裝進心裡珍藏著。

安寧的挫折、無力感以及被拒絕的經驗

治療師的挫折感、無力感，很多時候是來自於這些個案都在面臨死亡，身體受疾病折磨的痛苦絕望、面對死亡的孤單不安以及即將離開心愛親友的失落悲傷。印象最深刻的，是有一次我去病房關懷探視時被一個病人拒絕。他說來到安寧病房就像在等死，而每位前來關心的安寧團隊人員，就像是在提醒病人與家屬，我快死了、他快死了，有時候只是病人和家屬不好意思拒絕團隊的善意。當時他的這番話對我猶如一記當頭棒喝，不禁令我心頭一震。

我了解不是每位病人與家屬都像他這麼認為，也的確有些人是需要透過陪伴或專業引導來抒發情緒、壓力或想法。我思考反省並且不斷提醒著自己，也讓我更謙虛與敬畏地看待生命，因為病人用他的身體在經歷死亡，而我們是用意識在看他的死亡。我如何能在有限的時間內幫助他真的感到平安、減緩死亡恐懼的擺盪？失落悲傷的感覺一定會有，因為這是人生中的必經之路，這份無力感，彷彿在時刻提醒每個生命彌足珍貴的遇見，也在持續充電後，轉變成負重前進的力量。**自我照顧**是心理治療專業維持的重要一環，我選擇用創作來與案家道別，自身的失落悲傷經驗，也讓自己歸零、重新流動。病人常說我們是他們生命中最後的朋友，其實他們才是我們生命學習的老師。

註　解

1. Holmes, T. H., & Rahe, R. H. (1967). The social readjustment rating scale. *Journal of Psychosomatic Research*, 11, 213-218.

2. Mango, C. (1992). Emma: Art therapy illustrating personal and universal images of loss. *Omega: Journal of Death and Dying*, 25(4), 259–269.

3. Frampton, D. (1998). Creative arts and Literature. In D. Doyle, W. Hanks, & N. Macdnald (Eds.), *Oxford Textbook of Palliative Medicine*, Oxford University.

4. Shneidman, E. S.(1976). *Death: current perspectives*.Mayfield Publishing.

5. 聶慧文 (2005)。大學生經歷失落事件的悲傷迷思、因應行為與至今復原程度之關聯性研究 (未出版碩士論文)。國立交通大學教育研究所，新竹。

6. Worden, W. J. (1991). *Grief Counselling and Grief Therapy: A Handbook of Mental Health Practitioner* (2nd ed.) Springer.

7. Littlewood, J. (1992). *Aspects of Grief: Bereavement in Adult Life*. Routledge.

8. Bowlby, J. (1969). *Attachment and loss, Vol. 1: Attachment*. Basic Books.

9. Engel, G. (1961). Is grief a disease? A challenge for medical research. *Psychosomatic Medicine* 2: 18–22.

10. Wass, Hannelore & Corr, Charles A. (1984). Childhood and Death. *Canadian Journal of Counselling and Psychotherapy*, 21(2-3).

11. 賴念華 (2000)。藝術治療：轉化喪親兒童之悲傷與失落。**學生輔導**，66，50-57。

12. Fleming, S., & Balmer, L. (1996). Bereavement in adolescence. In C. A. Corr & D. E. Balk (Eds.), *Handbook of adolescent death and bereavement* (pp. 139 - 154). Springer Publishing.

做自己命運的創作

賽斯身心靈診所　藝術治療師／諮商心理師

范維昕

●●● 開啟藝術治療進修與進入身心靈領域的契機 ●●●

　　我一直對藝術創作與心理學很感興趣。師範學院美勞教育學系畢
業後，我在小學任教，當時常有孩子下課時間會圍著我，訴說他們的困
擾。當時發現孩子們的心情變化跟他們的畫作內容很能呼應，見證到藝
術創作有協助孩子們自我認識與調節情緒的作用。2006 年我決定離開
教職，到紐約大學進修藝術治療，系主任 Ikuko Acosta 博士是我想成為
的藝術治療師典範。當時已 90 高齡的藝術治療先驅之一 Edith Kramer
受邀來班上跟大家座談，她談及藝術治療師是如何在創作過程中，支持

范維昕

學歷
- 美國阿德勒專業心理學校
  臨床心理博士候選人
- 美國阿德勒專業心理學校
  諮商心理碩士
- 美國紐約大學（NYU）
  藝術治療碩士

現職
- 賽斯身心靈診所藝術治療師／
  諮商心理師

經歷
- 國立臺灣師範大學進修推廣部
  藝術治療課程兼任講師
- 管理顧問公司／教育基金會講師

證照
- 美國藝術治療證照委員會註冊
  暨認證藝術治療師
  （ATR-BC, 16-050）
- 台灣藝術治療學會專業認證
  藝術治療師（TRAT 2014-009）
- 諮商心理師
  （諮心字第 002771 號）
- 諮商督導
  （台輔諮督證字第 108017 號）

著個案的自我（ego），至今我仍深受感動。在異國面臨文化衝擊、語言表達困難以及生活不適應的時刻，我總是運用藝術創作來幫助自己找回安定感。（Kramer, 2004）[1]。

2008 年畢業後，我在紐約全職實習工作，適逢紐約州藝術治療師執照考試對於實習機構認定的變革時期，因此決定再繼續到芝加哥阿德勒心理學學院臨床心理博士班進修。阿德勒學派強調個人的生命意義由自己決定，個人的困境與自己的生命風格有關，改變的關鍵掌握在個人手中，讓我受到很大的鼓舞。博士班期間，每一年都要做不同的實習，但粥少僧多競爭激烈，為了增加機會在過程中再多念了同校的諮商心理碩士。

面臨理想與現實的落差，過程很辛苦，在博士班念完三年後，一個特殊機緣之下，我接觸到許添盛醫師的賽斯身心靈整體健康觀，重新學習賽斯思想後，在許添盛精神科／家醫科醫師的賽斯身心靈診所工作至今。賽斯身心靈整體健康觀認為自然狀態下人天生就是健康的，身體若有症狀則

反映出心靈狀態。個體是自己命運的創造者，改變可以從當下開始，此觀念帶我進入更寬廣的境地。

賽斯身心靈整體健康觀認為，物質實相是由意識所建構，任何我們所經歷到的事情都早已在個體內在醞釀已久。身體本身就是人類靈性與內在神性智慧在物質層面完美的呈現，在最自然的狀態下，身體本來就是健康且充滿活力的。任何疾病的成因都可以在個體內在找到源頭。個體把意識集中於一組會阻礙生命力的信念上，引發相對應的情緒，影響個體的行為。思想與情緒皆帶有電磁效力，在量子場中相互作用，進而影響到身體的運作，我們隨時在創造自己的身心狀況與生命的走向。疾病其實是外顯的內在問題，個人的意願與周遭人事物、環境等外在條件交互作用下，形成了某種疾病，來呈現個人內在認為無法被面對與處理的問題（許添盛、王季慶，2007）[2]。

所有的疾病都需要探討個案內在的心理動力，去深入覺察到底是什麼樣信念衝突、情緒矛盾、扭曲的能量形成了疾病。要去理解疾病所代表的是什麼說不出口的話，又為個體帶來什麼樣的訊息。這歷程牽涉到人格結構重建，要幫助個體深入地了解自己。調節強烈的情緒，學習溝通表達，並重新燃起對生命的熱情，激發個體的自癒能力。透過這個過程使個體能更接近存在的真實智慧、開創更豐盛的生命品質。

賽斯身心靈整體健康觀強調人應該要相信身體本來就是健康的，且自然就具有恢復健康的能力。雖然環境汙染、生存條件險惡、飲食失調、睡眠不足……等因素有可能會減弱身體天生的修復力，但心靈的創造力才是真正決定性的關鍵（許添盛、王季慶，2007）[3]。

因此會來到診所的個案類型廣泛，身體疾病包括：癌症、心血管疾病（心臟病、高血壓、中風）、新陳代謝系統疾病（糖尿病、痛風）、消化系統疾病（肝病、腸胃病）、過敏與免疫系統疾病。神經發展與精

神疾病類型包含：自閉症類群障礙症、注意力不足／過動症類群、學習障礙、動作障礙症（妥瑞症）、思覺失調類群、躁鬱症、憂鬱症、焦慮症（分離焦慮症、選擇性不語症、社交畏懼症、恐慌症）、強迫症、飲食障礙與睡眠障礙……等。各類型皆由醫生看診評估後轉介治療師，心理治療（包含藝術治療在內）皆同步搭配精神科醫師門診持續進行。

••• 精神科診所運用藝術治療的概況 •••

　　我在精神科診所工作中觀察到，不論是在家庭、感情、工作與人際等面向，經驗到情緒困擾或有相關壓力調節的需求時，或是有失眠、身心失調、慢性疾病等狀況，一般社會大眾主動求診的情況有越來越普遍的趨勢。當事人的目標不論是聚焦在短期問題解決的諮詢，或是想對自己有更全面性的了解與認識，達到身心靈全方面的學習與成長。有此概念的群眾越來越廣，足見大眾對心理健康、身心平衡的重視逐漸提升，甚至有為數不少的人運用心理治療來當作自我照顧的方式之一，就像是定期做心靈 SPA 一樣。

　　同時也有越來越多的民眾了解到身心靈互相影響的概念。當身體有任何狀況時，是長期情緒的壓抑與壓力的累積沒有處理，反應在身體上。提醒當事人要有所調整，以重新提振自體免疫力與啟動細胞自我療癒力。因此有任何身體疾病皆可以往心理層面探索，找到需要調整之處，以期重新回復身心靈的平衡。

　　有些民眾則是對藝術創作感興趣，或對藝術治療好奇，想體驗此法可以如何協助其自我探索。有些當事人則隨著心理治療的進展，對自己的了解益發深入，想更進一步探討為何自己會有特定的恐懼？是否有方法能協助擺脫此恐懼？比如很怕進到醫院或聞到消毒水味道等，這強烈

的恐懼帶來困擾，此時可能會從原先的口語心理治療轉為藝術治療。

在藝術治療的創作過程中，藝術媒材的感官刺激下，當事人有時會浮現小時候的記憶。驚訝自己原來還記得小時候發生的事，彷彿回到了過去，鮮明的感受像是重新再經歷一次。最後長大的自己象徵性地給予小時候的自己支持，修通凍結在該時空的感受能量，形成新的看待角度與觀點，當能有此理解時，恐懼的連結也就鬆動了。

又比如，有些當事人常會說到認知上理解問題所在，但情感上就是過不去。隱約知道自己問題根源可能在哪裡，但就是沒有感覺，也沒動力改變。這時要藉由口語心理治療協助其連結情緒感受，不大容易。藝術治療創作中藉由非語言的表達能超越意識，連結到更深的潛意識層面，更容易碰觸到情緒感受，幫助當事人進行整合。

我也廣泛運用藝術治療在有精神官能症（neurosis）與精神疾病診斷（psychosis）的個案上。以精神官能症之一的強迫症為例，有個案在自由選用媒材時只願意選用麥克筆書寫或繪出符號式的圖案，展現出高度認知運作的傾向，此部分與強迫症個案大部分傾向過度理性來壓抑感性的特質相呼應。或是只願意從現有的參考圖卡中選出能代表自己想法與感受的圖案出來討論，對於創作過程中可能會引發的不確定感受感到陌生或抗拒。此部分與強迫症個案對於自發性與情緒感受層面的害怕有關，擔心無法控制自己的情緒感受，或是擔心會被自發性牽著走，導致想像中可怕的結果發生。

也有個案表示，自己腦中想像的畫面很美好，自認沒有任何繪畫技巧可將想像畫面表現出來。治療師提供相關暖身活動的選項，展現藝術創作旨在運用創作媒材來協助自我表達，技巧、構圖與美感都不是最重要的部分。個案還是對創作卻步，並希望只要口說描述，由治療師幫忙畫出來。此部分與有些強迫症個案目標設得相當高，發現現實與理想有

很大差距，因害怕失敗而不敢嘗試的心情有關。

　　此時首重與個案建立穩固治療同盟，共同討論設定治療目標。由治療師營造出涵容的氛圍，讓個案能在其中感受到安全，不用擔心被評價。有別於強迫症個案幾乎無時無刻地在檢視或批判自己，在治療情境中能感受到被無條件接納，對個案而言是相當重要的。個案也會漸漸地將這被全然接納的感受內化，轉為對自己更深的信任，信任自己存在的價值，信任所有一切的發生都有其意義。在感受到鼓勵與肯定中產生出面對的勇氣，並相信不管在生活中遇到任何的狀況，自己都能啟動內在資源，或能適時找到外在資源協助面對處理。

　　當個案充分感受到此氛圍，也益發對自己的內在開放，鼓起勇氣來面對自認不夠好的自己。向重要他人表達很想被肯定、被接納、被愛的渴望，發現對彼此的愛本來就在，只是因為缺乏溝通與表達，而沒有感受到。有強迫症個案經治療師鼓勵之下嘗試藝術創作日誌，用顏色、線條或拼貼來表達自己的心情，當個案全然沉浸在顏色與線條所誘發的感知經驗中，感受到自己的情感或想法自然地被涵容，就有機會進一步澄清對情感的想法，並增進自我了解與覺察。個案在此經驗中感受到自己是有力量的，由此產生自信心。在創作日誌的過程中，也感受到自己可以將任何想法與情感投注在其上，創作是安全無虞的，不但不會發生不好的事情，還能讓自己感到放鬆愉悅。不同於過往隨時擔心自己的念頭與情感會釀成可怕的災禍，由此強化安心的感覺。

●●● 成人精神科藝術治療實務 ●●●

　　我發現藝術治療在某些當事人身上，有時甚至能達到口語心理治療都不一定能達到的效果。用口語述說自己的故事與心境，牽涉到用具體

的語言文字，來表達抽象又豐富的情緒感受。一來關乎個人語言掌握的能力，以及語言表達的習慣；二來這需要在認知層面運作，過程中經過了轉譯與組織，感受層面豐富的能量不容易被保留或呈現。

藝術治療的創作是超越語言的表達。在藝術治療師營造的安全、涵容氛圍下，以藝術媒材來貼近當事人的內在，較容易跨越心理防衛機轉，讓情緒感受有安全的宣洩出口。在能量自然流動之下，更容易勾動出深層的情緒，不論是悲傷或憤怒，也較容易在過程中轉化或昇華。當事人與藝術治療師一起隔段距離觀看作品時，常能超越當事人對自己現況的既定理解，浮現跳脫的觀點，這樣的過程讓當事人更容易從自己的內心找到屬於自己的答案。

當事人也常在創作過程中，在媒材的感官刺激之下，想起自認為已經遺忘的過往經歷，並從中顯化過去未完全處理完的情緒感受。很多當事人甚至常驚訝地發現原來自己對過去的事件還很有感覺，創作過程得以讓當事人用現在的自己，重新再經驗一次過去的重要事件，疏通過去的未竟事宜，得到新的體會與理解。當事人常在創作中連結到充滿創造力的內在自我，顛覆過往自認不擅繪畫或創作的自我認知，讓自己像孩子般重新去感受，對事物感到新奇、對生活感到熱情。不論想探討的主題為何，不論過去藝術創作相關經驗為何，大部分的人皆可在藝術治療中受益。

而有精神官能症與精神疾病診斷的個案，更是能獲益於藝術治療獨特的效果。已躁鬱症為例，很多躁鬱症個案在躁期時經驗到思緒敏捷飛躍，可能會欣喜於這樣靈感充沛的狀態而不願意就診或服藥。在躁期時常見是家人帶個案來就診，個案處在很高昂的狀態，思緒跳躍快速，若再加上病識感較弱，要用口語會談來做心理治療是較不容易的。在鬱期則常因為情緒太低落，即使出來看診了，可能動力不足，沒有什麼力氣

或心情說話。

　　在藝術治療的創作中能夠涵容個案當下的狀態，允許其天馬行空的靈感、跳躍的思緒與強烈的感受在創作中呈現。過程中藝術治療師和個案進行語言及非語言的溝通，經由在創作過程中的協助、對創作歷程的觀察以及對其創作作品的討論，藝術治療師得以藉此更進入個案的內在世界。從個案的口語表達加上創作，藝術治療師常能夠獲得對個案更多的理解，對其內在脈絡看得更清楚，並讓個案感受到藝術治療師與其同在。

　　精神醫學界使用的診斷標準 DSM-V，是依據疾病模式建構，讓精神科醫師能依據系列病徵給予符合的診斷，並能針對性的提供藥物治療。阿德勒個體心理學學者 Sutherland（2016）[4] 認為診斷的名稱非心理動力式的理解，只能讓我們知道個體是如何回應生活的問題，無法更深入地協助我們了解個體獨特的主觀內在歷程、行為背後的目的，以及其內在運作的私人邏輯 （private logic）。阿德勒個體心理學學者相信個體的問題並非完全是由基因或是腦內化學不平衡所造成，而是跟個體存在的生命意義、目的與價值有關，藥物並不保證能完全帶來療癒（Sutherland, 2016）[5]。

　　阿德勒個體心理學強調要協助個體去探討隱藏在其疾病背後的目的與意圖，與賽斯身心靈整體健康觀不謀而合。另外賽斯身心靈整體健康觀探討層面更進一步擴及靈的層面，加上藝術創作是自我觀照相當好的媒介，因此我在診所的藝術治療工作中整合了這三者，視個案屬性與狀態靈活運用。

　　以下主要聚焦在精神官能症與精神疾病診斷的成人藝術治療，描述如下：

一、阿德勒個體心理學

根據 DSM-V 對精神疾病的定義是生理、基因、環境、社會與心理等因素交互作用之下的結果，依據此理解精神疾病是超越個體的掌控之外的。從阿德勒學派的觀點則認為精神病理學根本上來說是種態度層面的擾亂，是個體對於自身限制有錯誤的信念，以及對於其生活有一系列錯誤的理解與認知，導致個體無法全然地參與社會生活，也無法貢獻一己之力。個體避開合作，也避免去解決現實生活中的問題（Ferguson, 1995）[6]。因此治療師要去理解精神疾病以及身體疾病的背後，與個體的何種目的有關是相當重要的。

阿德勒個體心理學主張個體內在驅動力是目標導向的，個體所有的行為皆依循其內在目的，個人並擁有影響及創造生活事件的能力。個人對其過往經驗的理解，以及對生命早期事件的詮釋，影響個體形成特殊的生活型態與風格，並依據此決定其想法、感受與行動。個體的困擾常跟其依據不符合現實的私人邏輯來思考與行動有關。心理治療的關鍵就在於讓個體辨認自己的行為或症狀的目標為何，以及因應生活的基本錯誤（basic mistakes），學習自我修正，變得更為適應、更有彈性。（Corey, 2016）[7]

當在探討生理、心理疾病與先天基因、後天環境之間的關係時，Sutherland（2016）[8] 認為後天環境具有更大的影響力。個體與他人的關係、個體是如何地思考，會大大地影響個體的身體如何對生理與心理疾病做反應，影響力甚至可能延伸到基因結構的層面。她還提到強烈的負面情緒會改變內分泌平衡，造成生理層面的變化，而這樣的適應不良行為可說是種潛意識的補償，除了會造成與人拉開距離外，生理與心理的症狀有時還可能被拿來當作無法工作的理由或是失能的表徵。她還進一步說明，當生活中的事件對心靈造成損傷、產生衝突時，內在的生命

力會試圖恢復個人的完整性。當在關係中失去力量或感覺到自卑時，潛意識層面可能會以身體症狀或是精神疾病的方式來回應，而這可能是個體在當下所能夠做得最好或是具有保命意圖的回應。最終這種失功能的回應會引起個體的注意，體會到必須要做調適。

　　依據阿德勒個體心理學的個人目的論，各種的身心失調與疾病皆可探究個體內在的私人邏輯及其生活風格，以了解身心失調或疾病形成的脈絡。當身心失衡演變成身心症或是導致疾病時，會藉由詢問：「假如沒有這些症狀或困擾問題，你的生命會有所不同嗎？會做什麼與現在不同的努力嗎？」來深入了解個體內在的目的為何。發展出的疾病類型，可由個體依據過往早期經驗，所形塑的信念與自我概念看出端倪。比如認為自己是脆弱渺小的，必須依靠他人的照顧才能生存，呼應其因體弱多病而身邊的人總是順著他的生活，習慣身邊的人要隨時回應自己的需求，才會感到安全，而不敢相信自己是有力量、可以靠自己達到建設性的結果的（Corey, 2016）[9]。

　　又比如某強迫症個案苦惱於自身的無力感，加上與手足相比表現總是相形失色，在家中找不到自己的位置，最後發展出的強迫思考是不能想到特定數字，否則會導致家人遭遇不幸。強迫思考雖造成個案極大的恐懼感，隨時擔心家人會因為自己沒控制好自己的思想而遇難，同時這樣誇大且超越現實的「超能力」也呼應著個案內心想要有力量，希望能感到自己卓越不凡的渴望。個案想超越自身的自卑感，但不相信自己能用有建設性的方式來達到，而導向沒有效能的方向發展所致（Adler, 2015）[10]。

二、賽斯身心靈整體健康觀

　　根據許添盛醫師的臨床經驗發現，許多精神病及精神官能症都和一

個人內在的情緒失調有關。根據精神醫學的看法，有些精神疾病與遺傳有較顯著的關係。而在賽斯身心靈整體健康觀所看待的遺傳則是指，靈魂在投胎之前就已經設定了此生所要學習的課題，因此選擇能與自己合作的父母。同時也代表選擇了父母的精神性與生物性的 DNA 模組，為自己設定與父母有關聯的處境，也在父母提供的教養環境下成長，讓自己在這與生俱來的條件中所帶來的挑戰中學習與拓展，豐富靈魂在轉世中所累積下來的智慧：包含有些兒童與生俱來的身體狀況或疾病等在內（許添盛、王季慶，2007）[11]。

　　個體的信念會發動情感與想像的力量往特定方向發展。比如躁鬱症個案高昂與低落兩極的情緒，則與其內在兩種互相衝突的自我形象，以及過度壓抑內在的負面情緒有關。當內在負面情緒滿溢，再也抑制不住而反撲時，浮現上來的是信心滿滿、充滿動力的自我形象。處在這狀態時個體情緒通常是高亢激昂或急躁不耐，對腦中閃動的偉大計畫躍躍欲試，甚至有可能會出現過度消費等瘋狂脫序行為。當負面情緒與憂鬱的能量洩洪完畢，精疲力竭時又再掉回到低谷，此時浮現的是自覺差勁自卑、無能為力的自我形象，處在這狀態時可能會覺得不管做什麼都沒有用，也什麼都不想要做。

　　常常可以看到這兩股力量像鞦韆一樣擺盪，憂鬱時有多低落，躁期時就有多高昂，變化大到像是完全不同的兩個人。常見到在躁期展現出相當強有力的狀態，可能是內在人格對於憂鬱部分的自救，讓長期累積的憂鬱能量有出口。又可能是對於權威人物的反抗，讓個體說出平常壓抑不敢說的話，相當勇敢的表現自己，甚至激發出許多平時沒有機會發揮的潛能。此類型個案有時是選擇以疾病的方式來呈現家庭動力，反應出在家庭中兩股差異極大的價值觀，一方式嚴厲管教或批評；另一方面是過於溺愛或保護。治療的關鍵之一在於讓自傲與自卑的部分相遇，在

躁與鬱中找到平衡點，進行人格整合（許添盛，2015）[12]。

　　而精神分裂現象（思覺失調症）形成原因複雜，其所呈現出來的精神狀態混亂與內在不同分裂人格間的衝突，與其內在比較缺乏一般人的彈性與社會化應變能力有關。當外在壓力超過其所能承受範圍，內在精神狀態就崩塌，「主人格」退場，「次人格」主事，這時就可以觀察到現實感降低，眼神像是不知道對焦在哪裡，靈魂像是躲在其體內某個小角落的現象。當個體期待自己能有所成就的目標無法達到時，難以接受這現實，在極大的打擊之下，轉往另一個方向來成就自己，改用象徵的手法（具有神奇力量的角色）來自我實現。

　　至於次人格可能會有哪些面貌，則與個體在人格發展階段，形成的內在自我概念有關。比如成長過程一直懷有「我是沒有價值」的想法，當個體的無力感累積到極限時，可能就會依據個體認為有力量的形象（外星人、神、佛……等），發展出一個具有補償作用的「次人格」，為個體帶來「有價值的感覺」。或是因為強烈的自認沒價值的想法讓個體信心瓦解，引發強烈的憂鬱情緒並伴隨自殺意念，此時「次人格」就可能會出現命令式或責罵式的幻聽，叫個體去死，或批評個體有多沒有用。

　　或是常見「次人格」是個體長期壓抑在心中，受到主人格嚴格監控，無法表露出來的情緒與行為，比如性格裡的自私、憤怒、怯懦等，埋藏在陰暗角落不被認可的部分。治療需要幫助個體完全地接納自己，形成一個整合的自己。從更深的層次來看，個案有時是藉著自己的病，宣洩在家庭中所感受到的集體壓力，讓家庭問題有機會被看見，若全家人可以共同學習成長、謀求解決之道，則可重新凝聚向心力，化危機為轉機（許添盛，2008）[13]。

　　強迫症是常見的一種精神官能症，其特定且固著的思考方式如何形

成，常跟其成長經驗中內化進來的觀念有關，「我要努力做好、做對」、「我必須表現好才能被愛」、「只要沒有謹慎小心，就會發生很可怕的事情」、「外面世界是危險的」、「我是弱小的」、「我是不值得被信任的」……等會引發強烈焦慮情緒與憂鬱心情的信念組。因為相當擔心犯下不可彌補的錯誤，所以要隨時自我審查，腦中重播與人互動的過程，不斷反覆評估自己的思想與行為有沒有犯錯，要一再確保自己按照標準流程做事。對自己有很深的不信任感，更不敢順著自己的自發性，認為情緒、感受是最大的亂源，一定要保持絕對的理性，讓自己處在高度控制底下才有辦法保持安全。

也因為這樣的信念所引發的焦慮感相當高，所有的強迫思考與強迫行為又變成個體試圖降低內在焦慮的方法，因此無限循環、永不停歇。有時強迫症有其必須存在的原因，要深入了解疾病背後的理由之後，學習直接面對、處理內在的無力感。當不再需要用症狀幫自己說出無法說出來的話，強迫症症狀就不再被需要了。個體開始學習信任自己，相信自己有能力運用資源，來學習面對眼前所有遇到的挑戰，並開放自己去迎接來自內心的智慧，不再用強迫、壓抑的方式對待自己，來自意識與潛意識的戰爭即可化解（許添盛，2020）[14]。

以上只是簡要地藉由幾個例子來說明，賽斯身心靈整體健康觀是如何地看重個體內在的創造力，會如何地來協助精神官能症與精神疾病診斷的個案探討其內在動力。透過深入的探索與了解，得以重新引導內在的能量，往對個體更有益的方向前進。至於個體內在所堅定相信的信念組會引發哪些相對應情緒，又是如何影響個體的行為，以及其與周遭人事物、環境互動的方式，進而創造出其專屬的實相，則還有許多個別化的歷程需要更深入探討，才能真正理解個案症狀背後的緣由，達到最貼近個案的深層同理。

三、藝術治療協助達到全方面的平衡與統整

賽斯身心靈整體健康觀中認為任何形式的藝術創作或是藝術欣賞都有助於身心的自我療癒。當進入到忘我心流狀態時，深層潛意識能量得以浮現，讓個體達到明覺與恩寵的精神狀態。在此過程中愉悅、平靜、放鬆的感覺會緩解內在的無力感，暢通阻塞的生命能量，讓個體得到療癒（許添盛、王季慶，2007）[15]。

阿德勒學派中運用生活型態評估（Life Style Inventory）（Shulman & Mosak, 1988）[16] 來蒐集個案的橫向與縱向完整的生活情況，以及深入了解其生活風格模式，包括蒐集家庭星座、出生序、手足關係、親子關係、家庭氣氛、早期回憶、特殊成就，以及成長過程中任何的失敗或不足之處……等。這些訊息可以幫助治療師理解個案的人格特質與內在邏輯，進一步理解個案行為底層的心理歷程與內在動力，而藝術治療中的繪畫能生動地提供相當豐富的訊息（Sutherland, 2016）[17]。

Sadie Dreikurs（1986）[18] 自「Question」（Dreikurs, 1954）[19] 改編，提出藝術治療的引導語：「如果我有枝魔法棒，能把你所有的症狀變不見，請畫出你的生活會有何不同？」不管這症狀是生理或心理層面的，治療師可以藉由此方法得知深藏在個案的身體疾病或精神疾患底下的個人目的。唯有了解到個案的生活情境與生活型態模式，才有辦法真正的了解個案症狀的意義與作用。個案的藝術治療作品常常能呈現出個案尚未意識到的訊息，經由個案與治療師的討論，個案試著連結作品所欲揭示的內在訊息，在過程中感覺到被深層的理解與支持，幫助個案與治療師建立起療癒性的連結，並導向更高的信任與合作（Sutherland, 2016）[20]。

藝術治療中的特性能有效的促進身心靈平衡達到健康，許多媒材的體驗本身就可以誘發平靜感受，帶來新的體驗與放鬆感覺。在創作過程

中，個體能感受到心流與自我實現的創意過程。

●●● 案例說明 ●●●

　　麗穎是一位 27 歲女性，是家中老么，有兩個年長她許多的哥哥，除了二哥在外發展，全家包括已經成家的大哥、大嫂以及奶奶都同住一棟樓。初次見到麗穎是在她 25 歲的一次躁期發病時，在此之前她已發病過兩次，一次是大學四年級期間，正為畢業後的出路做準備，因自我期許甚高造成過大的壓力，經大醫院精神科醫師診斷為躁鬱症。第二次發病則是大學畢業後遇到找工作以及感情的不順利，兩次大約都住院兩週左右。

　　麗穎的父母不希望女兒得長期服藥，因此在女兒這一次的躁期發作之初，帶她來到身心科診所做心理治療。經過診所的精神科醫師初診評估後，轉介藝術治療。初次門診與第一次的藝術治療後，麗穎去住院了兩週，出院後在診所的療程中採藝術治療與精神科醫師的門診同步穿插進行，在急性期進行兩週一次的藝術治療，而在病情緩和時期進行一個月一次的藝術治療，療程總共將近兩年。

　　麗穎總是能很敏銳地感受到家裡的氣氛與家庭成員的心情，很希望能靠自己的力量維持家裡和樂的氛圍。當媽媽付出卻沒有被其他家庭成員領情而心情低落時，麗穎會為媽媽感到心疼，當爸媽相處出現矛盾或意見不合時，麗穎夾在中間感到為難。爸爸在年輕時脾氣急躁採取較嚴厲的管教方式，尤其是對待兩個哥哥；媽媽則是不認同爸爸的方式，而努力地用自己的方式保護三個小孩，因此在家中形成兩股相反的力量：過於嚴厲的管教與過於保護的照顧。

　　在探討家庭動力與蒐集童年回憶時，麗穎提到幼兒期因為跟保母

感情太好，奶奶看不下去，因此在麗穎還沒準備好時送她去上幼稚園。突然的轉換讓她很不適應，吃不慣幼稚園的伙食，但被老師規定吃完才能午睡，她偷偷用衛生紙把吃不下的東西包起來丟掉。在幼稚園裡很想上廁所，但不知如何表達，只能著急地繞著老師轉。幼稚園被選到上台表演，因為表演得很好而被加戲份，感到相當開心。小學一年級不想要待在補習班，一直哭到媽媽來把自己帶回家。小學三年級寫造句：「自從媽媽回去上班以後，就比較不能照顧我了。」她提到記得當時有種無助的感覺。小學參加校隊被賦予重任，後來未贏得比賽感到很失落，有種被信任但自己卻沒有發揮實力的懊惱。最後總結到自己的個性喜歡被稱讚、受到注意、力求表現，但當表現不如預期時就會很難過。由此可推論，麗穎的內在邏輯是：我是無助且需要被保護的，當表現好被稱讚、被看見時，才會對自己是滿意的。

第一次見到麗穎時，她高舉著手機，情緒高昂地跟網路影片中的偶像對話著。在爸媽的陪伴下進入治療室，指揮著爸、媽該坐在哪個位置，爸媽請麗穎先將手機收起，先聽治療師說話。在觀察到麗穎的狀態，治療師詢問麗穎的興趣，並邀請麗穎運用媒材來表達。麗穎很快地拿起蠟筆與速寫本，一邊大動作用力地塗鴉，一邊滔滔不絕地說著各種飛躍的想法，關注點非常快速地切換，從與家人的關係、受到很多的關愛與保護、跟爸爸的相像、對爸媽的矛盾心情、爆炸的情緒、宗教的力量，到對自己的自我期許、對未來的茫然，以及從環境中或身邊同儕間所感受到的刺激與壓力……等（圖一）。

麗穎用白色代表治療師與諮商空間，提到白色幫助自己面對自我、感受被愛包圍、幫助自己穩定，回到自己是關鍵之道。因為大動作地用力塗寫，蠟筆碎屑掉滿桌上、地上，接著麗穎抽張衛生紙包裹住桌上、地上的蠟筆屑，包成一團白球，並說這是打包好自己的心情，最後送給

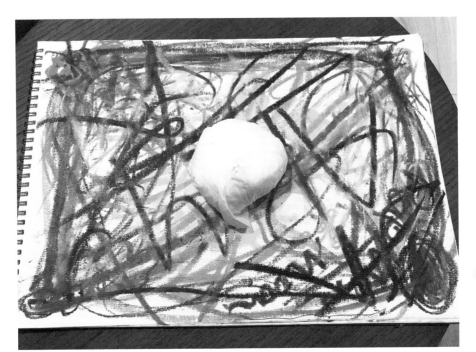

▍圖一　打包起紛雜的思緒與感受。

治療師，並囑咐治療師要幫忙保管好（圖一中的白色衛生紙團）。畫作從第一張的滿版紛雜，中間一張張漸次簡化，到最後一張訊息較清楚的寫上自己的名字說是回到自己，各角落有爸與媽的簽名，還有愛的符號，集結了對自己而言重要的東西。

　　第二次見面是麗穎出院後，她帶著住院期間創作的作品來跟治療師討論，說到家中成員的內在能量，爸爸是躁、媽媽是鬱，自己則是躁鬱。而其中一張作品中的海洋代表自由自在、奔放；陸地代表踏實、一步一腳印；天空則代表飛翔，說到自己想結合這三個部分，試著找到平衡點。在第五次藝術治療的陶土創作呈現家庭動力，以及第六次療程中運用圖卡選擇代表自己的現況與理想狀態時麗穎發現，某部分想藉自己

的生病拯救爸媽的婚姻，現在希望家裡每個人都能有自己的重心，彼此關心，不用互相綁住，想要學習把自己照顧好。

在第九次療程中探討自己跟人以及環境的關係時，麗穎提到在新進入一個環境時會不習慣，會反抗不想去。比如高二分班時，因為跟好朋友不同班而有抗拒心理，不想去上學，又如剛進大學也因為新環境不熟悉，而不喜歡去上學。在遇到事情時，會習慣先跟媽媽說，媽媽就會去解決。進一步用繪畫來呈現跟媽媽的關係時，麗穎選用蠟筆畫出媽媽用身體包圍並保護著自己，把自己跟外面的世界隔離，幫自己阻擋危險，自己在中間縮著身體，感覺到安全、被關著、無法出去，先不畫表情是因為有時是開心、有時悶悶的。媽看起來很累，要發散出保護罩，必須發出很大的力量，她在燃燒自己保護小孩。媽生氣時單邊眉毛會往上揚，因此畫出眉毛用力往上揚的表情，自己在中間很無奈。保護罩是藍色，外面是黑色，會有刺激的光。有趣的是麗穎發現在此圖中媽媽比自己高很多，但其實媽媽個子比較小。

繼續把畫面塗滿後，感覺到外面的世界更複雜，媽媽的保護罩也就更強大。麗穎看著畫面說到其中的小孩跟媽媽都有受到外界的影響，小孩有難過的感覺，好像就是出不去，加上小孩的腳騰空，被抓著喘不過氣，不大舒服。因為不舒服的感覺越來越明顯，麗穎將小孩的腳改成可以踩在地面上，讓光可以打進來，本來縮著身體感覺很可怕，現在手放兩旁可以活動了，媽的手不用再抓著，可以放下來了，小孩可以自己行動、自由了。外面的光可以照射進來，感覺到那光不是壞的，媽的表情從生氣變成自然微笑。光可能代表其他家人或朋友，所有跟自己互動的人。小孩表情變成開口笑，大叫：「啊，終於可以出來了，終於可以釋放了。」

看著畫面，麗穎感覺到最舒服的關係是媽媽還是為她提供保護，只

是變少。只要她出門有傳訊息給媽媽，跟媽媽多溝通，媽媽就會比較放心。外面的世界不是黑暗，沒有那麼危險，改用綠色呈現，變得比較安全，同時還是會有危險的警告閃光。自己要回家、要出去都可以，表情是笑笑的，那種距離是最好的狀態，輕鬆快樂、沒有那麼大的壓力，世界其實沒那麼混亂。（圖二）

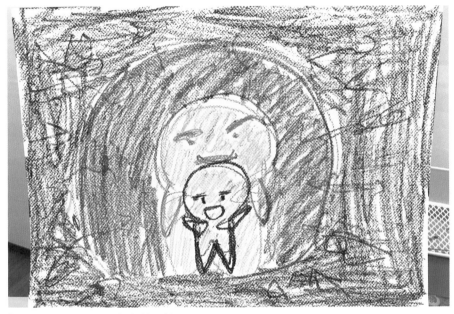

▌圖二　用創作探討跟媽媽的關係。

　　隨著藝術治療的進行，麗穎對創作越來越開放，漸漸地越來越常選用不同的創作媒材。第十一次藝術治療，看到媒材櫃中有乾燥樹葉，一時興起將壓克力顏料塗在葉片上，再壓印在紙上，發現效果跟想像不同，本想壓印出完整的葉片形狀，但壓完看起來有點亂亂的。因為怕把紙張弄得太髒，想到乾脆用畫的，先使用畫筆，後來在紙上用海綿平推綠色，再塗上紅色顏料，橫向與縱向平刷，最後加上人，近看有些混

亂，遠看覺得像是在走路的人影。

　　看著畫面覺得紅色部分是岩漿，綠色是雲霧，橘色看起來很熱，看起來像是火災。想到最近頻繁發生的火災，家附近有消防局，每次聽到聲音，媽都會去窗邊看發生了什麼事。從火災煙霧瀰漫中逃出來的人們，很慶幸逃過一劫，但還是很害怕。沒畫出人影時，背景像是夕陽，但一旦加上人後，就有故事情境，變成有點可怕、危險。前兩個人像是急著想逃跑，後面的四個人像是還在觀察情境，自己夾在正中間，感到無助與無能為力，也有點傷心，大家行動不一，自己不知道能做些什麼，就靜靜的待著。（圖三A）

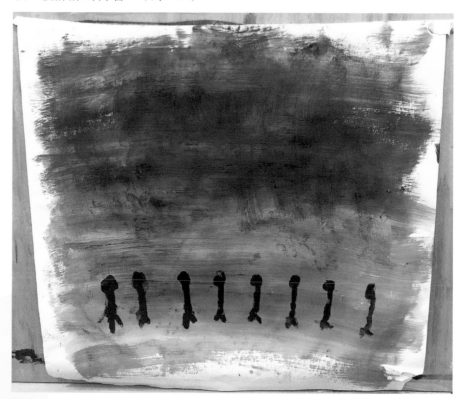

▌圖三A　從火場逃出來的人們。

感覺到的危險讓麗穎想改變這幅畫，把人平塗蓋掉，畫面顛倒放置，重新把人畫在綠色區域。看起來就不那麼危險，畫面的感覺轉化成在炎熱的天氣下，人們待在有樹蔭的地方。後來發現從另一角度看，還是像火災現場，只是他們是待在安全的地方往火場方向看去，這次用膚色畫人，感覺沒那麼黑暗、壓迫感沒那麼重。剛剛很危險、很緊急，現在人處在沒那麼危險的地方，只是還是看得到危險，多少還是會有些害怕，雖然不是發生在自己身上，但還是會警惕，不要到危險的地方。（圖三 B）

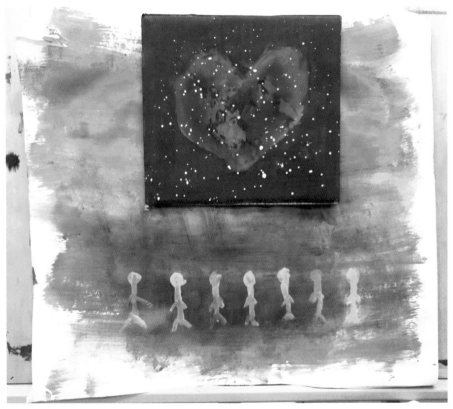

▍圖三 B　待在安全區往火場看的人們。

接著，麗穎想到自己的困擾，全家本說好要一起看二哥結婚照，但二哥突然說不看了，媽媽認為二哥好像生氣了，因此心情不好。自己一方面擔心媽因為二哥的反應而心情低落，另一方面也心疼媽媽已經感到難過了，爸爸還說她。媽總是會往壞的地方想，總覺得是不是她哪裡做不好，是不是二哥討厭她？自己也會因為擔心媽媽而有壓力，會受到影響。治療師跟她進一步討論如何在其中找到剛好的位置，能讓自己平衡，不會受到過多影響，也不用為媽媽的情緒負責。

在持續每個月一次的藝術治療將近一年後，第十四次藝術治療中，麗穎首次主動提到想嘗試畫寫實畫法的自畫像。有別於以前都是畫漫畫版可愛的自己，麗穎看著手機裡的自拍照，用鉛筆仔細打稿，覺得眼睛、鼻子不好畫，用黑筆描輪廓線蓋住鉛筆線。並說到比較喜歡使用蠟筆，畫出來跟自己想像較接近，因為不熟悉水彩，覺得不容易控制，怕畫出來跟想像不同。覺得自畫像中的表情看起來像是微笑，又像似笑非笑，平靜、舒適，日子過得不錯，沒什麼好擔心，也沒什麼難過，也像發呆，眼睛有些空洞，放空沒想法。

把臉修小後變修長，麗穎形容人比較立體，感覺眼神比較出來，好像在想什麼，腮紅看起來有些害羞、有精神，看起來更有靈魂，笑容更美。加底色後筆觸讓整張畫作看起來像是分成左右兩邊，左邊好像在想事情（煩躁），右邊好像很順（舒服），比較喜歡右邊背景順暢的筆觸（都同方向），覺得左邊背景看起來亂亂的（筆觸斜斜的）。比較喜歡沒塗上背景底色的時候，覺得看起來較乾淨，較能凸顯中間的人物。想在左邊的背景加上直線條，希望可以看起來整齊一點，讓兩邊更協調。畫紙微濕時，看起來顏色較深，像是暴風雨中的叢林。經吹乾後，看起來好多了，顏色變淡，左邊斜斜的線比較不明顯。這是麗穎在創作中自我概念浮現與轉化的過程。

第十五次療程，麗穎在媒材櫃中發現浮水畫材料，好奇想嘗試看看，探索顏料如何彼此互相作用，形成不斷變化的花紋，在持續的變化中體驗各種可能性。用圖畫紙與水彩紙吸附浮在水面上的圖紋，感受想像與真實的不同，吹乾之後紋路的顏色明度彩度又有所變化，以有趣的角度、愉快的心情欣賞自然呈現的不同效果。接著運用創作出的彩色底紙繼續創作，選用櫻花系列圖案的紙膠帶，將花朵剪下，貼出森林步道與花叢，又再貼上小紅帽、大野狼、小鳥、狐狸、兔子與奶奶貼紙。

　　感覺到小紅帽走在一條很順的道路上，旁邊有小兔子陪伴，有花在保護她，大野狼被花叢圈起來，像是形成一個防護罩一樣，小紅帽被保護得很安全。沿路看起來很漂亮、很奇幻，也像愛麗絲夢遊仙境一般，整個畫面看起來很舒服。麗穎將危險與安全共同呈現在一畫面上，認為小紅帽象徵著自己，自己要去找奶奶，因為感覺到防護罩一直在旁邊，而很安心地能夠繼續往前走。危險雖然存在，但因自己的安全感提高，還是可以繼續探險的旅程，心中知道即便遇到任何狀況，自己也都是有勇氣面對，可以找到方法處理。

　　在這一年中，麗穎經歷語文檢定考的準備期，以及考完試的放空期。隔年年初的第十九次治療，麗穎感覺到有開始要發病的跡象，晚上睡不著、心悸、手抖、瘦了3公斤，亢奮感持續大約一週，已經連續2～3天沒睡。在畫出自己的狀態時發現，這次的輕躁跟自己很想要衝的心情有關，因為新的一年得知朋友、同學有很多的進展，對自己的無所事事感到很著急，覺得應該要趕緊衝刺才行。只是與過往不同的是，這次是平靜的發病，很有意識的覺知到自己的身心變化。麗穎表示，蠻喜歡在這種微亢奮的狀態，感覺思緒敏捷，念書進度比較快，還會每天早起去運動。用創作表現出躁與鬱，不同狀態的自己，發現自己以前在躁期時會直接反抗或暴走，現在則是會試著多溝通。

麗穎持續讓自己的生活朝向想要的方向前進，在實行計畫的過程中感覺到成就感。第二十三次療程提到欣賞的偶像在網路上播出其作畫過程，覺得畫面很平和，看了很療癒，想試試看畫一幅同樣的作品。運用壓克力顏料在畫布上做出渲染漸層底色，用筆刷均勻混和相近色，效果跟自己想要的結果很接近，充滿成就感。過程中也運用些新技巧，順利呈現出自己想要的畫面，感到開心。待底色乾後，在其上加上草原與中間主題樹木，整個畫面色調氛圍聯想到獅子王場景，想像獅子王可以在其中盡情奔跑、大聲吼叫，在創作過程中感受到力量感。

　　在接續的第二十四次創作，看著上次的作品，覺得其中的草地看起來很茂盛，認為上面需要有花，畫面才會更一致。加上愛心型的花，紫色、淺紫、白色、粉紅，依序畫了五層，完成後看到花，說感覺好像超大型蒲公英，毛毛的會飛，感覺吹出來的花瓣都很香，像是幸福的花瓣。其後的黃色漸層是最喜歡的顏色，感覺很美好，想要把黃色部位再加大一點。看著草與背景的一比一比例，想把黃色漸層部分加大一點，讓草低一點，但又擔心顏料蓋不過去，會很費力。經鼓勵後願意試試看，一層一層加上黃色，越來越開心，看到喜歡的顏色越來越多，黃色區域跟草的綠色區域變成 4 比 1，畫上樹幹發現太長，後來依據樹幹比例再慢慢把草加長，最後增加到適合的位置。

　　最後覺得整張畫看起來相當舒服，就像自己的心情，想拿回家掛起來。麗穎反應所花時間比預想的要久些，在創作過程中經歷想像與現實的不同，一步步落實並修改微調，讓效果接近自己想要的樣子，過程是需要時間的，就像在實現夢想的路上需要耐心、時間與堅持一樣。（圖四）

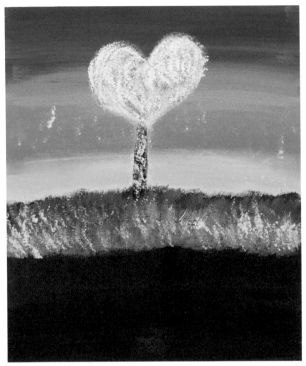

▌圖四　充滿希望的愛心樹。

●●● 倫理議題與其他考量 ●●●

　　我在精神科診所中服務對象的年紀從幼兒到長者都有，本文著重探討成人且具有精神科診斷的個案之倫理考量。

　　成年個案常會因為其症狀影響認知功能的程度，家長或監護人在治療過程中會扮演重要角色。如何回應家長或監護人想了解治療概況的需求，以及何時有必要邀請家長或監護人加入或溝通，以期對個案有更大的幫助，非常需要仰賴治療師的專業與倫理判斷來小心處理，永遠要以個案福祉為最優先考量。

偶爾因為個案急性發病住院，家長或監護人代替其來看診，此時誰才是治療師的主要個案，治療師該以何種立場來進行該次會談，皆需治療師的專業判斷，以保有專業且清楚的治療界線。另外，若發現家長或監護人也有接受心理治療的需求，又或提出要求請治療師與其探討其自身議題，此時治療師需經專業評估考量是否在清楚溝通後適時協助轉介。

　　很多來診所看診的個案，長期接觸許醫師演講、著作或是讀賽斯書，認同許醫師賽斯身心靈整體健康觀而來，或是在外面繞了一圈，嘗試過各種療法，因為診所治療觀點較不同而來試試看的癌症個案。因此在診所工作的治療師，都需要熟悉賽斯身心靈整體健康觀。

　　由於我服務的診所沒有健保給付，採全自費，好處是個案在就醫紀錄上有更大的隱私空間。但也可能因為全自費，個案在費用考量下，會拉大每次治療的間隔時間，或總期程不一定能夠很長。這樣的情況下，要盡力在有限時間內達到一定的效果，其實非常考驗治療師的功力。萬一個案有經濟考量，診所也有其他選項：在看過門診後，可以免費與實習心理師陪談六次，擴大了診所服務範圍。

●●● 個人工作心得 ●●●

　　藝術治療師 Pat B. Allen 在其描述自身創作歷程的著作《療癒，從創作開始》這本書中提到，創作是與自己內在「創造性源頭」（creative source）連結的方法，在創作的過程當中，我們與自己的內在建立緊密的連結。在創作中進入到我們的內在世界，我們能更深入地認識自己，得以面對自己，並進入到靈魂深處，開啟轉化的歷程。在書中 Pat B. Allen 博士長期紀錄自己的創作歷程，展示了治療師透過創作，真誠

的面對自己，藉由創作幫助自己在面臨生命挑戰時穿越超脫。（Allen, 2013）[21]

　　我在我的藝術治療工作中以及自己的創作裡也實際體會到「全然的信任創作過程」的重要，在工作之餘創作來觀照自己的狀態與自我照顧，也運用創作來幫助自己更深入釐清與個案的關係，幫助自己更能進入個案的內心世界。Spaniol（2003）[22] 提出要在服務嚴重心理疾病患者的工作中保有信心與勝任感，需要具備三個條件：真誠、創造力及復原。我認為，一直保有創作習慣的藝術治療師，能在實際的創作體驗中，更深刻地感受創作所能帶來的轉化力量。此經驗能更豐富藝術治療師了解藝術創作在個案生命轉化之重要性的能力。

　　我很感謝有幸能以藝術治療師的角色，在全然信任創作過程的氛圍裡，為個案提供支持涵容的空間，協助個案得以在創作中感受到心靈的自由。透過個案的影像創作，我似乎看到了他們靈魂的樣貌，見證到了當他們連結到他們內在的智慧時，所自然散發出的平靜與喜悅。當他們與自己的影像作品對話時，對他們而言最好的答案自然浮現，有幸參與這神奇的時刻，常常讓我心中盈滿感動。我很感謝所有曾經讓我參與過其生命旅程的人們，我的生命也因為這些經驗變得更加豐富。

註　解

1. Kramer, E. (2004)。兒童藝術治療。(江學瀅 譯)。心理。

2. 許添盛、王季慶 (2007)。用心醫病：新時代身心靈整體健康觀。賽斯文化。

3. 同註 2。

4. Sutherland, J. (2016). *Insight into Adlerian Art Therapy: through the Lens of Individual Psychology.* Adler University.

5. 同註 4。

6. Ferguson, E.D. (1995). *Adlerian theory: An introduction.* Adler School of Professional Psychology.

7. Corey, G. (2016)。諮商與心理治療理論與實務。(修慧蘭、鄭玄藏、余振民、王淳弘 譯)。雙葉。

8. 同註 4。

9. 同註 7。

10. Adler, A. (2015)。阿德勒心理學講義。(吳書榆 譯)。經濟新潮社。

11. 同註 2。

12. 許添盛 (2015)。躁鬱症跟你想的不一樣：情感性疾患的身心靈整合療法。賽斯文化。

13. 許添盛 (2008)。不正常也是一種正常：精神疾病的人格整合療法。賽斯文化。

14. 許添盛 (2020)。精神潔癖：強迫症的身心靈整合療法。賽斯文化。

15. 同註 2。

16. Shulman, B., & Mosak, H. (1988). *Manual for life style assessment.* Brunner-Routledge.

17. 同註 4。

18. Dreikurs, S. (1986). *Cows can be purple: my life and art therapy.* Alfred Adler Institute.

19. Dreikurs, R. (1954). The psychological interview in medicine. *American Journal of Individual Psychology.* 10, 99-122.

20. 同註 4。

21. Allen, P. B. (2013) 。療癒，從創作開始－藝術治療的內在旅程。(江孟蓉 譯)。張老師。

22. Spaniol, S. (2003)。嚴重心理疾病成人的藝術治療。載於 Cathy Malchiodi 編著藝術治療心理專業者實務手冊 (陸雅青、周怡君、林純如、張梅地、呂煦宗等 譯)。學富。(原著出版於 2003)

延伸閱讀

• 許添盛（2014）。不再恐慌——自律神經失調的身心靈整合療法。賽斯文化。

• 許添盛（2009）。許醫師抗憂鬱處方。賽斯文化。

國家圖書館出版品預行編目資料

12種場域的藝術治療實務與觀點分享/王華雯, 江芊玥, 江學瀅, 朱惠
瓊, 金傳珩, 林曉蘋, 范維昕, 黃暄文, 黃凱嫈, 楊舜如, 廖學加, 蔡汶
芳著；江學瀅主編. -- 二版. -- 臺北市：商周出版：英屬蓋曼群島
商家庭傳媒股份有限公司城邦分公司發行, 2024.03
面；　公分. -- (遊藝。療心；8)
ISBN 978-626-390-065-3(平裝)

1.CST: 藝術治療

418.986   113002258

遊藝。療心 8

12種場域的藝術治療實務與觀點分享(修訂版)

主　　　編／江學瀅
作　　　者／王華雯、江芊玥、江學瀅、朱惠瓊、金傳珩、林曉蘋、范維昕、
　　　　　　黃暄文、黃凱嫈、楊舜如、廖學加、蔡汶芳
企 劃 選 書／黃靖卉
責 任 編 輯／黃靖卉

版　　　權／吳亭儀、江欣瑜
行 銷 業 務／周佑潔、賴正祐、賴玉嵐
總 編 輯／黃靖卉
總 經 理／彭之琬
發 行 人／何飛鵬
事業群總經理／黃淑貞
法 律 顧 問／元禾法律事務所　王子文律師
出　　　版／商周出版
　　　　　　115台北市南港區昆陽街16號4樓
　　　　　　電話：(02) 25007008　傳真：(02)25007759
　　　　　　E-mail：bwp.service@cite.com.tw
發　　　行／英屬蓋曼群島商家庭傳媒股份有限公司城邦分公司
　　　　　　115台北市南港區昆陽街16號5樓
　　　　　　書虫客服服務專線：02-25007718；25007719
　　　　　　服務時間：週一至週五上午09:30-12:00；下午13:30-17:00
　　　　　　24小時傳真專線：02-25001990；25001991
　　　　　　劃撥帳號：19863813；戶名：書虫股份有限公司
　　　　　　讀者服務信箱：service@readingclub.com.tw
　　　　　　城邦讀書花園 www.cite.com.tw
香港發行所／城邦（香港）出版集團
　　　　　　香港九龍土瓜灣土瓜灣道86號順聯工業大廈6樓A室
　　　　　　E-mail：hkcite@biznetvigator.com
　　　　　　電話：(852) 25086231　傳真：(852) 25789337
馬新發行所／城邦（馬新）出版集團【Cite (M) Sdn Bhd】
　　　　　　41, Jalan Radin Anum, Bandar Baru Sri Petaling, 57000 Kuala Lumpur, Malaysia.
　　　　　　電話：(603) 90563833　傳真：(603) 90576622

封 面 設 計／斐類設計工作室
內 頁 排 版／林曉涵
印　　　刷／中原造像股份有限公司
經 銷 商／聯合發行股份有限公司
　　　　　　新北市231新店區寶橋路235巷6弄6號2樓　電話：(02) 2917-8022　傳真：(02)2911-0053

■ 2021年8月5日初版
■ 2024年3月二版一刷

定價550元

Printed in Taiwan

城邦讀書花園
www.cite.com.tw

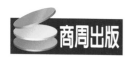
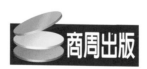

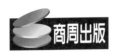

讀者回函卡

線上版讀者回函卡

感謝您購買我們出版的書籍!請費心填寫此回函卡,我們將不定期寄上城邦集團最新的出版訊息。

姓名:＿＿＿＿＿＿＿＿＿＿＿＿＿＿＿＿＿ 性別:□男 □女

生日:西元＿＿＿＿＿＿年＿＿＿＿＿＿月＿＿＿＿＿＿日

地址:＿＿＿＿＿＿＿＿＿＿＿＿＿＿＿＿＿＿＿＿＿＿＿＿

聯絡電話:＿＿＿＿＿＿＿＿＿＿ 傳真:＿＿＿＿＿＿＿＿＿

E-mail :

學歷:□ 1. 小學 □ 2. 國中 □ 3. 高中 □ 4. 大學 □ 5. 研究所以上

職業:□ 1. 學生 □ 2. 軍公教 □ 3. 服務 □ 4. 金融 □ 5. 製造 □ 6. 資訊

□ 7. 傳播 □ 8. 自由業 □ 9. 農漁牧 □ 10. 家管 □ 11. 退休

□ 12. 其他＿＿＿＿＿＿＿＿＿＿＿＿＿＿＿＿＿＿＿＿＿

您從何種方式得知本書消息?

□ 1. 書店 □ 2. 網路 □ 3. 報紙 □ 4. 雜誌 □ 5. 廣播 □ 6. 電視

□ 7. 親友推薦 □ 8. 其他＿＿＿＿＿＿＿＿＿＿＿＿

您通常以何種方式購書?

□ 1. 書店 □ 2. 網路 □ 3. 傳真訂購 □ 4. 郵局劃撥 □ 5. 其他＿＿＿＿＿

您喜歡閱讀那些類別的書籍?

□ 1. 財經商業 □ 2. 自然科學 □ 3. 歷史 □ 4. 法律 □ 5. 文學

□ 6. 休閒旅遊 □ 7. 小說 □ 8. 人物傳記 □ 9. 生活、勵志 □ 10. 其他

對我們的建議:＿＿＿＿＿＿＿＿＿＿＿＿＿＿＿＿＿＿＿＿＿＿

＿＿＿＿＿＿＿＿＿＿＿＿＿＿＿＿＿＿＿＿＿＿＿＿＿＿＿＿

＿＿＿＿＿＿＿＿＿＿＿＿＿＿＿＿＿＿＿＿＿＿＿＿＿＿＿＿

【為提供訂購、行銷、客戶管理或其他合於營業登記項目或章程所定業務之目的,城邦出版人集團(即英屬蓋曼群島商家庭傳媒(股)公司城邦分公司、城邦文化事業(股)公司),於本集團之營運期間及地區內,將以電郵、傳真、電話、簡訊、郵寄或其他公告方式利用您提供之資料(資料類別:C001、C002、C003、C011 等)。利用對象除本集團外,亦可能包括相關服務的協力機構。如您有依個資法第三條或其他需服務之處,得致電本公司客服中心電話 02-25007718 請求協助。相關資料如為非必要項目,不提供亦不影響您的權益。】

1.C001 辨識個人者:如消費者之姓名、地址、電話、電子郵件等資訊。　　2.C002 辨識財務者:如信用卡或轉帳帳戶資訊。
3.C003 政府資料中之辨識者:如身分證字號或護照號碼(外國人)。　　4.C011 個人描述:如性別、國籍、出生年月日。